拉筋拍打
治病大全

周宇/主编

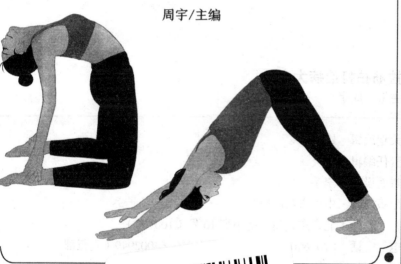

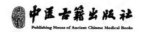

中医古籍出版社

Publishing House of Ancient Chinese Medical Books

图书在版编目（CIP）数据

拉筋拍打治病大全 / 周宇主编. -- 北京：中医古籍出版社, 2021.9

ISBN 978-7-5152-2255-4

Ⅰ.①拉… Ⅱ.①周… Ⅲ.①按摩疗法(中医) Ⅳ.①R244.1

中国版本图书馆CIP数据核字(2021)第169668号

拉筋拍打治病大全

主编　周宇

策划编辑	姚强	
责任编辑	李炎	
封面设计	李荣	
出版发行	中医古籍出版社	
社　　址	北京东直门内南小街 16 号（100700）	
电　　话	010-64089446（总编室）010-64002949（发行部）	
网　　址	www.zhongyiguji.com.cn	
印　　刷	天津海德伟业印务有限公司	
开　　本	880mm×1230mm　1/16	
印　　张	16	
字　　数	360 千字	
版　　次	2021 年 9 月第 1 版　2021 年 9 月第 1 次印刷	
书　　号	ISBN 978-7-5152-2255-4	
定　　价	59.00 元	

前　言

中医讲"筋长一寸，寿延十年"。传统中医认为，每个人的身体里面都有一条大筋，从颈部开始引向背部，经腰、大腿、小腿、脚至脚心。它就像经络穴位，并无有形的位置，但是当你接受治疗的时候，就会感到这条筋的存在。人们在工作或者学习中由于长时间保持同一姿势，坐立姿势不正确，或者缺乏充足的运动，运动方法不科学，运动不当，都会使肌肉产生反射性收缩和痉挛，造成筋缩。

随着现代社会的飞速发展，生活节奏的加快、工作压力的加大以及情感的变化等诸多因素，导致很多人表面上看起来没有病，身体却处于亚健康状态，不是腰酸背痛，颈肩疼痛，就是浑身没有力气，但是去医院检查又没有什么病。这时候如果你去找中医进行诊治，中医就会告诉你，这是因为你的气血不通畅，筋缩了。筋缩的症状五花八门，主要表现为腰背疼痛、腿疼及麻痹、长短腿，有时则会引致脚跟的筋也有放射性牵引痛，步伐无法迈开，要小步行走，髋关节的韧带被拉紧，大腿既不能抬举也不能横展。

人体得病的原因很多，不论是何种原因导致的疾病，其本质都是某个部位的气血不通畅。中医讲"不通则痛"，经络壅塞会导致气血不畅通，气血不畅通则导致体内器官不能正常运转，器官不能正常运转，则会引发各种不适症状，严重者就会引发各种疾病。由此可知，经络壅塞是疾病的根本，只要疏通了经络，自然就可以掐断病根，有效养护人体健康。

为了把握自己的健康，就必须在认识正确的健康理念的基础上，学习和掌握一些科学的、具体的健身方法，并实实在在地将它们融入自己的日常生活中。拉筋拍打就是非常有效的方法，身体因为筋缩而导致的各种病痛，因经络壅塞而产生的疾病，都可以通过拉筋拍打来进行治疗。

拉筋是一种简单有效的大众经络保健方法，使用这种方法人们不需要掌握专业的技术，也不需要使用专业的医疗器具，只需要熟悉人体经络的走向以及养生要穴的分布，用自己的身体做出各种动作，或是用手掌拍打相应的经络穴位，就能达到舒经活络、养护健康的功效。拍打也是一种随时随地可以进行的绿色养生术，它有助于疏通人体经络，调和气血。看似简单的拍打，不但可以拍出身体瘀毒，而且通过不断地拍打气血不通的部位，可以使气血恢复畅通，从而各种不适症状也就自然消失，身体也就可以恢复健康。小小的拉筋和拍打，因为符合天地万物运行之道，为现代人的自我治疗起到非常有效的作用。拉筋拍打不仅可以有针对性地治疗人体的各种常见疾病，如高血压、心脏病、糖尿病等生活方式病，更对网球肘、鼠标手、关节错位、肌肉拉伤等现代文明病有非常明显的疗效，还可以帮助人们美容、减肥、抗衰、美体，可以说是改善身体健康状况、防病强身、治疗百病的奇效良方。拉筋拍打不仅具有安全、方便、效果好的特点，而且不需要具备特别的专业知识，也不需要耗费医疗设施和资源，可为现代人自我养生之首选。

作为一本学习拉筋拍打的基础入门书，《拉筋拍打治病大全》有着非常实用的价值，可以让人们了解拉筋拍打治百病的操作方法和具体功效。本书全面系统地介绍了拉筋拍打的发展历程，揭示了其现代医学理论依据和中医经络学基础知识，分析了拉筋的原因、方法、常见问题等，详细介绍了牛角松筋术的理论依据，以及在面部美容、腰腿保健、美体塑形等方面的具体应用，针对颈椎错位、肩关节错位、髋关节错位、肘关节错位、腕掌骨错位以及身体其他部位的错位进行了详细的复位手法介绍，针对颌颈部、肩部、肘部、腕部、胸部、腰背部、骶髋部、膝部、踝及足部等身体各个部位的解结松筋手法分析，循经拍打养生要点、注意事项，人体经络上的穴位功用，美肤、瘦身、抗衰的相应拉筋拍打方法，适合孩子、女人、男人、老人等不同人群易患疾病的拉筋拍打方法，针对常见病的拉筋拍打治疗法，最后还介绍了许多和拉筋拍打有异曲同工之妙的中医常用保健方法，比如推拿、拔罐、刮痧、导引等。

本书系统全面、科学实用，讲解深入浅出，适合各类人群阅读，不论有无医学基础，都可以较轻松地读懂。书中还配以相应的图片，使读者能够更加直观形象地学习和掌握各种按摩技术和调理方法。通过阅读本书，能使读者对拉筋拍打养生法有一个全面而深入的认识，并能快速有效地运用到自己的生活中，取得不错的养生保健功效。

目 录

第一篇　重拾传统拉筋拍打养生大法

第二篇　筋长一寸，寿延十年
——拉筋，国人健康长寿的保健之法

第三篇　妙用牛角松筋术，健康天天住你家

第四篇 形形色色的拉筋妙方，一场与筋肉的对话

第五篇 循经拍打几分钟，全身上下都轻松

第六篇　美丽面容窈窕身，多用拉筋拍打养生

第八篇　用拉筋拍打，启动身体大药房

第一篇

重拾传统拉筋拍打养生大法

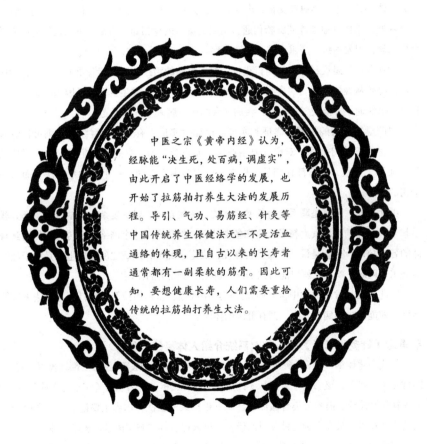

中医之宗《黄帝内经》认为，经脉能"决生死，处百病，调虚实"，由此开启了中医经络学的发展，也开始了拉筋拍打养生大法的发展历程。导引、气功、易筋经、针灸等中国传统养生保健法无一不是活血通络的体现，且自古以来的长寿者通常都有一副柔软的筋骨。因此可知，要想健康长寿，人们需要重拾传统的拉筋拍打养生大法。

第一章 拉筋拍打养生，源远流长

《黄帝内经》——拉筋拍打养生的起点

《黄帝内经》是中医养生的源头之作，也是拉筋拍打养生的起点。在《黄帝内经·灵枢·经脉》里记载有："经脉者，所以能决生死，处百病，调虚实，不可不通。"这里再三强调人体经脉必须畅通的原因就是经脉能"决生死，处百病，调虚实"。因此，经络的作用可谓"神通广大"。

"决生死"是指经脉的功能正常与否，能够决定人的生与死。人之所以成为一个有机的整体，是由于经络纵横交错，出入表里，贯通上下，内联五脏六腑，外至皮肤肌肉。经络畅通，人体气血才能使脏腑相通，阴阳交贯，内外相通，否则，脏腑之间的联系就会生障碍，引发疾病，严重者甚至导致死亡。

"处百病"是说经脉之气运行正常，对于疾病的治疗与康复起着重要的作用，中医治病都必须从经络入手。"痛则不通，通则不痛"，身体发生疾病就是因为经络不通。只有经络畅通，才能使气血周流，疾病才会好转，病人才得以康复。

"调虚实"指的是调整虚证和实证。比如对实证，有人患有胃痉挛，则可针刺病人足三里穴，使胃弛缓；对虚证要用补法，如胃弛缓的，针刺病人足三里穴，可使其收缩加强。当然，尽管都针刺足三里穴，但因为虚实不同，一个用的是泻法，而另一个用的是补法。

由此可知，经络是联系全身的网络系统，树权众多，错综复杂，把全身各个部分联系起来。人体的各种气血精微物质和各类信息，都是通过这个网络系统传送、传播到身体的各个角落。也就是说，生命是否存在，决定于经络；疾病之所以发生，是由于经络活动出了问题；疾病之所以能得到治疗，也是由于经络的作用。

因此，在日常的保健中，人们要保持经络畅通，多运用拉筋、拍打等养生法来舒筋活络，才能减少疾病的发生，拥有健康的体魄。

皇甫谧《针灸甲乙经》——首次系统介绍人体经络穴位

晋代皇甫谧编写的《针灸甲乙经》是中国针灸学专著，原名《黄帝三部针灸甲乙经》，简称《甲乙经》，该书集《素问》《针经》（即《灵枢》古名）与《明堂孔穴针灸治要》3书中有关针灸学内容分类合编而成。原书根据天干编次，内容主要论述医学理论和针灸的方法技术，故命名为《针灸甲乙经》。世人评价其"洞明医术，遂成其妙"。

据史书记载，皇甫谧本是一位史学家，年近50岁时，开始钻研针灸医术，学习上述3书，并将其中"事类相从，删其浮辞，除其重复，论其精要"而成书。人称其"习览经方，手不辍卷，遂尽其妙"，或誉之为"晋朝高秀，洞明医术"。正是凭着这股为自救而钻研医学的精神，皇甫谧成了"久病成良医"的典范人物。

在当时，中医学典籍《素问》《灵枢》等虽有关于针灸学理论与技术的阐述，也有若干专门论述针灸经络的小册子，然而或已散落残佚，或只散见而不成系统，皇甫谧正是在这样的历史背景下对针灸经络、俞穴等从理论到临床进行了比较全面系统的整理研究，最终成书《针灸甲乙经》。

1. 系统论述经络学说

经络是一个至今尚未证实其客观存在的系统，但两千多年来其理论学说一直指导着中医学、针灸学的诊断和临床治疗，并每获佳效。这一系统的径路、走行方向、与穴位关系等在针灸学的发展上没有不同观点，《甲乙经》在晋以前医学文献的基础上，对其进行了比较全面的整理研究，对人体的十二经脉、奇经八脉、十五络脉以及十二经别、十二经筋的生理功能、循行路线、走行规律以及发病特点等传统理论作了比较系统的概括和论述，成为后世对此学说研究论述的依据。

2. 系统整理人体穴位

该书对针灸穴位的名称、部位、取穴方法等，逐一进行考订，并重新厘定腧穴的位置，同时增补了典籍未能收入的新穴，使全书定位腧穴达到 349 个，其中双穴 300 个，单穴 49 个，比《内经》增加 189 个穴位，即全身共有针灸穴位 649 个。在此之后穴位数虽每有增减，但该书为之奠定了可靠的基础。

正是由于《针灸甲乙经》首次全面介绍了人体经络穴位，从而为拉筋拍打养生奠定了更为坚实的基础。

第二章 拉筋拍打益养生，现代医学有验证

经筋与肌学——中西医殊途同归

从字体分析来看，经筋的"筋"字是会意字，因此，可以通过分析它的部首来推断出它代表的具体意义。筋字从竹、从力、从月（肉）旁：竹者节也，说明为筋之物可以有竹节样的外形变化；从力，指出了随着筋出现竹节样外形变化的同时，可以产生力量；从月（肉）旁者，则更明确了筋是肉性组织。由此得出结论：在人体中，筋可随人的意志伸缩变形并产生力量，是牵拉肢体产生相应活动的组织。正如《说文解字》所说"筋者，肉之力也"，《灵枢·经脉》也说"骨为干，筋为刚"，都是对运动肌的描述。

而西医认为，骨骼肌都附着于骨骼上，其越过一个或多个关节，当肌肉收缩时，则牵引远端的肢体沿关节的某个运动轴活动而产生运动。其肌腱均附于关节周围，正如《素问·五脏生成篇》所说"诸筋者皆属于节"。其肌腹由肌纤维组成，维持着肌肉的外形，居两关节之间，正是"其所结所盛之处，则唯四肢溪谷之间之最"。由此可知，筋肉包绕了关节，又隆盛于两关节之间，正是"连缀百骸，故维络周身，各有定位"，因此可

以明确得出结论：中医的"筋"就是西医的"骨骼肌"。

只有明确"筋"在人体的具体所指，才能分析筋的生理、病理及易患疾病。每块肌肉都是一个器官，除肌组织外，还有结缔组织、血管、神经等分布。骨骼肌由中间部分的肌腹和端部附着于骨面上的肌腱两个部分构成，此外还有筋膜、滑囊液、腱滑液鞘、滑车、籽骨等肌肉附属组织。在肌组织中，受到主动收缩力或被动牵拉力时，其应力点基本在肌的起止点（即肌在骨骼上的附着点）处，中医称作筋结点。这里也正是劳损并引起关节痹痛的重要部位。而在该部位的附属组织更首当其冲，是劳损最早发生的部位，筋结点反复损伤，尤其有"横络"形成时，则称之为结筋病灶点。某些特殊易磨损的部位，如肱二头肌长头肌腱沟处，因肌腱受肱骨大小粗隆及其上附着的横韧带的限制，也是常出现结筋病灶的部位。与此相同，神经纤维管、骨性纤维管、腱鞘、滑液囊、滑车、杆骨等也是容易出现结筋病灶点的部位。

此外，中医之所以在"筋"前加上"经"字，构成经筋理论，是因为十二经筋是十二经脉所络属的筋肉组织，正如《针灸学》所说："十二经筋是十二经脉之气结聚于筋肉关节的体系，是十二经脉的外周连属部分。"十二经筋与十二经脉循环分布相似，却各有不同，前文对此已有较为详尽的解析，此处就不再累述。

经筋与韧带学——束骨利关节

中医的"藏象"理念指的是以象（功能）推导其脏（组织结构）的方法，正所谓"脏藏于内，而象于外"。简单点说，就是在人们掌握一定的规律之后，可以根据人体的表象来推断它内在的功能和存在价值。而这个规律，就是指"经筋"。

《黄帝内经》在《素问·痿论》指出："宗筋主束骨而利机关者也。""利机关"即运转关节，"束"是约束的意思，束骨指的是人体骨骼的关节连结问题，这便涉及西医解剖学的韧带学内容。现代医学认为，骨与骨之间借纤维结缔组织、软骨或骨组织相联结，形成不动、微动和可动关节。关节的主要结构有关节面、关节囊和关节腔。关节的辅助结构有滑膜皱襞、韧带、关节盘、关节盂缘等。其中骨间的纤维结缔组织、关节滑膜皱襞、韧带、关节盂缘等均同于经筋病学的范畴。

具体来说，关节囊是结缔组织构成的膜囊，附着于关节的周围，密封关节腔。其外层为纤维层，厚且坚韧。在运动范围较小或负重较大的关节中，均较厚而且紧张，有的部分明显增厚而形成韧带。衬附于纤维层内曲、关节韧带及通过关节内肌腱表面，其周边附着于关节软骨边缘，这是滑膜层。滑膜表面常形成许多突起，多附着在关节囊附着部附近，有的形成皱襞突入关节腔，形成滑膜皱襞。有的滑膜层还穿过纤维层呈囊状向外膨出，形成黏液囊，常介于肌腱与骨面之间，起到减轻摩擦损伤的作用。关节盂缘为纤维软骨环，底部较宽，附着于关节窝的周缘。

正是这些呈索状、短板状或膜状，附着于两骨的表面，有相当的韧性和坚固性的纤维结缔组织，使得人体的骨骼之间紧密相连，充分发挥着"束骨利关节"的功效。

经筋与运动力线——牵一筋而动全身

《黄帝内经》认为，经筋主束骨而利机关，即主人体百骸的连接与关节运动。人体自身的肌肉收缩即可产生躯体在空间的位置改变，这就是运动。运动是人生存所必需的生理活动，但非生理的运动却可能造成肌肉及其相关组织的损伤。

从现代医学的角度来分析，人体运动是由自身的肌肉主动收缩而产生的，也就是说，自身肌肉所产生的力，由肌肉本身传递到肌两端与骨相联结的结合点上，从而使其跨越的关节产生活动，从而出现肢体的运动。同理，当损伤性的肌肉收缩时，也会在肌肉的两端（即起止点）施加同样的力，故而也会造成肌肉起止点的损伤。虽然，由于解剖结构不同，可以先在某一端出现，或表现得比较显著，但反复、长期的非生理的肌收缩，往往会使两端受力点受伤，因此，当肌肉附着的一端出现关节疼痛时，常常在肌肉另一端附着点也会伴有轻重不等的损伤。这样，就出现了在痹痛关节远端的疼痛点。将两点相连，则成为一条痛点连线。而这一连线，也恰恰是该肌肉的运动力线。

由此可知，人体的任何一个活动都不是一块肌肉所能完成的。除上述主动肌的运动损伤外，一般都会牵涉相关的其他辅助这一运动的肌组，甚至要累及参与这一运动的所有肌群，从而出现极长的损伤线。例如：一个投掷运动，它不仅有握肌肌组的参与，还要有屈肌肌组参与、屈肘、屈肩收腹、下肢蹬地、弹跳等一系列主动肌的顺序参加。这样，一个投掷运动的损伤，常常会沿这条超越局部的力线出现病痛。而这些痛点或力线，恰恰与《灵枢·经筋》对十二经筋从四末至头身的整体性描述一致。因此，我们不难看出，经筋更重要的临床意义在于它是对人体运动力线的深刻总结和描述。这种描述，从生理上概括出参与同项运动的肌肉组分布规律；在病理发展过程中，又是病痛传变的潜在扩延线。这种规律性总结，可以称作点线规律。说得简单一点，也就是牵一筋而动全身。

此外，任何运动都需要固定肌的参与。固定肌是指那些起着固定原动肌起或止点所附着骨骼作用的肌群。比如，在屈肘举臂过程中，首先要固定肩胛骨，继而固定肱骨。只有这样才能发挥肱二头肌、肱肌的屈肘功能。固定肩胛骨是由肩带的前伸、后缩肌群和上下回旋肌群同时收缩完成的，还涉及肩胛提肌、菱形肌、冈上肌、冈下肌、前锯肌、胸小肌。由于协同肌都居于主动肌两侧，因此，协同肌损伤的痛点就分布于主动肌力线的两旁。将这些痛点与主动肌力线上痛点相连，则往往形成一个"面"，由此，经筋劳损扩延的过程还可以由"线到面"，这又可称作线面规律。

运动时也少不了拮抗肌——那些与主动肌相对抗的肌肉群就是"拮抗肌"，它们与主动运动相反。然而，正是借助拮抗肌的主动弛缓或"伸展"，使主动运动平稳，节制其运动过度，防止出现急跳或痉挛运动。由此可见，不协调的运动和劳损性伤害，不仅损伤主动肌，而且可以损及拮抗肌和固定肌。由于拮抗肌分布在肢体对侧面，当其损伤时，其病状会出现在肢体对侧，使痹痛症状向立体方向发展，即"由面到体"。"由面到体"的逐渐进展规律可称为面体规律。

十二经筋正是总结了这种临床疾病传变规律，且从生理分布和病理发展角度，进行了高度概括和总结：手足三阳经筋分布于人体躯干与四肢背侧（阳面）；手足三阴经筋分布于人体躯干与四肢前面（阴面）。反映了前（阴）、后（阳），即整体的身前、身后经筋的生理与病理关系。足三阴经筋以厥阴居中，太阴居前，少阴居后，反映了下肢内侧"面"的经筋生理与病理关系。足三阳经筋以少阳居中，太阳居后，阳明居前，反映了下肢、躯干背侧"面"的生理与病理关系。手三阴经筋以厥阴居中，太阴居前，少阴居后，反映了上肢内侧"面"的生理与病理关系。手三阳经筋以少阳居中，太阳居后，阳明居前，反映了上肢背侧、头颈部"面"的生理与病理关系。十二经筋循行线则分别反映了"线"的生理与病理关系，而每个筋结点和结筋病灶点，则反映"点"的生理与病理关系。

因此，结合中西医的观点，可以得出这样的结论：十二经筋是以12条运动力线为纲，对人体韧带学、肌学及其附属组织生理和病理规律的概括和总结，充分论证了其"牵一筋而动全身"的重要意义。

第三章 拉筋拍打，先问问经络这个健康大管家

人体内看不见的河流——经络

经络是经脉和络脉的总称，人体上有一些纵观全身的路线，古人称之为经脉。这些大干线上有一些分支，在分支上又有更小的分支，古人称这些分支为络脉。"脉"是这种结构的总括概念。

尽管早在两千年前的汉代就有了经脉图谱，但是，直到解剖学说成熟完善的现代，也找不到与古典图谱一致的经络，那究竟有没有经络呢？中医是相信经络的存在的。早在千年以前，人们就发现某些人生病时身体会出现红色发烫的线条，按摩那些线条可治疗疾病，经络学说就是从这些治疗经验里发展出来的，并成为中医最重要的组成部分。

虽然迄今为止，没有人知道经络的实质，也没有人知道经络是怎样被发现的，但是经络却用特殊的方式告诉世人它的存在是千真万确的，只是没有人能看见而已。当针灸或者按压穴位的时候，人身上沿着经络的地方会出现酸、麻、胀、痛的感觉，比如按手臂肘弯下的"麻筋"，手心会有麻的感觉，中医把这个叫"得气"，出现这种现象时，诊治效果往往更好。不过这种"得气"跟每个人体质有关，有的人明显，有的人则没什么感觉。

中医认为，经络的养生功效主要有以下3个方面：

1.联系脏腑、沟通内外

《灵枢·海论》指出："夫十二经脉者，内属于腑脏，外络于肢节。"人体的五脏六腑、

四肢百骸、五官九窍、皮肉筋骨等组织器官，之所以能保持相对的协调与统一，完成正常的生理活动，是依靠经络系统的联络沟通而实现的。经络中的经脉、经别与奇经八脉、十五络脉，纵横交错，入里出表，通上达下，联系人体各脏腑组织；经筋、皮部联系肢体筋肉皮肤；浮络和孙络联系人体各细微部分。这样，经络将人体联系成了一个有机的整体。

经络的联络沟通作用，还反映在经络具有传导功能。体表感受病邪和各种刺激，可传导于脏腑；脏腑的生理功能失常，亦可反映于体表。这些都是经络联络沟通作用的具体表现。

2. 运行气血、营养全身

《灵枢·本藏》指出："经脉者，所以行血气而营阴阳，濡筋骨，利关节者也。"气血是人体生命活动的物质基础，全身各组织器官只有得到气血的温养和濡润才能完成正常的生理功能。经络是人体气血运行的通道，能将营养物质输布全身各组织脏器，使脏腑组织得以营养，筋骨得以濡润，关节得以通利。

3. 抗御病邪、保卫机体

营气行于脉中，卫气行于脉外。经络"行血气"而使营卫之气密布周身，在内和调于五脏，洒陈于六腑，在外抗御病邪，防止内侵。外邪侵犯人体由表及里，先从皮毛开始。卫气充实于络脉，络脉散布于全身而密布于皮部，当外邪侵犯机体时，卫气首当其冲发挥其抗御外邪、保卫机体的屏障作用。如《素问·缪刺论》所说："夫邪客于形也，必先舍于皮毛，留而不去，入舍于孙脉，留而不去，入舍于络脉，留而不去，入舍于经脉，内连五脏，散于肠胃。"

总之，中医认为经络是人体内的一种通道，是气血的通道，在人体内，是一种内景，在外面是看不见的。要"反观"，就是往里看，就是《黄帝内经》所说的"内求"。其实，想要内求并不难，这需要修炼入静的功夫，在有了一定的功夫后，就能往里看了。这种功夫需要修炼，而且人人都可以修炼出来，这种功夫就是后来所谓的气功。只要静心澄志，精神内守，就可以内观到经络的运行。

十二经脉：人体经络的主干要道

十二经脉是经络学说的主要内容。"十二经脉者，内属于府藏，外络于肢节"，这概括说明了十二经脉的分布特点：内部，隶属于脏腑；外部，分布于躯体。又因为经脉是"行血气"的，其循行有一定方向，就是所说的"脉行之逆顺"，后来称为"流注"；各经脉之间还通过分支互相联系，就是所说的"外内之应，皆有表里"。

（1）手太阴肺经：手太阴肺经主要分布在上肢内侧前缘，其络脉、经别与之内外连接，经筋分布其外部。

（2）手阳明大肠经：手阳明大肠经主要分布在上肢外侧前缘，其络脉、经别与之内外连接，经筋分布其外部。

（3）足阳明胃经：足阳明胃经主要分布在头面、胸腹第二侧线及下肢外侧前缘，其络脉、经别与之内外连接，经筋分布其外部。

（4）足太阴脾经：足太阴脾经主要分布在胸腹任脉旁开第二侧线及下肢内侧前缘，其络脉、经别与之内外连接，经筋分布其外部。

（5）手少阴心经：手少阴心经主要分布在上肢内侧后缘，其络脉、经别与之内外连接，经筋分布其外部。

（6）手太阳小肠经：手太阳小肠经主要分布在上肢外侧后缘，其络脉、经别与之内外连接，经筋分布其外部。

（7）足太阳膀胱经：足太阳膀胱经主要分布在腰背第一、二侧线及下肢外侧后缘，其络脉、经别与之内外连接，经筋分布其外部。

（8）足少阴肾经：足少阴肾经主要分布在下肢内侧后缘及胸腹第一侧线，其络脉、经别与之内外连接，经筋分布其外部。

（9）手厥阴心包经：手厥阴心包经主要分布在上肢内侧中间，其络脉、经别与之内外连接，经筋分布其外部。

（10）手少阳三焦经：手少阳三焦经主要分布在上肢外侧中间，其络脉、经别与之内外连接，经筋分布其外部。

（11）足少阳胆经：足少阳胆经主要分布在下肢的外侧中间，其络脉、经别与之内外连接，经筋分布其外部。

（12）足厥阴肝经：足厥阴肝经主要分布在下肢内侧的中间，其络脉、经别与之内外连接，经筋分布其外部。

十二经脉的循行走向是：手三阴经从胸走手，手三阳经从手走头，足三阳经从头走足，足三阴经从足走腹（胸）。正如《灵枢·逆顺肥瘦》所载："手之三阴从藏走手，手之三阳从手走头，足之三阳从头走足，足之三阴从足走腹。"

"离、合、出、入"的十二经别

经别，就是别行的正经。十二经别的循行，都是从十二经脉的四肢部分（多为肘、膝以上）别出（称为"离"），走入体腔脏腑深部（称为"入"），然后浅出体表（称为"出"）而上头面，阴经的经别合入阳经的经别而分别注入六阳经脉（称为"合"）。所以，十二经别的循行特点，可用"离、合、出、入"来概括。每一对相为表里经别组成一"合"，十二经别共组成"六合"。十二经别的功能主要是加强和协调经脉与经脉之间、经脉与脏腑之间，以及人体各器官组织之间的联系。

1. 足太阳与足少阴经别（一合）

足太阳经别：从足太阳经脉的腘窝部分出，其中一条支脉在骶骨下5寸处别行进入肛门，上行归属膀胱，散布联络肾脏，沿脊柱两旁的肌肉到心脏后散布于心脏内；直行的一条支脉，从脊柱两旁的肌肉处继续上行，浅出项部，脉气仍注入足太阳本经。

足少阴经别：从足少阴经脉的腘窝部分出，与足太阳的经别相合并行，上至肾，在14椎（第二腰）处分出，归属带脉；直行的一条继续上行，系舌根，再浅出项部，脉气注入足太阳的经别。

2. 足少阳与足厥阴经别（二合）

足少阳经别：从足少阳经脉在大腿外侧循行部位分出，绕过大腿前侧，进入毛际，同足厥阴的经别会合，上行进入季胁之间，沿胸腔里，归属于胆，散布而上达肝脏，通过心脏，挟食道上行，浅出下颌、口旁，散布在面部，系目系，当目外眦部，脉气仍注入足少阳经。

足厥阴经别：从足厥阴经脉的足背上处分出，上行至毛际，与足少阳的经别会合并行。

3. 足阳明与足太阴经别（三合）

足阳明经别：从足阳明经脉的大腿前面处分出，进入腹腔里面，归属于胃，散布到脾脏，向上通过心脏，沿食道浅出口腔，上达鼻根及目眶下，回过来联系目系，脉气仍注入足阳明本经。

足太阴经别：从足太阴经脉的股内侧分出后到大腿前面，同足阳明的经别相合并行，向上结于咽，贯通舌中。

4. 手太阳与手少阴经别（四合）

手太阳经别：从手太阳经脉的肩关节部分出，向下入于腋窝，行向心脏，联系小肠。

手少阴经别：从手少阴经脉的腋窝两筋之间分出后，进入胸腔，归属于心脏，向上走到喉咙，浅出面部，在目内眦与手太阳经相合。

5. 手少阳与手厥阴经别（五合）

手少阳经别：从手少阳经脉的头顶部分出，向下进入锁骨上窝。经过上、中、下三焦，散布于胸中。

手厥阴经别：从手厥阴经脉的腋下三寸处分出，进入胸腔，分别归属于上、中、下三焦，向上沿着喉咙，浅出于耳后，于乳突下同手少阳经会合。

6. 手阳明与手太阴经别（六合）

手阳明经别：从手阳明经脉的肩髃穴分出，进入项后柱骨，向下者走向大肠，归属于肺；向上者，沿喉咙，浅出于锁骨上窝。脉气仍归属于手阳明本经。

手太阴经别：从手太阴经脉的渊腋处分出，行于手少阴经别之前，进入胸腔，走向肺脏，散布于大肠，向上浅出锁骨上窝，沿喉咙，合于手阳明的经别。

奇经八脉：人体经络的"湖泽"

奇经八脉是督脉、任脉、冲脉、带脉、阴维脉、阳维脉、阴跷脉、阳跷脉等八脉的总称。它们与十二正经不同，既不直属脏腑，又无表里配合关系，因为"别道奇行"，故称"奇经"。

八脉中的督、任、冲脉皆起于胞中，同出会阴，称为"一源三歧"，其中督脉行于腰背正中，上至头面；任脉行于胸腹正中，上抵颏部；冲脉与足少阴肾经相并上行，环绕口唇。带脉起于胁下，环行腰间1周。阴维脉起于小腿内侧，沿腿股内侧上行，至咽喉与任脉会合。阳维脉起于足跗外侧，沿腿膝外侧上行，至项后与督脉会合。阴跷脉起于足跟内侧，随足少阴等经上行，至目内眦与踵阳跷脉会合。阳跷脉起于足跟外侧，伴足太阳等经上行，至目内眦与阴跷脉会合，沿足太阳经上行，于项后会合足少阳经。

奇经八脉交错地循行分布于十二经之间，其作用主要体现于两方面。其一，沟通了十二经脉之间的联系。奇经八脉将部位相近、功能相似的经脉联系起来，达到统摄有关经脉气血、协调阴阳的作用。督脉与六阳经有联系，称为"阳脉之海"，具有调节全身阳经经气的作用；任脉与六阴经有联系，称为"阴脉之海"，具有调节全身阴经经气的作用；冲脉与任、督脉，足阳明经、足少阴经等有联系，故有"十二经之海""血海"之称，具有涵蓄十二经气血的作用；带脉约束联系了纵行躯干部的诸条足经；阴阳维脉联系阴经与阳经，分别主管一身之表里；阴阳跷脉主持阳动阴静，共司下肢运动与寤寐。其二，奇经八脉对十二经气血有蓄积和渗灌的调节作用。当十二经脉及脏腑气血旺盛时，奇经八脉能加以蓄积，当人体功能活动需要时，奇经八脉又能渗灌供应。

冲、带、跷、维六脉俞穴，都寄附于十二经与任、督二脉之中，唯任、督二脉各有其所属俞穴，故与十二经相提并论，合称为"十四经"。十四经具有一定的循行路线、病候及所属俞穴，是经络系统的主要部分，在临床上是针灸治疗及药物归经的基础。

1. 督脉

督，有总督的意思。督脉行于背正中，能总督一身之阳经，故又称"阳脉之海"。

循行部位：起于胞中，下出会阴，后行于腰背正中，经项部，进入脑内，属脑，并由项部沿头部正中线，经头顶、额部、鼻部、上唇，到上唇系带处。并有地脉络肾、贯心。

主要病症：脊柱强直、角弓反张、脊背疼痛、精神失常、手足麻木等。

2. 任脉

任，即担任。任脉行于胸腹部的正中，能总任一身之阴经，故有"阴脉之海"的称号。

循行部位：起于胞中，下出会阴，经阴阜，沿腹部正中线上行，通过胸部，颈部，到达下唇内，环绕口唇，上至龈交，分行至两目下。

主要病症：疝气、带下、少腹肿块、月经不调、流产、不孕等。

3. 冲脉

为总领诸经气血的要冲。

循行部位：起于胞中，并在此分为3支：一支沿腹腔后壁，上行于脊柱内；一支沿腹腔前壁挟脐上行，散布于胸中，再向上行，经喉，环绕口唇；一支下出会阴，分别沿股内侧下行至大趾间。

主要病症：月经不调、经闭、崩漏、乳少、吐血及气逆上冲等。

4. 带脉

带脉围腰一周，有如束带，能约束诸脉，所以有"诸脉皆属于带"的说法。

循行部位：起于季胁，斜向下行至带脉穴，绕身一周。

主要病症：腹满，腰部觉冷如坐水中。

5. 阴跷脉、阳跷脉

跷，有轻健跷捷的意思。阳跷主一身左右之阳，阴跷主一身左右之阴。同时还有濡养眼目，司眼睑的开合和下肢运动的作用。

循行部位：跷脉左右成对。阴阳跷脉均起于足跟。

主要病症：阳跷为病，肢体外侧肌肉弛缓而内侧肌肉拘急、喉痛、嗜睡。阴跷为病，肢体内侧肌肉弛缓而外侧肌肉拘急、癫狂、不眠、目内眦赤痛。

6. 阴维脉、阳维脉

维，有维系的意思。阴维脉维系三阴经，阳维脉维系三阳经。

循行部位：阴维起于小腿内侧足三阴经交会之处，沿下肢内侧上行，到腹部，与足太阴脾经同行，到胁部，与足厥阴肝经相合，然后上行至咽喉，与任脉相会。阳维起于外踝下，和足少阳胆经并行，沿下肢外侧向上，经躯干部外侧，从腋后上肩部，前行到额部，循头入耳，与督脉会合。

主要病症：阴维脉发生病变时，常有胸痛、心痛、胃痛等证。阳维脉发生病变时，常见发冷发热等证。

十五络脉："支而横者为络"

十二经脉和任、督二脉各自别出一络，加上脾之大络，共计15条，称为十五络脉，分别以十五络所发出的俞穴命名。四肢部的十二经别络，加强了十二经的表里两经的联系，沟通了表里两经的经气，补充了十二经脉循行的不足。躯干部的任脉别络、督脉别络和脾之大络，分别沟通了腹、背和全身经气。

（1）手太阴之别络：从列缺穴处分出，起于腕关节上方，在腕后半寸处走向手阳明经；其支脉与手太阴经相并，直入掌中，散布于鱼际部。

（2）手阳明之别络：从偏历穴处分出，在腕后3寸处走向手太阴经；其支脉向上沿着臂膊，经过髃肩，上行至下颌角，遍布于牙齿，其支脉进入耳中，与宗脉会合。

（3）足阳明之别络：从丰隆穴处分出，在外踝上8寸处，走向足太阴经；其支脉沿着胫骨外缘，向上联络头项，与各经的脉气相合，向下联络咽喉部。

（4）足太阴之别络：从公孙穴处分出，在第一趾跖关节后一寸处，走向足阳明经；其支脉进入腹腔，联络肠胃。

（5）手少阴之别络：从通里穴处分出，在腕后一寸处走向手太阳经；其支脉在腕后一寸半处别而上行，沿着本经进入心中，向上系舌本，连属目系。

（6）手太阳之别络：从支正穴处分出，在腕后五寸处向内注入手少阴经；其支脉上行经肘部，网络肩髃部。

（7）足太阳之别络：从飞阳穴处分出，在外踝上七寸处，走向足少阴经。

（8）足少阴之别络：从大钟穴处分出，在内踝后绕过足跟，走向足太阳经；其支脉与本经相并上行，走到心包下，外行通贯腰脊。

（9）手厥阴之别络：从内关穴处分出，在腕后二寸处浅出于两筋之间，沿着本经上行，维系心包，络心系。

（10）手少阳之别络：从外关穴处分出，在腕后二寸处，绕行于臂臑外侧，进入胸中，与手厥阴经会合。

（11）足少阳之别络：从光明穴处分出，在内踝上五寸处，走向足厥阴经，向下联络足背。

（12）足厥阴之别络：从蠡沟穴处分出，在内踝上五寸处，走向足少阳经；其支脉经过胫骨，上行到睾丸部，结聚在阴茎处。

（13）任脉之别络：从鸠尾（尾翳）穴处分出，自胸骨剑下行，散布于腹部。

（14）督脉之别络：从长强穴处分出，挟脊柱两旁上行到项部，散布在头上；下行的络脉从肩胛部开始，从左右分别走足太阳经，进入脊柱两旁的肌肉。

（15）脾之大络：从大包穴处分出，浅出于渊腋穴下三寸处，散布于胸胁部。

此外，还有浮络、孙络。浮络是络脉中浮行于浅表部位的分支。其主要作用是输布气血以濡养全身。从别络分出最细小的分支称为"孙络"，它的作用同浮络一样输布气血，濡养全身。

十二经筋：和十二经脉大不同

经筋的分布，同十二经脉在体表的循行部位基本上是一致的，但其循行走向不尽相同。经筋的分布，一般都在浅部，从四肢末端走向头身，多结聚于关节和骨骼附近，有的进入胸腹腔，但不属络脏腑。其具体分布如下：

1. 足太阳经筋

起于足小趾，向上结于外踝，斜上结于膝部，在下者沿外踝结于足跟，向上沿跟腱结于腘部，其分支结于小腿肚（腨外），上向腘内廉，与腘部另支合并上行于臀部，向上挟脊到达项部；分支结入舌根；直行者结于枕骨，上行至头顶，从额部下，结于鼻；分支形成"目上网"（即上睑），向下结于鼻旁，背部的分支从腋行外侧结于肩髃；一支进入腋下，向上出缺盆，上方结于耳行乳突（完骨）。又有分支从缺盆出，斜上结于鼻旁。

2. 足少阳经筋

起于第四趾，向上结于外踝，上行沿胫外侧缘，结于膝外侧；其分支起于腓骨部，上走大腿外侧，前边结于"伏兔"，后边结于骶部。直行者，经季胁，上走腋前缘，系于胸侧和乳部，结于缺盆。直行者，上出腋部，通过缺盆，行于太阳经筋的前方，沿耳后，上额角，交会于头顶，向下走向下颌，上结于鼻旁。分支结于目外眦，成"外维"。

3. 足阳明经筋

起于第二、三、四趾，结于足背；斜向外上盖于腓骨，上结于膝外侧，直上结于髀枢（大转子部），向上沿胁肋，连属脊椎。直行者，上沿胫骨，结于膝部。分支结于腓骨部，并合足少阳的经筋。直行者，沿伏兔向上，结于股骨前，聚集于阴部，向上分布于腹部，结于缺盆，上颈部，挟口旁，会合于鼻旁，上方合于足太阳经筋——太阳为"目上网"（下睑）。其中分支从面颊结于耳前。

4. 足太阴经筋

起于大足趾内侧端，向上结于内踝；直行者，络于膝内辅骨（胫骨内踝部），向上沿大腿内侧，结于股骨前，聚集于阴部，上向腹部，结于脐，沿腹内，结于肋骨，散布于胸中；其在里的，附着于脊椎。

5. 足少阴经筋

起于足小趾的下边，同足太阳经筋并斜行内踝下方，结于足跟，与足太阳经筋会合，向上结于胫骨内踝下，同足太阴经筋一起向上，沿大腿内侧，结于阴部，沿脊里，挟膂，向上至项部，结于枕骨，与足太阳经会合。

6. 足厥阴经筋

起于足大趾上边，向上结于内踝之前。沿胫骨向上结于胫骨内踝之上，向上沿大腿内侧，结于阴部，联络各经筋。

7. 手太阴经筋

起于手小指上边，结于腕背，向上沿前臂内侧缘，结于肘内锐骨（肱骨内上髁）的后面，进入并结于腋下，其分支向后走腋后侧缘，向上绕肩胛，沿颈旁出走足太阳经筋的前方，结于耳后乳突；分支进入耳中；直行者，出耳上，向下结于下颌，上方连属目外眦。还有一条支筋从颌部分出，上下颌角部，沿耳前，连属目外眦，上额，结于额角。

8. 手阳经经筋

起于无名指末端，结于腕背，向上沿前臂结于肘部，上绕上臂外侧缘上肩，走向颈部，合于手太阳经筋。其分支当下颌角处进入，联系舌根；另一支从下颌角上行，沿耳前，连属目眦，上额，结于额角。

9. 手阳明经筋

起于食指末端，结于腕背，向上沿前臂外侧，结于肩髃；其分支，绕肩胛，挟脊旁；直行者，从髃部上颈；分支上面颊，结于鼻旁；直行者上出手太阳经筋前方，上额角，络头部，下向对侧下颌。

10. 手太阴经筋

起于手大拇指上，结于鱼际后，行于寸口动脉外侧，上沿前臂，结于肘中；再向上沿上臂内侧，进入腋下，出缺盆，结于肩髃前方，上面结于缺盆，下面结于胸里，分散通过膈部，到达季胁。

11. 手厥阴经筋

起于手中指，与手太阴经筋并行，结于肘内侧，上经上臂内侧，结于腋下，向下散布于胁的前后；其分支进入腋内，散布于胸中，结于膈。

12. 手少阴经筋

起于手小指内侧，结于腕后锐骨（豆骨），向上结于肘内侧，再向上进入腋内，交手太阴经筋，行于乳里，结于胸中，沿膈向下，系于脐部。

十二皮部：络脉之气散布之所在

十二皮部是指十二经脉功能活动反映于体表的部位，也是络脉之气散布之所在。因此，十二皮部的分布区域，也是以十二经脉在体表的分布范围来划分，即将十二经脉在皮肤上的分属部分作为依据来划分。故《素问·皮部论》指出："欲知皮部，以经脉为纪考，诸经皆然。"同时，皮部不仅是经脉的分区，也是别络的分区，它同别络，特别是浮络有着密切的关系。所以《素问·皮部论》又说："凡十二经络脉者，皮之部也。"

由于十二皮部居于人体最外层，又与经络气血相通，故是机体的卫外屏障，起着保卫机体、抗御外邪和反映病症的作用。当机体卫外功能失常时，病邪可通过皮部深入络脉、经脉以至脏腑。正如《素问·皮部论》所说："邪客于皮则腠理开，开则邪入客于络脉，络脉满则注入经脉，经脉满则入合于脏腑也。"反之，当机体内脏有病时，亦可通过经脉、络脉而反映于皮部，根据皮部的病理反应而推断脏腑病症。所以皮部又有反映病候的作用。此外，中医针灸临床常用的皮肤针（七星针、梅花针）、皮内针、穴位贴药治疗等均是通过皮部与经脉络脉乃至脏腑气血的沟通和内在联系而发挥作用的。

拉筋拍打，也要顺时循经

要知道，经络也有自己的上班时间，在它的工作时间你去找它，自然会收获颇丰，如果在它休息的时间去叩它的家门，你是不被欢迎的，即使它碍于情面勉强接待了你，也不会给你什么好处。所以，要想通过经络疗法保护自己，必须在心里有张人体经络运营时间表。

1. 晚间 23 点 ~ 凌晨 1 点，子时，胆经开

胆是代谢解毒器官，需在熟睡中进行，此时不宜进行拉筋拍打活动。

2. 凌晨 1 ~ 3 点，丑时，肝经开

肝开始排毒，也需要在熟睡中进行，因此也不宜进行拉筋拍打活动。此外，晚上 11 点至凌晨 3 点这个时间段保持充足的睡眠，可有效预防脸部长斑点和青春痘。

3. 凌晨 3 ~ 5 点，寅时，肺经开

肺排毒开始，此即为何咳嗽的人在这段时间咳得最剧烈，因排毒动作已走到肺；不应用止咳药，以免抑制肺积物的排除。此时，可拍打或按摩肺经，或是按摩手腕凹陷深

处的太渊穴（手太阴肺经，肺之原穴，百脉之会），但这个穴位不易找准，可用左手横握右手的手腕，用左手大拇指中间的指节的侧面按压，这样可以找准这个穴位，有疼痛感就对了。

4. 凌晨 5 ~ 7 点，卯时，大肠经开

大肠的排毒，应喝淡盐水清肠后上厕所排便。此时正是敲打大肠经的最佳时间，大肠经很好找，你只要把左手自然下垂，右手过来敲左臂，一敲就是大肠经。敲时有酸胀的感觉，敲到曲池穴时多敲一会儿，曲池穴就在大肠经上肘横纹尽头的地方。

5. 上午 7 ~ 9 点，辰时，胃经开

胃大量吸收营养的时段，应吃早餐。疗病者最好早吃，在 6 点半前，养生者在 7 点前，不吃早餐者应改变习惯，即使拖到 9、10 点吃都比不吃好，以免胃被胃酸侵蚀，也要预防浓缩的胆汁因为没有食物的消化而演变为胆结石。此时，还应拍打胃经，比如推按腹部胃经（尤其是腹直肌部分）、敲打大小腿上的胃经、在胃经路线上拔罐刮痧，以及练武术的基本动作——蹲裆骑马式、跪膝后仰头着地等，都是打通胃经的方便之法。

6. 上午 9 ~ 11 点，巳时，脾经开

脾是运送营养的，如果这时候没有营养和热量输送，你一天就没有力气工作了。此时是按摩脾经的最佳时间。身体有一些不适，可以坚持每天按摩脾经的大都、商丘两穴各 3 分钟，大都在右脚大脚趾左边靠近脚底 1 厘米处，商丘在脚腕凹处。还要坚持按摩小腿脾经，再加上肾经的复溜穴可治痛风，复溜穴在小腿肚后面，靠近脚腕约 5 厘米。

7. 中午 11 ~ 13 点，午时，心经开

这时候小睡一会儿，或是多按按心经，会让下午的你精神奕奕。沿着心经的走向，可以找到以下要穴：极泉穴在腋窝中，点按可使心率正常，又治劳损性肩周炎；少海穴在肘纹内，拨动可治耳鸣手颤及精神障碍；神门穴在掌纹边，点掐可促进消化，帮助睡眠，预防老年痴呆；少府穴在感情线上，可泻热止痒，清心除烦，通利小便。

8. 下午 13 ~ 15 点，未时，小肠经开

小肠开始吸收午餐时摄入的营养，以保证下午和晚上的热量充足。此时，可以适当做做运动，进行拉筋拍打的运动，尤其要拍打小肠经。

9. 下午 15 ~ 17 点，申时，膀胱经开

膀胱经此时气旺，外欲排体表之风寒，内欲通水道之湿浊，两相用力，大耗气血，故借调全身气血相助。因而体倦思睡，以保养气血。此时，可做做拉筋、拍打按摩从臀部到脚外侧这段膀胱经线路，从上到下，按摩时穴位有痛感效果好，通常是越接近足部时痛感越小，并反复按摩。当用指甲轻掐小脚趾外侧的至阴穴痛如针刺时，膀胱经就算是打通了。经常按摩膀胱经有利于排毒减肥。

10. 下午 17 ~ 19 点，酉时，肾经开

此时应拍打按摩肾经，比如可以用双手在腰部上下贴肌肤搓几下至有热感，有利于

11. 晚间 19 ~ 21 点，戌时，心包经开

拍打按摩心包经可以快速将心脏中的积液排除，提升心脏的能力。但要注意的是，由于拍打按摩时会阻断经络中体液的流动，因此拍打按摩时，先压住穴位，心里数 1 ~ 20，然后放开一会儿再压，如此反复进行，每次约 3 ~ 5 分钟。

12. 晚间 21 ~ 23 点，亥时，三焦经开

为免疫系统（淋巴）排毒时间，此段时间应安静或听音乐，并顺着三焦经拍打按摩一遍，最痛的地方就是不通之处，重点拍打按摩此处就可以了。

打通任督二脉也就打通了全身经络

对于我们所有人来说，任督二脉这两条经脉是最为重要的。督脉是统领所有阳脉的，任脉是统领所有阴脉的，所以至关重要。

任脉、督脉都起源于胞中（相当于女子子宫或男子的精室），任脉从胞中出来以后，经过会阴穴（也就是前后二阴之间），向前往上走经过腹部、胸部，一直往上，到达喉咙处。然后是环绕嘴唇 1 周，再继续往上行走，到眼眶底下散开。督脉从胞中出来后，往后往上沿着脊柱行走，一直到头顶，然后沿着头部中线往前往下，最后到上嘴唇的位置。当然任督二脉还有一些支线运行。

任脉主管生殖，同时它还被称为"阴经之海"，所有的阴脉都会聚于任脉，它行走在人体前面的正中线，人体的前面为阴，后背为阳。任脉统领所有的阴经。督脉，统领人体的所有阳经，被称为"阳经之海"。所有的阳脉都会聚于督脉，它行走在人体后背的正中线。

人体有病往往是因为任督二脉不通，任督二脉通则全身经络通，所以打通任督二脉对身体健康十分重要。

第二篇

筋长一寸，寿延十年——
拉筋，国人健康长寿的保健之法

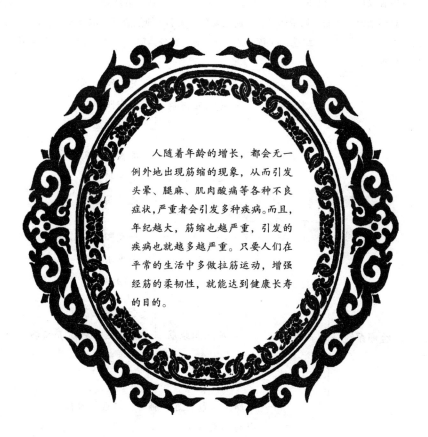

人随着年龄的增长，都会无一例外地出现筋缩的现象，从而引发头晕、腿麻、肌肉酸痛等各种不良症状，严重者会引发多种疾病。而且，年纪越大，筋缩也越严重，引发的疾病也就越多越严重。只要人们在平常的生活中多做拉筋运动，增强经筋的柔韧性，就能达到健康长寿的目的。

第一章 小心筋缩伤人，它就潜伏在你身边

深入了解经筋的系统

　　结合中西医来看，经筋系统是对人体肌肉与韧带的规律性总结，尽管中国的古医家没有详尽记述全部的肌肉与韧带，而是以天地之数概括。正如《素问·气穴》记载："肉之大会为谷，肉之小会为溪……溪谷三百六十五穴会。"而在《素问·五脏生成》也说："人有大谷十二分，小溪三百五十四名。"总以1岁365天之数概括之。而从西医来看，人有肌肉600块，与运动有重要关系的约150块，其大小、深浅各不同形，古人所指仅是其中表浅且易于观察的那部分肌肉而已，且以天文之数泛指其繁。

　　具体来说，就筋肉韧带而言，经筋主要包括大筋（刚筋、谷、触肉）、小筋（溪，柔筋）、宗筋、膜筋、缓筋、维筋、肌、分肉等，充分体现了其"束骨利关节"的功效。具体分析如下：

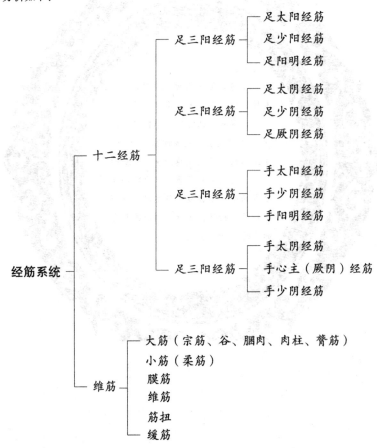

1. 大筋

大筋指的是人体那些粗大的肌肉，盛于辅骨之间，起着约束关节的作用，多分布于手足项背，直行而粗大，成为十二经筋的主体。因其粗大刚劲，充分体现了"筋为刚"的性质，故又称作刚筋。刚筋会聚，其间若谷，如群山围合形成山谷，也称为谷。谷内是气血营卫会聚流行之处；因其肌肉高突，形象显露，又称为大肉。

2. 小筋

人体上那些细小的肌肉被称为小筋，它们属刚筋之支，而横者细小交错，有维系诸筋、辅助及联络各筋的作用，是十二经筋支别横络的部分，多分布于胸腹头面。因其质地柔细，故又称柔筋。细小之筋相维，如平缓小丘相并，其间形成浅沟小溪，故又称溪。溪间也是气血营卫涌流之所，犹经脉之有维络。

3. 宗筋

宗，是总的意思，宗筋就是指多条大筋会聚而形象高突、肌力刚劲的肌肉，亦即大筋、大谷、腘肉，其分布特点更能体现诸筋的"束骨而利机关"的功能。宗筋由大筋汇集而成，是劳动损伤的好发部位，是防治经筋痹痛的关键肌群，也是拉筋的主要关注点。

4. 膜筋

膜筋指人体那些片状的肌肉，或包绕在肌肉外层的筋膜。某些肌肉起始部不是以点状起始，而是呈片状分布，这样不仅增宽了肌肉的附着面，而且各部肌束受力也因之分散。这种分布有利于肌肉多方向发挥功能，但也会产生受力点的转移，在运动当中，某一受力点的承受力可能会相对加重，这样也就较易损伤。

膜筋的另一种形式就是肌膜，包绕在肌肉外层的膜状组织可称之为肌鞘，它由深筋膜与肌外膜共同组成。肌鞘有保护肌肉的作用，如刀入鞘，使肌肉在鞘内运动，免受肌外组织的干扰。尤其是对不同运动方向的肌束，使之得到保护，减少磨损。但肌鞘常与深部的骨组织附着，使之相对固定。运动过程中，肌肉的伸缩活动与相对固定的肌鞘的活动不同步时，常会造成肌肉与肌鞘的相互磨损，尤其是在其间有神经、血管穿行的地方，常是出现牵拉、损伤之处。膜筋附着的肌表层，常与皮下深筋膜汇聚，将整个肌体包绕起来，在某些关节处还分化成副支持带，以协助约束肌筋，其附着点也易磨损，产生结筋病变。

5. 缓筋

缓筋，就是指腹后壁隐藏之筋。正如张志聪注云："缓筋者，循于腹内之筋也。"缓筋首见于《灵枢·百病始生》，在论及邪气由浅入深传变，留滞于不同组织时而提出，其原文为："或着孙脉，或着络脉，或着经脉，或着俞脉，或着于伏冲之脉，或着于膂筋，或着肠胃之募原，上连于缓筋。"显然，缓筋处膂筋、肠胃膜厥之间。本篇又云："其着于阳明之经，则挟脐而居，饱食则益大，饥则愈小。其着于缓筋也，似阳明之积，饱食则涌，饥则安。其着于肠胃之募原也，痛而外连于缓筋，饱食则安，饥则痛。"本段又一次明确了缓筋的体表投影在腹部阳明经范围,其在肠胃募原之外。再综合上段所论,缓筋在膂筋深层,显然,所指为腹后壁的筋肉。从解剖学角度分析,当指腰大肌、腰方肌、髂肌等。

6. 维筋

维,是网维的意思,因此维筋指那些维系网络之筋。《灵枢·经筋》指出:"其病……上引缺盆、膺乳、颈维筋急……命曰维筋相交。"

7. 膂筋

膂筋指脊柱两旁的肌肉,相当于解剖学的竖脊肌等。《灵枢·经脉》:"膀胱足太阳之脉……入循膂。"明代医学家张介宾注:"膂,吕同,脊背曰吕,象形也。"又曰:"夹脊两旁肉。"显然,膂筋是对背部粗大筋肉的称谓。

总之,经筋是沿人体运动力线分布的大筋、小筋、宗筋、缓筋及网络维系各条经筋的维筋、膜筋等的概括,经筋的分布除了有"结""聚"的特点,各条经筋又相互联系、相互影响。因此,人们在拉筋时即便只拉一个肌肉群,也可能对其他经筋产生影响,进而影响人体全身。

从"筋长者力大"来认识筋的作用

在中国传统养生文化中,筋占据了重要的地位,为什么筋这样重要?我们还是先来了解一下什么是筋。《易经》云:"筋乃人之经络,骨节之外,肌肉之内,四肢百骸,无处非筋,无处非络,联络周身,通行血脉而为精神之辅。"可见,最初的"筋"是指分布于身体各部分的经络。后来,经过时代的演变,筋的定义也发生了改变,逐渐成了韧带和肌腱的俗称,也就是我们现在所说的筋。

筋附着在骨头上,起到收缩肌肉,活动关节和固定的作用,人体的活动全靠它来支配。可以说,如果人体没了筋,就会成为一堆毫无活力的骨头和肉。中医认为,肌肉的力量源于筋,所谓"筋长者力大",筋受伤了自然使不出力气来,尤其是后脚跟这根大筋,支撑着身体全部的重量,对于运动员来说,一旦筋受了伤,已经心有余而力不足了,即使拼着这条腿不要了,也不可能出好成绩。这样,我们也就明白了,为什么一个武功高强的人,挑断脚筋之后就会成为一个废人,因为他已经使不出力气来了。

筋的最基本功能是伸缩,牵引关节做出各种动作,筋只有经常活动,也就是伸拉,才能保持伸缩力、弹性,这就是我们通常所说的练筋。需要注意的是,练筋还需要特殊的方法,我们平常所做的跑步、登山等运动活动的主要是肌肉,由于肌肉组织的粗纤维之间有很多的毛细血管,其活动需要大量的供血来完成,这样会使脉搏加快,造成人体缺氧而呼吸急促,这时体内的筋还远远达不到锻炼的目的。因此,需要一种能锻炼筋而尽量不锻炼肌肉的运动,这个方法我们将在后面讲到。

拉筋前，先认识人体几大部位的筋

中医认为，人体筋的数目共计485道：人体正面上部62道，人体正面中部126道，人体正面下部72道，人体背面127道，以及额外筋98道。

《刘寿山正骨经验》一书对人体几大部位的筋做了详尽的划分，具体如下：

1. 人体的正面上部（头面）筋

巅顶有巅筋1道。

左顶心骨有左角筋1道。

右顶心骨有右角筋1道。

囟门有囟筋1道。

额颅有云筋2道。

两额角各有额筋1道。

两眉间有印筋2道。

鼻额有额筋1道。

鼻准有准筋1道。

两鬓各有鬓筋1道。

两太阳各有太阳筋1道。

两眉上各有棱筋1道。

两眉各有眉筋1道。

两锐眦各有锐眦筋1道。

两内眦各有内眦筋1道。

两上下眼胞各有开筋、盖筋各1道。

两颌骨各有颔筋1道

两颧骨各有颧筋1道。

两环骨各有环筋1道。

下巴骨尾部左右各有钩筋1道。

两背骨各有背筋1道。

两颐骨各有颐筋1道。

两耳各有耳筋1道。

两耳缘各有郭筋1道。

两颧下各有颜筋1道。

两颊车各有颊筋1道。

两口角上方各有笑筋1道。

两口角下方各有哭筋1道。

上嘴唇有开筋、盖筋各1道。

下嘴唇有开筋、盖筋各1道。

下颏有开筋、盖筋各1道。

2. 人体正面中部（项、胸、及上肢）筋

前项窝内有伸、屈筋各2道。

项两侧有护项筋左右各4道。

胸前骨包筋5（块）道，外有条筋5道，内有抱筋2道。

前肋有包骨筋左右各12道。

血盆骨有包骨筋左右各1道，条筋左右各1道。

两膈骨上头各有吞口筋1道、连带筋1道。

胸前骨两侧有横心筋左右各1道。

膀腋前有前等筋（前三角筋）左右各1道。

两膈骨内侧有哈筋左右各1道。

曲瞅有包骨筋左右各1道。

胳膊有伸、屈、力、通筋左右各4道。

骰子骨有连膜筋片左右各1道。

五指有伸、屈筋左右各10道。

拇指有斜牵筋左右各1道。

手掌心有掌筋左右各1道。

3. 人体正面下部（下肢）筋

胯部有篡筋左右各2道、包骨筋左右各1道、连带筋左右各2道。

大腿正面有通筋左右各1道，通筋外侧有伸筋左右各1道，通筋内侧有屈筋左右各1道，屈筋内侧有力筋左右各1道。

小腿骱骨外侧有趋步筋左右各1道，趋步筋外侧有站立筋左右各1道。

膝盖骨有包骨筋左右各2道。

站骨有包骨筋左右各1道。

蹬䯒骨有包骨筋左右各1道。

内、外踝骨有包骨筋左右各2道。

五趾有条筋左右各5道。

五趾趾节有包骨筋左右各14道。

足掌心有足掌筋左右各1道。

4. 人体背面筋

枕骨有后发筋4道。

后项窝有后合筋4道。

两完骨各有完纂筋2道。

两寿台骨有包骨筋左右各1道。

项、脊两侧有大板筋2道，大板筋外侧左右各有伸、屈筋各1道。

琵琶骨有包骨筋左右各2道。

两胳膊背面有通背筋左右各1道。

膀腋后下方有后等筋（后三角筋）左右各1道。

胳膊有后通筋左右各3道。

鹅鼻骨有包骨筋左右各1道。

臂骨下头有包骨筋左右各1道。

脊梁骨有包骨筋24道、包棘筋21道。

后肋有包骨筋左右各12道。

胂肋骨有包骨筋左右各4道。

大腿有后通筋左右各3道。

大腿后方有大腓肠筋左右各1道。

小腿后方有小腓肠筋左右各1道。

跟骨有包跟筋左右各2道。

5. 额外筋

眼内有血连筋左右各1道。

下巴骨有连带筋左右各1道。

牙窠有连带筋28道（32、36道）。

肩髃有护窠筋左右各1道。

肩端有护头筋左右各1道。

肘骨有上下护头筋左右各3道。

臂、昆骨下头有护头筋左右各2道。

楗窠有护窠筋左右各1道。

楗骨头有护头筋左右各1道。

两膝盖骨上下左右共有额外筋32道。

伏兔骨有护头筋左右各1道。

膝腘骨有护头筋左右各1道。

站骨有护头筋左右各1道。

骱骨下头有护头筋左右各1道。

内外踝骨有护头筋左右各2道。

跂骨有护头筋左右各2道。

经筋养生基础：人体结构平衡

经筋医学认为，人体的平衡结构是指人体结构要达到上下平衡、左右平衡、阴阳平衡、五行平衡等。人体结构一旦失去平衡，就可能在不平衡的地方产生酸、麻、胀、痛等现象。

中医学认为，人体所产生的酸、胀、麻、痛其实是一种信号，表明人体某些器官功能的衰退。也就是说，酸、胀、麻、痛等症状表示着筋肉、骨骼结构平衡的紊乱，也就是筋肉、骨骼结构上出现了不平衡。经筋、骨骼结构平衡紊乱后，势必影响经脉和五脏六腑的正常结构与功能，临床上早期表现出各种不适的亚健康症状，继而引发组织器官功能衰退，严重者出现功能障碍性疾病，甚至诱发筋性内脏病。也就是说，一旦一条经筋的某些部位结构出现破坏，如损伤、粘连或者出现筋结等问题，整条筋都会受到影响，若不及时纠正和救治，相关联经筋的结构也会逐渐受到影响，所以治疗的最终原则是进行整体施治、重点修复。通过全身松筋、疗筋、理筋、养筋使经筋结构恢复整体平衡，使功能达到最佳状态。

因此，经筋养生的基础就在于维护人体结构平衡，通过论述局部不平衡原因，并透过手法调理，将不均整、不平衡的结构修饰平衡，使得体内代谢顺畅，气血通行，机体的各项功能自然能恢复正常，酸、麻、胀、痛等现象也就消失了。

一旦经筋结构恢复平衡后，机体结构才能真正达到上下平衡、左右平衡、阴阳平衡、五行平衡，从而使五脏六腑的机能达到最佳状态。人体结构只要平衡，就没有所谓"病"的症状出现，也就使人体恢复了"健康状态"。这也是筋性内脏病以及筋性原因引起的各种疼痛问题、功能障碍等真正能够解决的根本原因。

经筋养生重在未病先防

《黄帝内经》中说："上医治未病，中医治欲病，下医治已病。"自古以来，防病胜于治病都是中医养生的一大原则。从自然规律来说，任何事物都是从无到有、从弱到强的一个过程，疾病也不例外。任何疾病的发生都是从未病到已病，从未成形到已成形。按照现代医学的说法，就是任何一个器质性的病变都是从非器质性的阶段发展而来，病情的发生必须有一个转化的过程。在非器质性的阶段治疗是比较容易的，而一旦进入器质性的阶段，治疗就困难多了。

然而，在现实生活中，防病难于治病，因为未病阶段的身体机能、感官处于不自觉状态下，疾病还在耐受的范围内，因此身体不容易觉有太明显的不适，因此易被人们忽视。而在已病阶段，身体机能、感官开始进入自觉状态，疾病已超越耐受的范围，身体开始出现明显的不适症状，人们才开始积极求医治疗。

然而，当病变已明确显现时，人体的器官已受到一定损害，即便医治好了，也需要一段时间恢复元气。正如《素问·四气调神大论》中所说："是故圣人不治已病治未病，不治已乱治未乱，此之谓也。夫病已成而后药之，乱已成而后治之，譬犹渴而穿井，斗而铸锥，不亦晚乎！"

而且，任何病变都是有征兆，人们只要对身体出现的一些心悸、胸闷、失眠、虚汗、气短、眩晕、后背痛等小状况加以重视，并可以通过拉筋等方式来舒筋活络，保持体内的气血畅通，就能够达到中医"治未病"的目的。

要想通过拉筋等舒筋活络的方式来防病治病，首先要善于识病。也就是说，经筋诊断可依身体整体结构的变化，再论局部机体后续的延伸；亦可直接以四肢末端论整体结构，至整体的病因病理；任何病变在身体的某一部位都有明显的线索可以遵循，且其线索均有相对应的线索存在。因为身体结构为求平衡，在对应的地方产生了所谓的代偿作用（病因），而在两相对应的中间形成压力（自觉不适）。辨明病因之后，通过采取相应的舒筋活络方法，往往能达到"手到病自除"的功效。

因此，人们应时时拉筋，以便舒筋活络，气血畅通，身体自然不会受到疾病的侵袭。

身体酸、麻、胀、痛，就是筋缩了

在中医古籍中，筋症被分为筋断、筋走、筋弛、筋强、筋挛、筋萎、筋胀、筋翻及筋缩等。筋缩是其中之一，但其含义和解释并不清楚，对于这些病症的临床记载并不多，中外医学书籍亦难找到详细的论述。筋是中医的旧称，西医统称为肌腱、韧带、腱膜等；缩，有收缩和痉挛的意思。简单来说，筋缩就是筋的缩短，因而令活动受限。每个人身上都有一条大筋，从颈部开始引向背部，经腰、大腿、小腿、脚跟至脚心。解剖学里没有提及这条大筋，它就像经络穴位，并无有形的位置，但当你接受治疗时，就体会到这条筋的存在。

成年人即使有筋缩，一般对生活都暂时没有太大影响，所以感到腰、背痛时也不会想到是因为筋缩的缘故，其实这正是筋缩的先兆，只是他们根本不认识这种病症。西医的物理治疗科、脊椎神经科、骨科对筋缩病没概念，所以很多病人曾看过中、西医的不同科，结果只能得到很多不同的病因及病名，医生不懂何谓筋缩，当然亦无法有效地治疗了。

要知道，人的一生就是一个由软到硬的过程，刚生下来时柔软无比，随着年龄的增加，人们身体的柔韧性日益变弱，到了人死后身体则完全硬邦邦的，这种由软变硬的过程就是筋缩。筋缩了，则导致十二经筋不通，也导致与经筋运行轨迹类似的十二经脉堵塞，并最终导致整个经络系统的堵塞，人们就会出现种种疾病的症状，比如颈紧痛、腰强直痛、不能弯腰、背紧痛、腿痛及麻痹、不能蹲下、长短脚等，尤其是脚跟的筋有放射性的牵引痛，步法开展不大，要密步行走；髋关节的韧带有拉紧的感觉，大腿既不能抬举亦不能横展，转身不灵活，肌肉收缩、萎缩，手不能伸屈（手筋缩短），手、脚、肘、膝时有胀、麻、痛感，活动不顺等。

既然知道筋缩会引发种种疾病，人们就要善于拉筋的养生法，把筋拉开，使筋变柔，令脊椎上的错位得以复位，重回"骨正筋柔，气血自流"的健康状态。此外，拉筋还可以打通背部的督脉和膀胱经，并改善了大腿内侧的肝脾肾三条经，有效治疗女性的痛经、月经不调、色斑、子宫肌瘤、乳腺增生等疾病。

因为筋缩，人们衰老；因为衰老，人们筋缩

上文说人体就是一个由软变硬的过程，这个过程就是筋缩的过程，因此可得出结论：筋缩是人体衰老的原因，也是人体衰老的结果。也就是说，筋缩可以导致衰老，衰老也可以导致筋缩，二者互为因果。

一般来说，人的衰老主要有眼花、耳聋、腰驼、背弓、腿僵、浑身没劲等特征，这些在老年人身上是极为普遍的特征。自古以来，那些长寿老人的身上都较常人晚出现或少出现这些特征，任何人看到一个高龄老人眼不花、耳不聋、腰不驼、背不弓、腿脚灵活、浑身轻松，都会认为老人还能活很长时间。从中医角度来分析，衰老与精气虚衰、气血失常有关。而十二经筋不仅连缀百骸，还分布于眼、耳、口、鼻、舌、阴器等部位，并在一定程度上维系着这些器官的正常功能活动。正如中医常说的"骨正筋柔，气血自流"，筋柔骨健，自然能在一定程度上延缓人体衰老。

西医将人体的筋当成一种间质纤维，据此提出了"间质纤维衰老说"，来解释人体衰老的原因。西医认为，在老人的机体中，形成纤维细胞的氧供应不足，影响到需氧的脯氨酸羟化过程，因而造成老人的胶原组成成分脯氨酸含量低下，胶原纤维形成不良，不但胶原纤维数目减少，而且韧性差，溶解度低，弹力纤维合成减少，更新迟缓，存留者逐渐老化，最终导致了人体衰老。

此外，老年人的一些主要脏器，如肝、肾等细胞衰老萎缩、消失，器官因之缩小变形，其支撑承托的网状纤维失去支撑承托的内容，并受张力的影响发生合并、黏着、胶原化，使萎缩的器官质地变硬，也是人体衰老的一种原因。

中国一些俗语也能说明经筋与人体衰老的关系，比如"人老腿先衰"。意思是说，人老了，双腿往往会弯曲、僵硬，行动不便，这说明衰老的次序是从腿开始的。而我们腿上的筋腱生在皮肤之内、肌肉之间、骨骼之外，有连接肌肉和骨骼的作用。因此俗语说："竹从叶上枯，人从脚上老，天天千步走，药铺不用找。"也就是说，人们要想健康长寿，就要勤于动腿动脚，经常活动，使腿脚的经络畅通，经筋舒展。

此外，说明拉筋有益于长寿的民间俗语还有许多，比如"筋长一寸，力大千斤""常练筋长三分，不练肉厚一寸""锄头能壮筋骨，汗水能治百病""经常晒太阳，筋骨强如钢""运动强筋骨，吐纳肺腑良""久行伤筋，久立伤骨，久坐伤肉，久卧伤气""老人多摇扇，筋骨更舒展""老筋长，寿命长"这些都说明筋其实就是指人体的柔韧性，如果人体的柔韧性很差，那么与之相对应的人的关节、血管、肌肉、韧带、骨骼等状况也不好，人又怎么能健康呢？

因此可知，人们只有天天拉筋，保持人体的柔韧性，那么才能达到《黄帝内经》所说的"筋长一寸，寿延十年"的养生境界。

我国著名国学大师南怀瑾老先生提倡从中国传统文化中提取养生智慧，比如他在关于太极拳与道功论述中，就提到了筋长与寿命的关系，原文如下：

"太极拳主要的重点，还有腰的运动，即注重身体下半截的生命力，道家讲任督两脉是人体的主要生命线，尤以督脉为阳，自后脑脑下垂体区延伸，到下颈项部位，开始分支散为两支经脉于脊椎两侧，至腰下尾闾又合而为一，至会阴复再分支，行于两足，下达足底，故练拳的人，久久练至两腿足筋越练越柔，则自然长寿，一般人年纪越老，因体内石灰质增加，胶质减少，经络萎缩，两腿愈来愈蜷缩，走路老态龙钟，连头颈都没有弹性，倦态毕露。练拳的人，则锻炼筋骨，使之柔韧，隐伏有病痛的部位，亦可由麻木而渐知酸痛，而渐复正常。练拳打坐能知觉腰酸背痛，亦是好现象的开始，以后即恢复自然，萎缩的筋脉亦拉长，每拉长1分，即有年轻1岁左右之妙用，当然这是假说的数字。"

小心！爱运动的人也筋缩

人们知道运动员为了挑战生理极限，常常做出剧烈的运动，因此时常发生肌腱拉伤的事情。因此，人们认为经常运动可能拉伤肌腱，却不可能筋缩。其实，这是一种错误的观点。要知道，即便一个人几十年来经常打球、游泳，他还是有可能会出现筋缩症状。

这些爱运动的人要找到筋缩的原因，首先要问自己3个问题：做运动前是否先做热身运动？是怎样做热身运动的？是否认真做了拉筋舒展运动？

要知道，对于那些经常运动的人来说，他们觉得自己筋骨活络，因此常常忽视了运动前的热身运动，只是随便动动手脚、挥挥手臂，几分钟了事。更有甚者，运动前根本不做热身运动。这是非常错误的做法。不要以为电视里的国家运动员比赛前就不做热身运动，而只是随便甩甩手脚了事，其实他们早在进入赛场之前就做好了一切必需的关节、肌肉、筋腱等热身运动，因此到了运动场只是再松一松而已。

此外，在做热身运动时要尽量激活全身肌肉，避免进行单调重复的热身运动，而使得某些部位频繁运动，却导致其他部位不能平衡。另外，游泳前一定要进行一段时间的热身运动，因为有时由于游泳池内水温太低，也容易引起筋缩。

游泳前一定要做好热身运动，以提高肌肉温度、增强肌肉的力量和弹性，加大身体各关节的活动范围，对防止肌肉抽筋、拉伤及关节扭伤等有着积极的作用。此外，从医学生理的角度来讲，热身活动是身体器官、系统的机能从安静状态迅速过渡到工作状态的必不可少的手段。认真地做好准备活动，能提高神经系统的兴奋性，克服呼吸和血液循环等内脏器官活动的惰性，提高能量代谢的水平，使身体机能预先活跃起来以满足运动的需求。

　　游泳前热身运动的量可根据气温高低而定，一般应做到身体微微出汗为止，一般可做慢跑、徒手操、拉长肌肉与韧带的练习及游泳模仿动作。此外，游泳者下水后，还可以做一些水中换气练习，以更快地适应水中环境。

筋缩可能带来的十五种症状

　　当人体筋缩后，可能导致如腰背痛、腿痛及麻痹等种种症状，严重者还会导致长短脚。一般来说，如果你发现一些人的站立姿势很特别：屈膝、屈髋、胸部微微向前倾，臀部则微微向后，不能站直，走路时步法无法展开，这就是典型的严重筋缩症状。

　　专家总结了拉筋正骨的经验，将筋缩可能出现的症状归纳为如下15种：

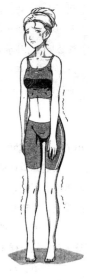

　　（1）颈紧痛

　　（2）腰强直痛

　　（3）不能弯腰

　　（4）背紧痛

　　（5）腿痛及麻痹

　　（6）不能蹲下

　　（7）长短脚

　　（8）脚跟的筋有放射性的牵引痛

　　（9）步法开展不大，密步行走

　　（10）髋关节的韧带有拉紧的感觉

　　（11）大腿既不能抬举亦不能横展

　　（12）转身不灵活

　　（13）肌肉收缩/萎缩

　　（14）手不能伸屈（手筋缩短）

　　（15）手、脚、肘、膝时有胀、麻、痛感，活动不顺

生活中的九种筋缩场景，你知道吗

筋缩症状之一：弯不下腰

　　弯腰也是人们生活中的常见动作之一，体育课上，学生们也经常做通过弯腰并将手指尖或手掌贴住地面的方式来拉筋，作为运动前的热身运动。因此，要检验自

己有没有筋缩症状，只需要看自己能不能弯下腰来。一般来说，筋缩症患者常常感觉腰背疼痛，东西掉到地上，想捡起来，却因为不能弯腰，捡不了。此症状常见于静坐于办公室的人群，较少出现在长期运动和从事体力劳动的人身上。

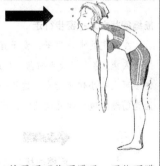

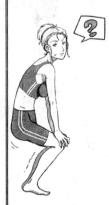

筋缩症状之二：蹲不下来

如果一个人连腰都弯不了，就更不可能下蹲了。不能下蹲的筋缩症状往往出现在老年人群身上，但随着现代生活中运动的逐步减少，一些懒于运动的"宅男""宅女"身上也可能出现不能下蹲的筋缩症状。尤其是家里的厕所是蹲厕时，这些筋缩患者的生活就会面临极大的不便。

筋缩症状之三：腿横跨不了

要想知道自己有没有筋缩，不妨试着蹲蹲马步，如果发现腿不能横跨，也就说发现两腿张不开，这就说明你筋缩了，需要适当拉筋恢复身体柔韧性。

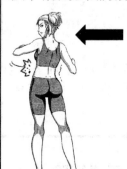

筋缩症状之四：转身较困难

近几年流行拉丁舞，许多人在学习舞蹈的过程中常常发现自己转身较困难，这可能不是你技巧生疏的原因，而可能是你筋缩了。这是因为许多人们从事办公室工作，容易导致身体僵硬，出现筋缩。此时，就要多练扭腰功等随时来拉筋。

筋缩症状之五：腿抬不起来

生活中，人们常常会遇到上台阶的事情，有些人能一步跨好几个台阶，而有些人连上一个台阶都困难，抬不起腿来，这就是筋缩的症状，平时要注意多拉腿筋。

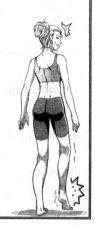

筋缩症状之六：密步行走

在传统的审美观里，女子宜小碎步行走，以体现其温婉细腻的女人味；男人宜大步向前，体现男人的豪迈之气。然而，生活中，许多男人也小碎步行走，这不一定是他女性化的表现，也可能是因为筋缩导致步伐开展不大，只能小步行走。此时就要多拉腿筋。

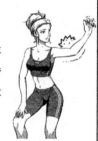

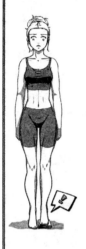

筋缩症状之七：长短腿

有些人生下来就一条腿长，一条腿短，人们将这种症状称为"长短腿"，然而，有些人是因为患上筋缩症，导致"长短腿"，不得不一瘸一拐地走路，极为不便。此类人宜注意拉筋锻炼，以逐渐改善"长短腿"症状。

筋缩症状之八：手不能伸屈

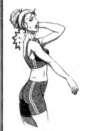

手是人们生活中极其重要的帮手，如果手不能伸屈，往往是筋缩的原因，会给患者的生活带来极大的不便。因此，人们在平时的生活中注意多拉手筋。

紧缩症状之九：脖子动不了

当人们发现自己不能做低头、摇头或扭头等动作时，常常说自己"脖子硬了"，这大多是筋缩导致颈部肌肉紧痛的原因，这时，就该多做做拉颈筋的动作。

第二章 拉筋，让筋肉的"哭脸"变"笑脸"

防治筋缩症的最好办法——拉筋

中医认为，筋缩是衰老的象征。在老年人身上出现筋缩，大多是一种自然的衰老现象，使用外在方式来拉筋也不可能改变身体逐渐衰老的事实。然而，现在的许多人年纪轻轻也出现了弯腰困难、不能下蹲、转身不灵活、脖子僵硬等筋缩症状，给自己的生活造成了极大的不便。

而且，这些症状在西医的医学仪器那里往往查不出具体的病因，因此医生们常常拿它们没办法。其实，这些患了筋缩症的年轻人应该向专业的中医正骨医师求救，他们会告诉你一种最简单最有效的疗养方法——拉筋，并针对患者身体上的不同症状来进行相对应的拉筋，改变患者身体上的这种不正常的衰老现象，帮助患者重新找回健康活力。

有许多人也会提出疑问："拉筋？中医典籍中没有提到过这一疗法啊！"要知道，中医虽然没有专门针对筋缩的疗法，但各种撑拉的方法在习武、气功、瑜伽锻炼中一直存在。道家有一种说法："筋长一寸，寿延十年。"所以长寿者通常都有一副柔软的筋骨。而且，通过许多事实证明，许多疑似腰椎间盘突出的患者确实在专业中医师施行的一系列拉筋正骨疗法后恢复了健康。

此外，专家还认为："拉筋过程中，一般医师认为当患者感觉到筋被拉紧疼痛时便要停止，以免拉伤筋肌。其实正是因为筋缩了，不易拉开，所以愈紧愈要拉开，不然它就愈缩愈紧了，它被拉过痛点后就会松多了。但也不是不顾一切拼命拉！很多病人经拉筋后，步履轻快了、腰背酸痛亦减轻、舒缓，甚至消失。没病痛的人想避免筋缩就可每天拉筋。平日坚持拉筋就是最好的保健法之一。"

综上所述，人们可得出一个结论：要想身体少病痛，就要避免筋缩，要想避免筋缩，就要每天都拉筋。

腰酸背痛腿抽筋，并非缺钙而是寒邪伤人

现在许多人都认为腰酸背痛腿抽筋是缺钙引起的，于是补充五花八门的钙，吃了也不见好转，其实这种情况不是缺钙，而是寒邪伤人的典型特征。

抽筋在医学术语上叫痉挛，这个在寒的属性里叫收引。收引，就是收缩拘急的意思。肌肤表面遇寒，毛孔就会收缩；寒邪进一步侵入经络关节，经脉便会拘急，筋肉就会痉挛，导致关节屈伸不利。因为寒是阴气的表现，最易损伤人体阳气，阳气受损失去温煦的功用，人体全身或局部就会出现明显的寒象，如畏寒怕冷、手脚发凉等。若寒气侵入人体内部，经脉气血失去阳气的温煦，就会导致气血凝结阻滞，不畅通。我们说不通则痛，这时一系列疼痛的症状就出现了，头痛、胸痛、腹痛、腰脊酸痛。

因此，我们在养生的时候，要特别注意防寒。寒是冬季主气，寒邪致病多在冬季。因而冬季应该注意保暖，避免受风。单独的寒是进不了人体的，它必然是风携带而入的。所以严寒的冬季，北风凛凛，我们出门要戴上棉帽，围上围巾，就是为了避免风寒。

值得注意的是，冬季外界气温比较低，人容易感受到寒意，在保暖上下的工夫也会大一些，基本上不会疏忽。而阳春三月，"乍暖还寒时候"，古人说此时"最难将息"，稍微一不留神，就会着凉，伤寒了。因而春季要特别注意着装，古人讲"春捂秋冻"，就是让你到了春天别忙着脱下厚重的棉衣。春天主生发，万物复苏，各种邪气在这时候滋生。春日风大，风中席卷着融融寒意，看似脉脉温吞，实则气势汹汹，要特别小心才是。

那么，炎炎夏日，人都热得挥汗如雨，也需要防寒吗？当然需要。夏天我们经常饮

食凉的食物和饮料，如冰镇西瓜、冰镇啤酒、冰激凌、冰棍等，往往又在空调屋里一待一天。到了晚上，下班出门，腿脚肌肉收缩僵硬，腿肚子发酸发沉，脑袋犯晕，甚至连走道都会觉得别扭，感觉双腿不像是自己的。这时候寒邪就已经侵入你的体内了。

如果你真的腰酸背痛腿抽筋了，也不要急着补钙，这里先教给大家两个小窍门，试一试再说：

1. 芍药甘草汤

腰酸背痛其实是肌肉酸痛，腿抽筋是筋脉痉挛。脾主肌肉，肝主筋脉，肌肉和筋脉有了问题，就要找准主因，调和肝脾。芍药性酸，酸味入肝，甘草性甘，甘味入脾，因而这味芍药甘草汤被誉为止痛的良药，并且一点都不苦口。芍药甘草汤配制容易，芍药和甘草这两味药在一般的中药店都能买到，取白芍20克、甘草10克，或用开水冲泡，或用温火煮，可当茶水饮用。注意，这里说的芍药、甘草一定要用生白芍、生甘草，不要炙过的，炙过的药性就变了。

2. 按揉小腿

小腿抽筋的时候，以大拇指稍用力按住患腿的承山穴，按顺、逆时针方向旋转揉按各60圈；然后，大拇指在承山穴的直线上擦动数下，令局部皮肤有热感；最后，以手掌拍打小腿部位，使小腿部位的肌肉松弛。几分钟甚至几秒钟后，小腿抽筋症状即可消失。不过，这个标虽然暂时除了，病根还在，由表及里，本还没有痊愈。敲打按揉一些经络穴位，固然可以散结瘀阻、活络气血，但从病因根本上来论，还是要把寒彻底地从体内祛除，这样你才能身轻如燕，健步如飞。

盘腿而坐来拉筋，人人更易活百岁

生活中，许多百岁老人都喜欢盘腿而坐，盘腿而坐具有神奇的养生功效。这是因为看似简单的盘腿而坐其实是一种拉筋方式，它不仅能够提高身体柔韧性，减少运动损伤概率，还能锻炼腿部、腰部力量，改善腿部、踝部、髋部的柔韧性，使两腿、两髋变得柔软，有利于预防和治疗关节痛——实际上是将整个下半身的筋拉松了。

尤其是对于老年人来说，盘腿坐姿不像双下肢自然下垂的坐姿，它能拉近下肢和心脏的距离，不存在久坐引起下肢水肿的问题。而且，经常练习盘腿还能改善腿部、踝部、髋部的柔性，使两腿、两髋变得柔软，有利于预防和治疗关节痛。如果久练盘腿，则可以减少并放慢下半身的血液循环，这也就等于增加了上半身，特别是胸腔和脑部的血液循环。同时，这个姿势有利于端坐，能使呼吸系统不受阻，对顺畅呼吸很有帮助。

但要注意掌控盘腿而坐的时间长短，因为盘腿久了会引起血流不畅，导致双腿麻木，甚至引起"腓总神经麻痹"或"静脉血栓形成"。所以，在腿麻木时要赶紧停下来，活动一下。尤其对于刚开始练习盘腿坐的人来说，要注意循序渐进，可先从每次10分钟开始，每周增加5～10分钟地往上加时间。

另外，盘腿的姿势也很重要，刚开始可采取双下肢盘压在下面，以后再练习诸如瑜伽的单盘、双盘、散盘等姿势。盘腿而坐时，两腿分别弯曲交叉，把左腿踝关节架在右腿膝关节处，向前俯身，保持这个姿势。如果连10分钟都坚持不了，那就说明你的腿部、踝部、髋部的柔韧性不够，宜多做拉筋活动，以免出现筋缩症状。

也可在尾骨下方垫个垫子（可用瑜伽砖、结实的抱枕等），大约10厘米高，目的在于让我们两大腿尽量与地面平行，稍减轻髋关节大腿肌肉的压力，从而让我们坐得更直、更稳、更久。

总之，多多练习盘腿而坐，不仅能舒筋活络保健康，还有助于人们平心静气，修心养性，可谓一举两得的养生法。

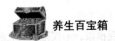

养生百宝箱

拉筋的疗效：祛痛、排毒、增强性功能

拉筋主要具有祛痛、排毒、增强性功能这3种直接疗效，还具有许多间接疗效。那么，拉筋为什么具有如此神奇的功效呢？主要有以下3个原因：

1. 疏通十二经脉

中医认为，十二经筋的走向与十二经络相同，故筋缩处经络也不通，不通则痛。这是因为在拉筋时，人体的胯部、大腿内侧、腘窝（膝后区的菱形凹陷）等处会产生疼痛感，这是筋缩的症状，则相应的经络不畅。而通过拉筋，可使僵硬的部位变得柔软，增强人体柔韧性，腰膝、四肢及全身各处的痛、麻、胀等病症因此减缓或消除，重回"骨正筋柔，气血自流"的健康状态。

2. 打通背部的督脉和膀胱经

在武侠电影中，主角常常因为打通了任督二脉而使得武功突飞猛进，由此可见任督二脉的重要性。而且，中医的经络学说也认为，督脉是诸阳之会，元气的通道，此脉通则肾功加强，而肾乃先天之本，精气源泉，人的精力、性能力旺盛都仰赖于肾功能的强大。此外，督脉就在脊椎上，而脊髓直通脑髓，故脊椎与脑部疾病有千丝万缕的联系。任督二脉在人体上是个循环的圈，各种功法要打通的任督二脉即是此意。

任脉指的是膀胱经，它是人体最大的排毒系统，也是抵御风寒的重要屏障。也就是说，膀胱经通畅，则风寒难以入侵，内毒随时排出，肥胖、便秘、粉刺、色斑等症状自然消除、减缓。而且，膀胱经又是脏腑的俞穴所在，即脊椎两旁膀胱经上每一个与脏腑同名的穴位，疏通膀胱经自然有利于所有的脏腑。从西医角度来看，连接大脑和脏腑的主要神经、血管都依附在脊椎及其两边的骨头上。疏通脊椎上下，自然就扫清了很多看得见的堡垒、障碍和看不见的地雷、陷阱。

3. 改善肝脾肾三条经

中医认为，大腿内侧的肝脾肾3条经通畅，则人的性功能强悍。如果这3条经络不畅，容易导致生殖、泌尿系统病，比如阳痿、早泄、前列腺炎、痛经、月经不调、色斑、子宫肌瘤、乳腺增生等等。而通过拉筋，尤其是拉腿筋，则能充分改善这3条经堵塞不通的状况，也能在一定程度上治疗男性疾病和妇科疾病。

既是治疗也是诊断，一举两得的拉筋

拉筋这种养生方式之所以备受推崇，不仅是因为它的简单可行性，更是因为它既有治疗又有诊断的特征。也就是说，人们通过拉筋时身体部位的疼痛与否，可以诊断身体部位的健康状况。

如果你拉筋时膝痛而不直，一定有筋缩症，筋缩则首先说明肝经不畅，因为肝主筋，而肝经不畅，脾胃也不会好，因肝属木，脾属土，木克土。

如果你拉筋时感到胯部、腘窝痛，说明膀胱经堵塞，腰有问题。而膀胱与肾互为表里，共同主水，凡膀胱不畅者肾经也不会通畅，水肿、肥胖、尿频、糖尿病等皆与此相关。

如果你采用卧位拉筋法时发现：躺下后后举的手臂不能贴到凳面，你可能患上了肩周炎，采取吊树或吊门框拉筋会有较好的疗效。

如果你用拉筋凳拉筋时，发现上举的腿不能伸直，下落的腿悬在空中不能落地，表明筋缩严重，不仅有腰腿痛症，可能内脏也有诸多问题，拉筋迫在眉睫。

由此可见，拉筋可谓是集疾病预防与治疗于一身的"良药"，无论疾病与否，人们都应该天天拉筋，养护健康。

有病后被动拉筋，不如主动拉筋防病

拉筋可分为主动拉筋和被动拉筋。主动拉筋是指人们意识到拉筋对人体的保健作用后，自己主动进行拉筋的行为，在拉筋的过程中不需要他人的协助；同理，被动拉筋是指患者需要在医生或他人的协助下进行的拉筋行为。一般来说，一旦人们需要他人协助来被动拉筋，说明他们的身体已经出现了较为严重的筋缩疾病，自己已无法主动拉筋。简单点说，主动拉筋多为防病时，被动拉筋多为治病时，二者各有优缺点。

1. 主动拉筋

优点：不需要他人帮助，有利于减轻患者对拉筋的心理压力和恐惧，适于人们天天练习，长期保健，持续坚持下来将会取得显著的效果。

缺点：缺乏医生的专业指导，拉筋者的拉筋动作可能不到位，因此拉筋的效果较慢。

2. 被动拉筋

优点：专业医师手法娴熟，可帮助患者拉过痛点，而且拉筋到位的速度较主动拉筋快，效果也较为显著。

缺点：被动拉筋时，患者的心理压力较大，时常因过分恐惧而导致肌肉紧张，影响拉筋的效果，而且，一些患者因忍受不了拉筋时突如其来的剧痛而要求停止拉筋，甚至令一些胆小怕痛的患者自此对拉筋产生恐惧感、排斥感。

两相比较之后，可得出一个结论：有病后被动拉筋，不如主动拉筋防病。

拉筋的两大方法——卧位拉筋法和立位拉筋法

在现代社会，科技进步使生活舒适多了，多数人使用电梯、汽车，从而使运动量大大减少，筋缩也因此增加。那些长期坐着工作的白领们，尤其是老板，连一杯水都要职员送到手上，所以筋缩的可能性大增。如果你觉得自己筋缩了，就应该拉一拉筋了。

从拉筋的方式来说，拉筋可分为立位拉筋法和卧位拉筋法。立位拉筋法则是说人们站着拉筋的方法，而卧位拉筋法就是指人们躺在床或长椅上的拉筋方法。下面，我们就来具体介绍两种拉筋法的特点：

1. 立位拉筋法

中医认为，采用立位拉筋法可拉松肩胛部、肩周围、背部及其相关部分的筋腱、韧带，有利于肩颈痛、肩周炎、背痛等症的治疗。一般来说，立位拉筋法主要依赖门框来进行。

【**具体方法**】

（1）先选定一个门框，举起双手，尽量伸展开双臂，按住门框上方的两个角。

（2）一脚在前，站弓步，另一脚在后，腿尽量伸直。

（3）身体要与门框保持平行，抬头，平视前方。

（4）保持这个姿势3分钟，换一条腿站弓步，也站立3分钟。可多次重复这个过程，但不宜使身体过于劳累。

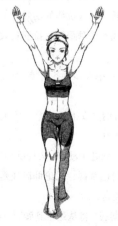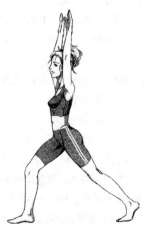

2. 卧位拉筋法

卧位拉筋法主要用于拉松腰至大腿膝后的筋腱，拉松大腿内侧韧带及大腿背侧韧带，也有助于拉松髋部的关节，所以卧位拉筋法又称卧位松髋法。一般来说，卧位拉筋法要依赖椅子、茶几或床来进行。

【具体方法】

（1）将两张安全稳妥、平坦的椅子或是一张茶几摆放近墙边或门框处，或是选择一张两面靠墙边的床。

（2）坐在靠墙边或门框的椅子、茶几、床边上，臀部尽量移至椅子、茶几和床的一边。

（3）躺下仰卧，将靠里面的一条腿（左腿在里则用左腿，右腿在里则用右腿）伸直倚在墙柱或门框上，另一只腿屈膝，让其垂直落地，尽量触及地面，无法触及地面时可用书本等物垫在脚下。

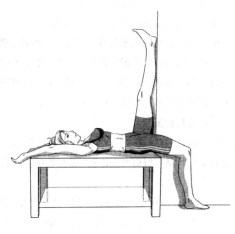

（4）仰卧时，双手举起平放在椅子、茶几或床上，期间垂直落地的腿亦可作踏单车姿势摆动，有利放松髋部的关节。

（5）保持这个姿势10分钟，然后再移动椅子、茶几到另一面墙或门框，或是到床的靠墙的另一边，再依上述方法，左、右脚转换，重做10分钟。

拉筋与压腿、瑜伽、武术、舞蹈的比较

拉筋的方法有很多，人们在进行压腿、瑜伽、武术、舞蹈时也有间接拉筋的功效。但是，压腿、武术、瑜伽、舞蹈等动作的主要目的并非拉筋，因此拉筋的功效比不上专业的拉筋动作好。具体来说，专业的拉筋与压腿、瑜伽、武术、舞蹈等的拉筋功效有这样几个区别：

（1）相较而言，拉筋更为简单、有效，即学即会，对绝大多数各类腰、背、腿痛症患者，可一次性见效，可谓立竿见影。

（2）拉筋的适用面更为广泛，更容易普及，可谓男女老少咸宜，家里、办公室各个场所均可使用，而且有防病、治病、健身的多重功效。

（3）压腿、瑜伽、武术、舞蹈是一种运动，大多时候处于动态，失控受伤的系数较高。相比之下，拉筋处于静态，而且拉筋时间和强度可自己掌握，无论仰卧还是站立式拉筋都不会转动腰部和关节，所以不易拉伤，安全指数较高。

（4）拉筋的主要目的是拉筋，因此将筋拉得更彻底，将从颈椎到腰背、膝后、脚跟、

髋关节及大腿内侧的筋全部拉开,对全身病灶和不通的经络有"地毯式轰炸"的扫荡作用。而其他运动多只拉开局部的筋,拉筋效果往往不佳。

（5）拉筋时还可闭目养神,或是听听音乐,可在一定程度上削减人们拉筋的心理压力。

和其他中医外治法相比,拉筋有优势

拉筋的目的在于舒筋活络,从而使得人们恢复"筋柔骨正,气血通流"的健康状态。但是,拉筋并非中医中唯一一种舒筋活络的疗法,针灸、点穴、推拿等疗法也具有类似的功效。然而,和这些中医外治法一比,拉筋还是有不少优势,具体分析如下:

1.简单易学

众所周知,人们要运用针灸、点穴、按摩、拔罐等疗法来治疗疾病时,必须寻求专业医师的帮助,如果要自己运用,就必须要对中医经络、穴位有一定的了解,较为熟练地掌握经络的走向和原理,以免找错穴位,弄巧成拙,病没治好不说,还可能对人体造成新的损害。而拉筋则是一种人人皆能快速运用的简单疗法,而且见效也较其他中医外治法快。

2.不需要严格的辅助工具

针灸、点穴、按摩、拔罐等中医外治法对于手法、力度、用具等都有较为严格的要求,稍不注意就会出错,而拉筋则并不一定需要拉筋凳等专业工具,用简单的椅子、茶几和墙壁就能拉筋,可谓男女老少咸宜。

3.拉筋凳可广泛普及

中医一直没有一种像西医那样普及的保健用具,如听诊器、体温计等,拉筋凳的出现则弥补了这一空白,并能让任何人借此生动地体会中医和经络的原理、疗效,也算是中医历史上的一大进步。

综上所述,对于普通大众来说,拉筋确实是更为简单可行的养生方法。

第三章 "肝主筋",拉筋也能治肝病

经筋是如何影响肝脏的

肝与筋有着密切关系,这在《黄帝内经》的《素问六节·藏象论》就有记载:"肝者,罢极之本,魂之居也。其华在爪,其充在筋,以生气血。"也就是说,肝主筋,人体内筋的活动有赖于肝血的滋养。如果肝血不足,人体内的筋就得不到濡养,就可能导致一系列症状,比如热邪炽盛可灼伤肝的阴血,出现四肢抽搐、牙关紧闭、角弓反张等,中医称之为"肝风内动"。

此外,《黄帝内经》还提到辨别肝的健康与否可以看"爪","爪"包括指甲和趾甲,有"爪为筋之余"之说。头面躯肢病征状态通过经筋网络汇集于指端的爪甲。脏腑荣枯、气血盛衰，皆可由经筋的传导引起指甲的变化。肝血充足，则爪甲红润、坚韧；肝血不足，则爪甲枯槁、软薄，或凹陷变形。

从西医的角度来分析，经筋之所以能影响肝脏，是因为肝脏作为人体内最大的实质器官，肝细胞内却没有神经分布，肝脏神经都分布在细胞外的肝纤维膜，也叫肝纤维囊，因此肝脏被称为"沉默的器官"。这些肝纤维囊就是筋，而且此纤维囊在肝门处特别发达，包绕肝管和血管。肝除上面裸区直接借结缔组织与膈相连外，其余部分的纤维囊均被浆膜即腹膜脏层所覆盖。腹膜反折处形成韧带，周边有 10 条韧带与器官相衔接，使肝固定于膈及腹前壁。简单点说，如果没有这些肌纤维膜的固定作用，肝脏就无法正常工作，因此可说，筋对肝有着十分重大的影响。

具体来说，十二经筋对肝的影响如下：

1. 足三阴经筋

（1）足少阴经筋

左、右脚足少阴经筋都通过左、右脚的内踝后侧、膝关节内后侧、耻骨上支、腰椎和胸椎体内侧。左脚足少阴经筋，还透过人体工学转换，可影响肝脏深层及胆囊、胆管。

（2）足太阴经筋

左、右脚足太阴经筋都通过左、右脚的内踝下方、膝关节内侧、耻骨上支、腹、胸腔前侧。左脚的足太阴经筋，还透过人体工学转换，影响肝脏中层组织与胆囊、胆管。经筋通道可做上述结构的检查与调整指标。

（3）足厥阴经筋

左、右脚足厥阴经筋都通过左、右脚的内踝前侧、膝关节内侧、耻骨上支、腹、胸腔前外侧。左脚的足厥阴经筋，还透过人体工学转换，影响肝脏的表层组织与胆囊、胆管。经筋通道可做上述结构的检查与调整指标。

2. 足三阳经筋

（1）足太阳经筋

左、右脚足太阳经筋都通过左、右脚的外踝后侧，膝关节后侧、荐髂关节、腰、背部。经筋通道可做上述结构的检查与调整指标。

（2）足少阳经筋

左、右脚足少阳经筋都通过左、右脚的外踝下方，膝关节外侧、腰、胸外侧与肩关节前侧。经筋通道可做上述结构的检查与调整指标。

（3）足阳明经筋

左、右脚足阳明经筋都通过左、右脚的外踝前侧、膝关节前侧、耻骨上支、腹、胸腔前侧。经筋通道可做上述结构的检查与调整指标。

3. 手三阴经筋

（1）手太阴经筋

左、右手的手太阴经筋都通过左、右手的腕关节、肘关节、肩关节与胸腔前面。经筋通道可做上述结构的检查与调整指标。

（2）手厥阴经筋

左、右手的手厥阴经筋都通过左、右手的腕关节、肘关节、肩关节与胸腔外侧。经筋通道可做上述结构的检查与调整指标。

（3）手少阴经筋

左、右手的手少阴经筋都通过左、右手的腕关节、肘关节、肩关节与胸腔后背。经筋通道可做上述结构的检查与调整指标。

4. 手三阳经筋

（1）手阳明经筋

左、右手的手阳明经筋都通过左、右手的腕关节、肘关节、肩关节再经颈部到头、面部。经筋通道可做上述结构的检查与调整指标。

（2）手少阳经筋

左、右手的手少阳经筋都通过左、右手的腕关节、肘关节、肩关节再经颈部到头、面部。经筋通道可做上述结构的检查与调整指标。

（3）手太阳经筋

左、右手的手太阳经筋都通过左、右手的腕关节、肘关节、肩关节再经颈部到头、面部。经筋通道可做上述结构的检查与调整指标。

 养生百宝箱

人体结构失衡可导致慢性肝炎。从人体结构的平衡来看，如果两腿肌筋膜张力不对称，就可影响人体结构平衡，进而影响肝脏。具体来说，是因为从经筋通道与人体结构力学分析，两脚脚掌支撑力学如果不相同，往上会影响踝关节、膝关节、骨盆腔、腹腔、胸腔。长期平衡失聪，人体软组织在结构力学与调节作用下，紧张的肌筋膜会往上延伸，造成盆腔内的盆腔腹膜、盆腔韧带紧张，形成盆腔压力与腹腔压力。两侧不对称的肌筋膜紧张，力学交界处为受压点，受压点如在肝脏器官，则肝脏的功能与血液循环当然会受影响。长期受压可形成慢性肝炎。

肝病：察也经筋，治也经筋

既然"肝主筋"，那么人们要想知道自己肝脏的健康情况，也可以通过观察人体经筋的情况来辨别。

首先，用中医的"望"诊法，如果发现身体出现以下情况，就说明人体经筋出了问题，也就是说人体肝脏出了问题。具体分析如下：

脸部：脸部色泽微黑带青，少光泽。

颈部：左颈前侧肌肉比右侧饱满。

胸腔：锁骨下方、胸骨柄外侧的右胸肋比左胸肋饱满。

脚底：左脚第五趾第一脚掌骨的茧比右脚的粗厚，右脚第一、二趾骨交接处较左脚饱满。

脚背：右脚第一趾，趾骨、掌骨交接处长茧。

其次，可通过触摸身体时产生的感觉来辨明肝的健康情况，如果你触摸你的身体时发现以下情况，则说明经筋不通，肝脏出了问题，具体分析如下：

间脑：右侧较左侧饱满。

颅骨平台：中间偏右前内压大。

颅压：颅内压力右后组织较饱满。

胸压：右侧下胸肋骨内压大于左侧；右胸右外侧有条索状。

前臂：右手尺骨近端有条索状。

腹压：腹腔内部压力大，下按深层有条索状，右侧更为明显。

盆腔压：两侧鼠蹊肌筋膜紧张，右大于左。

耻骨联合：右薄，左厚。

膝压：两膝髌骨下方筋膜紧张，两膝关节弹性差。

左内踝，右外踝压力大。

在通过经筋查出肝脏疾病之后，人们也要利用经筋来治疗肝脏疾病，正是察也经筋，治也经筋。此时，人们可以通过拉腿筋等方式，配合以压、推为主的舒筋活络法，采取重补轻泻与平补、平泻的手法交替运作，来调节两腿紧张的肌筋膜，以便改善盆腔、腹、胸腔与颅内压力及器官的功能。拉筋时，以右手的手少阴、左手的手太阴经筋为主，其余经筋为辅。

肝脏出了问题，就要按"地筋"

《黄帝内经》在《素问·阴阳应象大论》中说："东方生风，风生木，木生酸，酸生肝，肝生筋。"又说："神在天为风，在地为木，在体为筋，在藏为肝。"说的都是"肝主筋"的道理。

肝是人体极其重要的脏器，肝的功能加强了，人体的解毒功能、消化功能、造血功能就会显著提高。但肝又是最难调理的器官，药物难以奏效，针灸也疗效甚微。然而，《黄帝内经》提出了"肝主筋"的观点，从而为人们找到了通往肝经的捷径——通过调理"筋"就可以修复肝。

而且，在《黄帝内经》的《灵枢·经脉》中也曾记载肝经的循行轨迹："……循股阴，入毛中，过阴器，抵小腹……"《灵枢·五首五味》还说："宦者去其宗筋，伤其冲脉。"这里宗筋指的就是男性生殖器，宗筋即能曲，又能直，现在阳痿的人，越来越多，就是宗筋曲而不直了。由此可见，疏理肝经既可化解肝胆之郁气，增强肝藏血、解毒的功能，又对各类型关节炎有治疗作用，还可以改善生殖功能，可谓"一经多能"。

疏理肝经最便利、最宜操作的就是按揉"地筋"。"地筋"在哪里呢？道宗秘诀中有这样一句话："天筋藏于目，地筋隐于足。"也就是说，地筋藏在人的脚部。那么，怎样找到我们的脚部的地筋呢？其实只需要你将自己的脚底面向自己，把足趾向上翻起，就会发现一条硬筋从脚底浮现出来，这条硬筋就是地筋。

因为地筋是循行在肝经上的，因此那些常常肝气不舒、脾气急躁、肝郁易哭、患肝病的人的地筋较常人的地筋硬。因此，要想治疗肝病疾病，必须要按这根地筋，反复揉它，直到将它揉软，这样才能使肝脏的情况渐渐好转。而且，揉地筋的最佳时间是在每天晚上泡脚后，还可配合揉揉跟腱。

养护肝脏，还要多多揉跟腱

在按地筋治肝病时可搭配按揉跟腱，这是为什么呢？这是因为跟腱和地筋这两根筋与肾、膀胱、肝经有重要关系，因此都具有调理肝脏的效果。

具体来说，跟腱不仅在肾经的循行线上，也在膀胱经的循行线上，因此揉跟腱可对这两条经产生影响。

内踝沿跟腱向上是肾经循行的路线，分布着大钟、太溪、复溜、交信、筑宾等重要穴位，这些穴位既可补益肾气，还可治疗和生殖泌尿有关的一切疾病，例如，前列腺炎、遗尿、阳痿、早泄、女子月经不调、妇科炎症等。

而外踝沿跟腱向上是膀胱经的循行路线，分布着仆参、昆仑、跗阳等穴位，膀胱经也是从头走足的经络，只不过它是覆盖人体背侧，足太阳膀胱经主人身的外表，好像藩篱一样，外邪侵入人体，首先要通过太阳经，所以又称太阳为六经之首。风寒感冒，侵袭膀胱经，人会感到头项强痛，严重者会从头项一直痛到脚后跟，走的路线就是膀胱经，所以让膀胱经气血运行顺畅，使之抵抗外邪的能力提高，不是很好的防病手段吗？

此外，揉跟腱的方法也极为简单：用拇指与食指沿跟腱下端向上捏揉，直到跟腱隐于小腿肌肉之中，捏不到为止，两手反复交替共计10分钟即可。要注意的是，拇指端尽量向内，以便扩大捏揉部位，一般在跟腱下端痛感明显，跟腱上端酸胀感明显，这都是正常反应，切莫大惊小怪，长期坚持，必会有神奇效果。但要注意的是，妇女在怀孕期间不能揉跟腱，因为跟腱所处的膀胱经上的昆仑穴有催产作用，容易导致孕妇早产。

肝病筋急不用怕，《圣济总录》有妙方

肝主筋，也就是说肝脏的疾病可由筋来治疗，在宋代医学著作《圣济总录》里就曾记载："论曰肝病筋急者，肝与筋合也。盖足厥阴之经不足，则脉弗营，脉弗营则风邪易侵。

搏于筋脉，故令筋急而挛缩也。"意思是说，如果足厥阴之经出了问题，则经脉就不能保证气血的流通，外来的风邪就易侵入人体内，造成筋急挛缩的症状，从而影响肝脏的正常运转，引发肝脏疾病。

针对"肝病筋急"的情况，《圣济总录》提供以下一些药方：

1. 天麻汤方

主治：肝脏风毒气注，手臂头项、肩、腰足，筋脉拳急，攻刺疼痛，或四肢虚肿，头目旋运，黑花昏暗，呕逆减食。

材料：天麻（酒炙）、附子（炮裂去皮脐各一两半）、干蝎（去土炒）、羌活（去芦头）、芎白附子（炮）、牛膝（去苗酒浸切焙）、麻黄（去根节）、白花蛇酒（浸去皮骨炙焦）、枸杞、白芷、人参、草薢、海桐皮、防风（去叉）、桂（去粗皮）、酸枣仁（炒）、白蒺藜（炒）、当归（切焙）、甘草（炙）各一两，乳香（研）一两半。

做法：将上述二十一味药（除研者外）锉如麻豆，每服五钱匕，水一盏半，生姜三片，煎取八分，去滓温服，其煎药水，每用桃柳桑枝嫩者各一两，净洗细锉，甘菊叶半两，如无叶以花代，用水二升，煎取一升去滓，若冬月十日为一料，夏月逐日修事服之。

2. 石南丸方

主治：肝脏风毒流注，脚膝筋脉，拘急疼痛，行履不得。

材料：石南、乌蛇（酒浸去皮骨炙）各一两，牛膝（去苗酒浸切焙）、防风（去叉）、石斛（去根）、桂（去粗皮）、草薢、麻黄（去根节）、羌活（去芦头）、海桐皮、赤茯苓（去黑皮）、茵芋（去粗茎）、独活（去芦头）、天麻（酒炙）、当归（切焙）、附子（炮裂去皮脐）各半两，黑豆一升（净淘以醇酒五升煮去豆滓熬成膏和诸药）。

做法：将上述一十七味药（除黑豆膏外）捣罗为细末，以豆膏和丸，如梧桐子大，每服二十丸至三十丸，早晚食前温酒下。

3. 地黄丸方

主治：肝虚血不足，肢节拘急，筋脉挛痛。

材料：生干地黄（切焙）、熟干地黄（切焙）各一斤，杏仁（去皮尖双仁麸炒细研）半斤、防风（去叉）、石斛。

做法：将上述七味药（除杏仁外）捣罗为细末，入杏仁和匀，炼蜜和丸，如梧桐子大。每服三十丸，炒黑豆淋酒下，日三不计时。

4. 薏苡仁汤方

主治：肝脏风气，四肢筋脉挛急，身体强直。

材料：薏苡仁、川芎、石膏（碎研）各一两，羌活（去芦头）三分，柏子仁（研）、酸枣仁（炒）各一两，附子（炮裂去皮脐）三分。

做法：将上述七味药（除研者外）锉如麻豆，每服三钱匕，水一盏，生姜三片，煎至七分，去滓温服，不计时候。

5. 木瓜丸方

主治： 肝脏风气攻注四肢，筋急疼痛，及脚膝少力，行步艰难。

材料： 木瓜（去皮子薄切焙干）二两，牛膝（去苗酒浸切焙）、川芎、羌活（去芦头）各一两半，附子（炮裂去皮脐）二两。

做法： 将上述五味药捣罗为末，炼蜜丸如梧桐子大。每服三十丸，煎牛膝酒下，渐加丸数，空心食前。

6. 独活汤方

主治： 肝风筋脉拘急，背劳倦，及头昏项颈紧急疼痛。

材料： 独活（去芦头）、甘菊花（择）、蔓荆实、川芎（各一两）。

做法： 将上述四味药粗捣筛，每服三钱匕，水一盏，入酸枣仁恶实各五十粒研碎，同煎至七分，去滓温服，不计时。

7. 乌头丸方

主治： 筋急转筋，舒展不能。

材料： 草乌头（半斤用盐水浸三日取出洗切麸炒麸焦为度去麸用），荆芥穗（半斤）。

做法： 将上述二味药捣罗为细末，别用宜州木瓜二枚，炒熟去皮瓤，入前药，杵令匀，用酒煮面糊和丸，如梧桐子大。每服三十丸，加至五十丸，食前木瓜汤下，日三。

清末名医郑钦安的肝病筋挛治疗方

清末名医郑钦安在《医法圆通》中专门记载了肝病筋挛的症状："按筋挛一证，有因霍乱吐泻而致者，有因误汗而致者，有因阳虚失血而致者，有阴虚者。"意思是说，肝病筋挛的原因主要分为四种：一种是因霍乱上吐下泻导致的，一种是因发汗太多导致的，一种是因为阳虚失血导致的，一种是阴虚导致的。针对这四种不同的原因，郑钦安提出了不同的治疗方，具体分析如下：

1. 因霍乱吐泻而致者

"因霍乱吐泻而致者，由其吐泻太甚，伤及中宫，中宫之阴阳两亡，转输失职，不能运当此液而交通上下，筋骨失养，故筋挛作。法宜安中，如仲景之吴茱萸汤、理中汤，皆可与也"。也就是说，因为霍乱吐血导致肝病筋挛的人，可以服用医圣张仲景的"吴茱萸汤"和"理中汤"。

吴茱萸汤

材料： 吴茱萸9克，人参9克，生姜18克，大枣4枚。

做法： 将上四味药加水1升，煮取400毫升，去滓，温服100毫升，日服三次。

理中汤

材料： 人参、干姜、甘草（炙）、白术各9克。

做法： 上药切碎。用水1.6升，煮取600毫升，去滓，每次温服200毫升，日三服。

服汤后，如食顷，饮热粥200毫升左右，微自温，勿揭衣被。

2. 因误汗而致者

"因误汗而致者，由其发汗太过，血液骤伤，火动于中，筋脉失养，故筋挛。法宜扶阴，如仲景之芍药甘草汤是也"。也就说，因发汗过多而导致肝病痉挛症时，宜服用医圣张仲景的"芍药甘草汤"。

芍药甘草汤

材料：芍药12克，甘草12克。

做法：将以上二味药用水600毫升，煮取300毫升，去滓，分温再服。

3. 因阳虚失血而致者

"因阳虚失血而致者，由阳气衰弱，不能统血，血亡于外，气衰于内，熏蒸失宜，枯槁渐臻，筋脉失养，故筋挛。法宜大辛大甘以扶阳，如仲景之附子甘草汤、甘草干姜汤，皆可服也"。意思是说，如果人们因阳虚失血而导致肝病痉挛，则要选用医圣张仲景的"附子甘草汤"或"甘草干姜汤"。

附子甘草汤

材料：麻黄6克（去节），甘草6克（炙），附子3克（炮）。

做法：将以上三味药用水700毫升，先煮麻黄一二沸，去上沫，纳诸药，煮取300毫升，去滓，分两次温服。

甘草干姜汤

材料：甘草4两（炙），干姜2两。

做法：以水3升，煮取1升5合。去滓，分温再服。

4. 因阴虚而致者

"阴虚而致者，由外邪入内，合阳经气化，成为火邪，火甚血伤，筋脉失养，故筋挛"。"法宜养阴清火，如仲景之鸡子黄连汤，与后贤之六味地黄汤、生地四物汤，皆可与也"。意思是说，如果人们因阴虚而导致肝病痉挛症，可以服用六味地黄汤或生地四物汤。

六味地黄汤

材料：熟地15克，山茱萸肉12克，山药12克，丹皮10克，泽泻10克，茯苓10克。

做法：上药加水适量共煎，去渣取汁，每天1剂，分两次服。

生地四物汤

材料：生地15克，当归7.5克，赤芍药7.5克，川芎5克。

做法：作汤剂，水煎服。可一日服用三次，早、午、晚空腹时服。

此外，如果一个人情绪过于暴躁或是过于抑郁，也容易导致肝病筋挛症状，正如郑钦安所说："亦有愤怒抑郁生热，热盛伤血，亦致筋挛。"总之，只有辨明肝病筋挛的原因，对症下药，才能药到病除，尽早恢复健康。正如《医法圆通》中的批注所说："脏真散于肝，筋膜之气也。识得真元之气，散于筋膜者，为肝气，则知凡人病筋挛者，皆失真元所养而致。钦指出四因,逐层阐发阴阳之理,指点驱用仲景之方,皆调燮真元之法,无有不效,可谓神乎技矣。学者细心体会,洞彻源流,治筋挛自有把握。"

时时做做"双肘相叩疏肝利胆法"

中医认为,肝火上炎会引发肋痛,正如《黄帝内经·灵枢·邪气脏腑病形》记载:"有所坠堕,恶血留内,若有所大怒,气上而不下,积于胁下则伤肝。"这是因为肝经走两肋,如果一个人的情绪很压抑,或者火气很大的话,就会郁滞在肝,引起肋部疼痛,所以中医说"百病生于气",这时候最重要的就是疏肝理气。而疏理肝气最简单最安全的方法是名为"双肘相叩疏肝利胆法"的一种按摩方法。

此外,中医认为五行相生相克,任何一脏出现问题,都可能是受其他脏器的牵连,或者牵连其他的脏器,因此除了通过双肘相扣来疏理肝气外,还应结合多个穴位按摩。比如,章门穴是肝经的门户,意思就是肝经的火气上炎,肝风上亢到这里就被拦截住了,所以肝火上炎、肝气郁滞的人经常会觉得这里疼痛;京门穴是胆经的气穴,别名叫气府、气俞,可想而知是宽胸理气的;大包穴是脾经上的穴位,称为"脾之大络",对于散布脾经的精气有很好的作用,人体食物的运化,四肢、肌肉都有赖于脾,而肝木克脾土,按摩大包穴可以将肝经上的火气很好地散发出去。

由此可知,双肘相叩疏肝利胆法的正确做法是:坐姿,注意周围不要有障碍物,全身放松,双臂肘关节屈曲,形成45度,两肘向两侧上方抬起(老年人体力不支者可适当放低些,体力好的适当抬高些),根据自己的身体条件适当调整。然后两肘同时向内叩击,以肘尖叩击两肋,由轻到重,速度、用力平稳一些,最好带有一定的节律,反复叩击20次左右,同时重点叩击章门、京门、大包穴等几个穴位,大包穴在腋下,如果肘部不好叩击的话,也可在叩击完章门、京门穴之后,用拳头轻轻敲打大包穴。

总之,肝经是人体主情志的第一条经络,也是最容易受伤的一条经络,肝一旦受伤,就会连带着转到其他经络上,水生木,肝气得不到疏散,过于旺盛的话,也会反回来影响肾水对全身的润泽;肝木乘脾,肝火大,就会影响食物的吸收、消化;肝火犯肺,就会引起咳嗽等症状……由此可知,常用"双肘相叩疏肝利胆法",不仅能疏理肝气,也能促进其他脏腑的正常运转,养护一个健康的身体。

肝郁也可引发胃病,就要敲打阳明经来调治

随着现代生活节奏的加快,人们在日益忙碌的同时也日益使身体受到损害,导致种种疾病滋生,胃病就是其中一种。西医认为,胃病多为慢性胃炎,一般都让患者服用一些消炎药来治疗,而中医对此却有截然不同的看法。

中医认为,胃炎只是一种表证,真正的根源却在更深层处,即脾、肝有问题,都可能导致胃发炎,引发胃疼痛。从一定意义上来说,胃只是替罪羊,哪个脏腑都有可能将"火"烧到胃上。这当中,以肝为最,因为肝木克脾土,脾胃相表里,所以肝出现问题,最倒霉的就是脾和胃,包括前面说的气得吃不下饭,就是因为肝发"火"导致脾胃没有办法消化食物，其他很多的脾胃病也都要从肝上找根源，胃痛就是这其中的一种。《黄帝内经·素问·六元正纪大论》记载："木郁之发，太虚埃昏，云物以扰，大风乃至，屋发折木，木有变。故民病胃脘当心而痛，上肢两胁，膈咽不通，食饮不下。"清代名医沈金鳌更是直接点出："胃病，邪干胃脘病也。唯肝气相乘为尤甚，以木性暴，且正克也。"

因此，如果罹患胃病的人本身性格较为孤僻，平时情绪较为压抑，多是肝郁所致。而治疗胃病方面极有经验的戚景如老中医认为："肝郁日久，当取阳明"，就是说肝气长期郁积，就要从阳明经上来找方法，即使是没有胃病的人也要如此，更不要说因为肝郁而导致胃炎的患者了。

敲打阳明经调治胃病的具体方法是：每天早上醒来，差不多是气血流注于大肠经和胃经的时候，用双手的小鱼际分别按摩足阳明胃经的小腿段以及手阳明经的前臂段，其中以手、足三里穴为主，按摩到发热为止。注意，如果皮肤太过干燥，可适当抹一点润肤油。一般来说，只要坚持敲打阳明经半个月，肝经郁结之气就会慢慢散开，气行则血行，气血循环正常，胃病就会得到显著缓解。

第四章 因位而异，身体五大部位的拉筋法

拉腹筋贵在恒，脚筋酸痛也要忍

当你时常感到腰腹部酸痛时，应该多拉腹筋。

【具体方法】

（1）选择一张床或在地上铺一张软垫，跪在上面，让脚背贴在床上或软垫上。

（2）将两脚后跟往左右两侧拉开，再使臀部落下，坐在床上或垫上。

（3）将身体慢慢向后仰，先使头部碰到床上或垫上，然后背部慢慢躺下去。

（4）躺下去时面部朝天，背部贴紧床上或垫上，保持60秒再起身，然后重复上述动作。

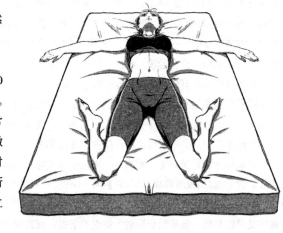

要注意的是，这个动作常导致脚筋的酸痛，在刚开始做时宜忍耐。一般来说。做的时间长了，脚筋的酸痛感会有所减轻，如果日益严重，则要立即停止拉腹筋。

拉背筋的两大方法，你不可不知

如果你总是感到背部酸痛，应该多做拉背筋的练习，拉背筋分为两种方式。

【具体方法】

（1）选一张床，或在地上铺一张软垫，坐在床上或垫上，伸直两腿，然后慢慢向前弯下腰去，直到让额头碰到膝盖，坚持几秒后再慢慢直起腰来，如此重复10次以上。在这个过程中要让两腿尽量伸直，尽量不使膝盖向上弓起。

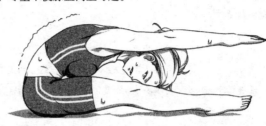

（2）选一张床，或在地上铺一张软垫，坐在床上或垫上，使两脚合掌，掌面向上，两脚小趾并拢，然后以额头碰脚大趾，至少碰30下。刚开始较难碰到，练久了就会碰到。

拉腿筋，不妨多做"一字功"

当身体经常出现酸痛的症状时，人们应该检查一下自己是否筋缩了，同时多做拉腿筋的运动。拉腿筋又叫作"劈腿"，也叫"一字功"。这是所有拉筋动作较困难的一种，因此人们在练习时不宜操之过急，急于求成，而要循序渐进地练习。

"一字功"的动作很简单：让两腿往左右两侧劈开，尽量将腿往下压，直至胯部、腿部完全贴于地面，成一条直线。在这个过程中，手可以按在腿上，也可以按在地上，或是举起来皆可。要注意的是，"一字功"是一个循序渐进的拉筋动作，如果人们急于求成，狠劲往下压腿，则容易拉伤胯部肌肉，弄巧成拙。

只要持之以恒，天天练习"一字功"5次，每次2分钟，忍耐髋部、腿部的酸痛，你的腿筋就渐渐被拉长、拉软了，腿部肌肉也开始变得有弹性，双腿开始变得笔直。因此，对于年轻爱美的女孩来说，这是锻炼出一双美腿的最佳运动。

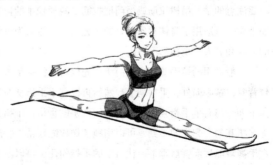

 养生百宝箱

体育运动中，人们常常通过踢腿的动作来拉腿筋，提高腿部的柔韧性，它还可以巩固压腿、劈腿、吊腿的效果，也为武术中的实战腿法训练打下了坚实的基础。但在踢腿时人们常常遇到一些问题，比如重心不稳，甚至摔倒；支撑腿脚跟抬起或支撑腿膝部弯曲；弯腰凸背等，因此，踢腿时要做到以下几点：

1. 起腿要轻

腿将要踢起时，要迅速地将身体重心移到另一腿上，使将要踢起的腿部肌肉放松，这样才会起腿轻，踢腿快如风。为防止摔倒，也可背靠墙或肋木练习。

2. 踢时要快

腿由下至上快速向面部摆动，这里有一个加速的过程。踢时臀部要后坐，腿上摆有寸劲。刚刚练习踢腿时，必须保持动作的规范性，宁可踢得刚过胸也不把支撑腿的腿跟抬起或膝部弯曲，或是弯腰凸背用头去迎碰脚尖，这些均说明腿的柔韧性训练不到位，韧带还没有拉开。只要坚持压踢结合，常练不辍，定会达到脚碰前额的。

3. 落腿应稳

初练者往往踢起腿刚落地，就踢另一腿，从而出现出腿笨重、身体歪斜的现象。这是因为踢出的腿刚落地时，身体的重心还在原支撑腿上，腿下落时转移重心，势必出现上述现象。正确的做法是等腿落实后，身体重心转换已毕再踢出另一腿。其实这样练习也有利于实战中连环腿法的应用。

肩膀筋骨要放松，就要拉手筋

拉手筋可使肩膀筋骨放松，对肩周炎的治疗极为有效。上文也说过，治疗肩周炎可以通过吊树拉筋或吊门框拉筋的方式来治疗，这其实就是通过拉手筋来舒活肩膀筋骨。但要注意的是，吊树拉筋或吊门框拉筋是两种较难的拉手筋方式，只适用于身体素质较好的年轻人，身体较为虚弱的人群和老人、小孩都不适用。

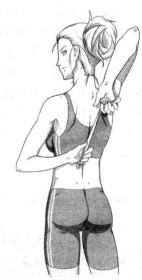

一般常用的拉手筋其实很简单：先以右手的手掌背贴住背脊，掌心向外，手指朝上。然后再以左手手指从左肩向下伸，与右手手指互勾。至少要用两手的食指、中指、无名指互勾。起先勾不到，可以用绳子做成绳环帮忙。以左手握着绳环向背后垂下，让右手的手指勾住，再以左手用力向上拉高，手筋酸痛要忍耐，拉数分钟再放开休息。每天拉几次，每次拉数分钟，当手筋渐渐变软变长了，便不用绳环帮忙，可以直接用两手的手指互勾，至少坚持半分钟或1分钟。初练双肩经常觉得有如混凝土般僵硬紧绷，非常不舒服，此时需要忍耐。

一般来说，如果人们左手在下，右手在上互勾较为容易。因此，如果在使用右手在下、左手在上的方法时总是勾不住手指，则可以先选用左手在下、右手在上的方式，练习一段时间按后再使用右手在下、左手在上的方式来拉手筋。

颈部僵硬不舒服，学着拉颈筋

颈部肌肉僵硬，人们在做点头、摇头或扭头的动作时就会感到酸痛，这是因为颈部气血循环不佳所致，需要做舒活颈部肌肉的拉经筋运动。

【具体方法】

（1）站立、两脚与肩同宽，然后使身体慢慢向右侧弯，必须弯到右耳孔朝向地面，再慢慢直立起来。

（2）使身体慢慢向左侧弯，也弯到左耳孔朝向地面，再慢慢直立起来。

（3）如此一左一右，连续做 3 分钟以上，约120 下。

要注意的是，此法对治疗慢性鼻炎也有较好的效果。但慢性鼻炎患者宜每天做足 10 分钟以上的拉颈筋运动。

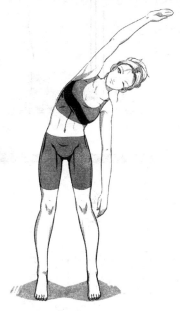

第五章 绷紧健康这根弦，随时随地不忘拉筋

家里的地毯，就是你的拉筋好场所

对于家里铺了地毯的人来说，墙转弯处的地毯就是你绝佳的拉筋场所。

【具体方法】

一处墙转弯处，面向墙，躺下，双手打直紧贴地面，右腿或左腿举起并紧贴墙面，另一只腿与举起的腿呈 90 度直角向外撇开，坚持几分钟后另寻一处墙转弯处，换另一只腿拉筋。

普通的茶几、餐椅也能化为拉筋凳

如果家里没有拉筋凳，人们可以将家中的茶几或椅子代替拉筋凳，也能起到一定的拉筋效果。

【具体方法】

将茶几较窄的一面靠在墙转弯处，或是将两张椅子并排，侧面靠在墙转弯处，在茶几或椅子上躺下，双手打直，紧贴茶几或椅面。左腿

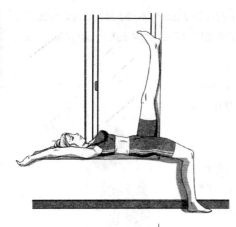

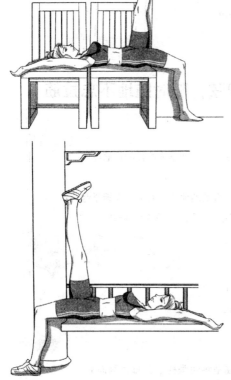

或右腿举起并紧贴墙面，另一只腿与举起的腿呈 90 度直角向外撇开，坚持几分钟后另寻一处墙转弯处，换另一只腿拉筋。

窗台拉筋也不错

有一些住宅内有飘窗，飘窗指的是那些呈矩形或梯形向室外凸起的窗户，它们往往在室内留有较为宽敞的窗台，这也是人们拉筋的好场所。

【具体方法】

在窗台上躺下，双手打直，紧贴窗台面，举起左腿或右腿并紧贴窗框处的墙面，另一只腿自然垂下，脚板尽量接触地面，不能接触地面者可先用书本等垫上，在拉筋的过程中逐步减少书本厚度，直至脚板完全接触地面。坚持几分钟后，到窗台的另一边为另一只腿拉筋。

善用亭柱把筋拉

在公园里玩累了，公园的亭子可供你休息。可是，你知道吗？在公园的亭子里，椅子旁边的亭柱也能帮你拉筋。

【具体方法】

躺在亭柱旁边的椅子上，双手打直，紧贴椅面，举起左腿或右腿，紧贴亭柱，另一只腿自然垂下，脚尽量接触地面。如果脚不能接触地面，可在附近找砖头或石头等垫上。保持这个姿势几分钟后，换一个亭柱给另一只腿拉筋。

长椅靠树，简简单单把筋拉

生活中，人们在户外常常看到一些紧靠着大树设置的平坦的长椅，人们除了坐在椅子上休息之外，还可以躺在椅子上拉筋。

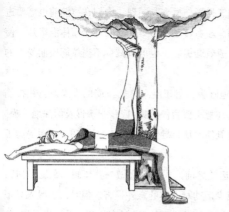

【具体方法】

躺在椅子上，双手打直，紧贴椅面，将左腿或右腿举起，紧贴树干，另一只腿自然垂下，脚板尽量接触地面，如果脚不能接触地面，可在附近找砖头或石头等垫上。保持这个姿势几分钟后，换一个靠树的椅子给另一只腿拉筋。

身有肩周炎，不妨试试吊树拉筋

患有肩周炎的年轻人可以通过吊树拉筋的方式来治疗。

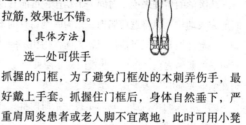

【具体方法】

选一棵大树向外伸出的树枝，树枝要粗大，以能承受你的体重为佳，而且，树枝要尽量与地面保持平行，双手牢牢抓住树干，身体自然垂下，不要摇晃。注意，严重肩周炎患者或老人小孩在进行此类拉筋时脚不能离地，而且最好有旁人保护。

吊门框拉筋，最好戴手套

吊树拉筋的困难性在于人们不容易寻找到合适的树干，因此人们可以选择在家里吊门框拉筋，效果也不错。

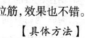

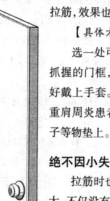

【具体方法】

选一处可供手抓握的门框，为了避免门框处的木刺弄伤手，最好戴上手套。抓握住门框后，身体自然垂下，严重肩周炎患者或老人脚不宜离地，此时可用小凳子等物垫上。

绝不因小失大，拉筋常见问题全解析

拉筋时也需要注意一些小细节，以免因小失大，不仅没有锻炼出健康，反而损害了自己的身体。下面，我们就来介绍一些拉筋的常见问题：

（1）拉筋前，做点小运动来热身：人们知道在跑步、游泳等运动之前要进行热身，以舒活筋骨，增加身体的柔韧性，减少运动中对身体的意外损伤概率。同理，人们在拉筋前也需要进行一些热身运动，比如小跑步、甩甩手脚、左右转动身体等，目的在于使体温增加，使肌肉与肌腱处在备战的状态，如此拉筋的成效会提高，也可以减少不当拉筋反而受伤的机会。

（2）拉筋时再痛，也要缓慢及深深地呼吸：对于刚刚开始拉筋的人来说，在拉筋时出现疼痛的现象较为常见，要注意忍耐，注意不要暂停呼吸，应该很缓慢及深深地呼吸。因为暂停呼吸、屏气凝神的行为容易使负氧债增加，导致拉筋动作不协调，从而提高了拉筋受伤的概率。

（3）运动前和运动后都别忘拉筋：运动之前，人们都会做一些压腿、踢腿、扭腰等运动来拉筋，以增强身体的柔韧性，减少运动对人体的意外损害。但是，一般人只记得运动之前要拉筋，而当运动后一身疲倦时，只想着坐下休息，没有想到运动后也要拉筋。这是因为人们在运动之后，虽然肌肉酸痛，可是仍然须再缓和地作一次拉筋，如此可使肌肉纤维重新调理，缓解疲劳的速度加快，下一次运动时肌肉的条件也会更好。

（4）拉筋使猛劲，危害很大：拉筋的目的，是在利用肌肉肌腱的弹性及延伸，刺激肌肉梭神经及肌腱感受小体的神经讯息，而逐渐地增加伸展的潜力及忍受力。因此，无论是律动式或固定式（连续 30 秒以上）的拉筋，拉筋的动作都要缓慢而温和，千万不可猛压或急压，尤其忌讳在拉平常拉压不到的筋时，一些人为求速成而猛烈地急压，或别人施加外力帮忙，容易因用力不当，拉伤肌腱，反而对人体造成损害。

（5）别逮着一个肌肉群拉筋：有些人拉筋时只喜欢拉手筋，或是只做拉脚筋的运动，这样就会导致只有一个肌肉群运动，可能影响人体结构的平衡。

从医学的角度来说，对同一个动作，可能有许多肌肉共同组成相同功能的群体，协同地完成动作；但是这些肌肉，因为解剖位置的不同，可能需要靠不同的拉筋动作，才能一一地伸展到；除了协同肌，方向作用相反的拮抗肌也必须对等地拉筋；如果协同肌有拉筋的漏网之鱼，在某一些极限动作便可能完不成而受伤；如果拮抗肌没有一些伸展，则在强烈收缩时失去平衡，也会使之受伤。

因此，人们在拉筋时别总是拉一个肌肉群，而要让身体全方位都享受拉筋的养生保健功效，以维护人体的平衡。

（6）疲劳状态下拉筋是一种伤害：一些人喜欢在自己疲劳时来拉筋，认为其能够舒筋活络，有助于自己恢复精神。其实不然，拉筋时也需要消耗体力，如果在疲劳状态下拉筋，容易给疲惫不堪的身体"雪上加霜"，不仅起不到恢复精神的效果，反而可能导致肌肉拉伤。

因此，人们应避免在疲劳状态下练习拉筋，更不要在疲劳状态下强调拉筋动作到位和动作的规范性，而要根据自身的实际情况有针对性的练习，比如盘腿静坐就是一种很好的休息方法。

（7）拉筋时出现过度呼吸综合征怎么办：有些人在拉筋过程中会出现手脚发麻、冰凉、脸色变青、出冷汗等症状，这就是西医称之为"过度呼吸综合征"的病症。当发现有人出现上述症状时，最佳的处理办法是：用纸袋或者塑料袋罩住患者口鼻，形成封闭系统，约5分钟后症状会消失，患者就能恢复正常。

（8）拉筋的程度宜"酸"不宜痛：拉筋是一个循序渐进的过程，不能使猛力拉筋，以免拉伤肌腱。具体来说，就是要求人们拉筋的程度以感觉有点"张力"或"酸"为宜，绝对不能到"痛"的程度。

从医学的角度来说，拉筋时产生"张力"或"酸"的感觉，是肌肉感觉神经元正确地反映出拉筋的成效；但拉筋到"痛"的感觉，便十分接近受伤的程度了，此时如果再继续拉筋，就可能造成关节和肌肉活动范围过大，容易导致自身的伤病。

更具体一点来讲，是因为每个人的生命都赋予身体两种保护机能，它们都是特殊的神经细胞。一种类型的神经细胞在肌肉过度拉伸时会把信号传递给大脑中枢，第二种神经细胞是保护性机能的一部分，被称为"拉伸反射"，当第二种神经细胞感到某种拉伸动作过快时，大脑中枢神经就反射性地收缩拉伸的肌肉，在肌肉可能被拉伤之前使动作变缓直至终止。当你过度地拉伸一块肌肉，开始产生"拉伸反射"，神经组织就会向大脑发出信号要求停止拉伸或减弱拉伸强度，大脑中枢神经就反射性地收缩拉伸的肌肉，从而使你产生了"痛"的感觉。此时要立即减弱拉筋的强度，直至停止。

总之，为了充分拉伸肌肉（或关节），你必须轻柔舒缓地进行拉筋练习，以避免产生"拉伸反射"。花上三四十秒的时间轻柔地进行拉筋练习直到拉伸的肌肉产生轻微的疼痛，这就是身体允许的最大范围拉伸的临界点，过了这个点，肌肉就可能拉伤。此时宜往回收一点，进入"可拉伸区域"，让疼痛消失，并保持此拉伸姿势20～30秒时间不动（但应力求把此姿势练上1～2分钟），这时要进行浅短呼吸——尽管你需要保持正常的呼吸节奏，最后达到身心的完全放松。你可以1分钟后重复此动作，亦可进行下一种练习。

只有这样循序渐进地拉筋，才能真正起到舒筋活络的功效。

 养生百宝箱

　　尽管拉筋的动作幅度看似不大，但它毕竟是一种运动，而且在拉腿筋时往往需要消耗拉筋者大量体力，因此有高血压、心脏病、骨质疏松症、长期体弱的患者最好循序渐进地拉筋，不可一开始就太过用力和时间太久。

　　这是因为有筋缩的人在拉筋时一定会痛，忍受疼痛时心跳加快、血压升高，有骨质疏松的患者慎防骨折、骨裂，体弱者也可能因疼痛而晕厥。总之，老人、病人在拉筋时不宜操之过急，可放一小枕头将头稍稍抬高，以避免血冲脑部。先从最简单的拉筋动作开始，第一天坚持3分钟，第二天增加至5分钟，第三天增加至8分钟……只要长期坚持拉筋，就能取得很好的保健效果。

第三篇

妙用牛角松筋术，
健康天天住你家

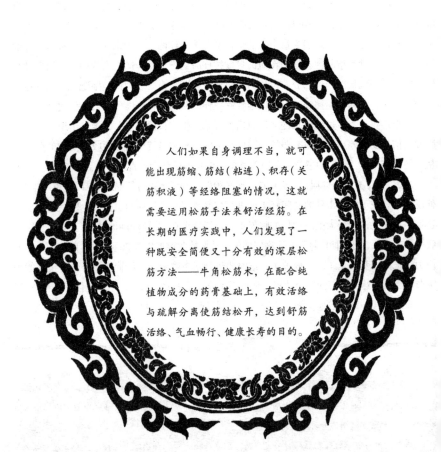

人们如果自身调理不当，就可能出现筋缩、筋结（粘连）、积存（关筋积液）等经络阻塞的情况，这就需要运用松筋手法来舒活经筋。在长期的医疗实践中，人们发现了一种既安全简便又十分有效的深层松筋方法——牛角松筋术，在配合纯植物成分的药膏基础上，有效活络与疏解分离使筋结松开，达到舒筋活络、气血畅行、健康长寿的目的。

第一章 看牛角松筋术如何拉筋养生

打通僵硬的筋脉——经络松筋术

人们如果自身调理不当，就可能出现筋缩、筋结（粘连）、积存（关筋积液）等经络阻塞的情况，这就需要运用松筋手法来舒活经筋，也就是对十二经脉所经过的肌肉组织，加以刺激活络与疏解分离使筋结松开，筋膜重整康复，恢复正常弹性与张力，使经络得到疏通，也使脏腑与经络联系顺畅，并通过经络正常运行及传达作用，达到脏腑内病外治的保健功效。

人们在松筋后，往往会出现肌肤瘀青红肿的症状，许多人以为这是松筋造成了肌肤弹性疲乏与肌肉神经受损，其实不然，这只是因为深层松筋时需要一定的力度，所以难免会在肌肉上产生或多或少的伤害，这正是松筋见效的征象。试想，如果深层经筋结硬，必定会阻碍血液营养输送至表皮肌肉层，同时体液滞留，无法代谢，表层的肌肉纹理也难以健康光泽富有弹性，必须要从深处清理筋结，才能疏通经络，使体内气血畅行。而随着气血的畅行，人体各器官功能恢复正常运行，皮肤、肌肉系统也不例外，人们在松筋时所受到的皮肤表层损伤也会随之愈合。

此外，松筋技巧的重点，不是停在肌肤上滑动按摩，正确手法应是一手辅助固定肌肉，另一手则固定肌肉，将牛角着力于深层筋膜处，将深层筋脉长期阻碍气血运行的硬块、筋结予以疏通。而且，为了避免伤及筋脉，人们在使用牛角松筋时要搭配使用行气强、可活血化瘀的修护霜，增添筋骨弹性，有效减轻肌肤损伤，使受术者感到松筋调理的效果既快速又实在。

但要注意的是，尽管在深层松筋时受术者会感到疼痛，但气阻一旦疏通，疼痛感立即消失；原本僵硬的筋脉，瞬间变得柔软弹性有劲。而现在市场上流行的许多花式按摩法因为没有深入筋膜处理，故操作时受术者不会觉得疼痛，但重在放松安抚，但这种按摩法的效果维持时间不长，一般三四天后，紧绷酸痛、浑身不自在，各种症状依然呈现。因此，对于想通过按摩松筋法来治病的人们，最好是选择"经络松筋康复式"按摩手法彻底清除体内深层筋结（气阻、火气、病气），再来考虑享用一般按摩保健放松。

总之，筋脉健康，经络气血运行方能正常，人体组织器官，接受气血能量，因而活络，功能提升，神经系统传导正常，体液正常输送代谢，囤积的脂肪、赘肉自然消除，人体功能就会呈现健康状态。

独特的松筋手法——牛角松筋术

从西医的角度来看，要了解筋结的概念，首先要了解人体肌肉组织的概念。西医认为，人体肌肉组织是由许多平行排列的肌纤维组成，各肌肉外包被筋膜；筋膜又分浅层筋膜与深层筋膜，筋膜下骨骼肌受到肌外膜、肌束膜、肌内膜保护及强化联结，将肌肉分成几个束状纤维状。如果生活中遭遇姿势不良、运动不足、肌肉缺乏锻炼、乳酸堆积、工作劳损或撞击瘀伤、风寒湿侵入等情况，多会使人体局部气血循环不良，进而导致筋肉成硬块组织或呈现条索状态，即所谓"筋结现象"。

当肌肉已经固体化成筋结时，就会阻碍人体内部气血运行，中医往往建议人们对着重穴点施行指压、脚底指压等反疗法，或用各种油压舒缓放松按摩，然而，这些疗法往往在未将硬块组织筋肉疏松开以恢复其弹性、张力与正常伸展收缩功能的情况下，直接予以强硬手技整骨，容易对身体造成意外损伤，因此对施行者的专业技术要求极高，不适合人们日常居家使用。因此，经过实践，人们找到了一种可直接运用在筋结处疏通筋络，且又适合人们居家使用的松筋手法——牛角松筋术，它是遵循传统经络学说精髓并结合肌肉组织结构原理创新开发的全方位保健手技。

牛角松筋术在继承中国人古时"放筋路"的基础上，发扬其消除酸痛、健康保健的理念，循着全身经络与筋脉走向垂直，可针对浅层筋膜、深层筋膜、诸多穴，更可通过牛角工具敏锐的触感，采用点、线、面整体操作手法，轻而易举地发掘阿是穴（气阻点）、筋肉粘连等，结合具活化修护功效乳霜，比如兼具修护筋肉弹性功效的山药精华霜，作为活性剂，直接切入，将筋结、气阻疏通，使经脉气血运行顺畅，同时帮助软组织恢复正常功能，使脏腑功能维持健康。筋脉疏通后，再配以芳香精油做顺气按摩手技，帮助火气、乳酸代谢，以防止火气逆冲、筋结处再度粘连。由此可知，此全方位面面俱到的经络松筋术是最正确的经络保健手法，也是最适合现代人面临各种无名酸痛、身体不适症时，无须借助药物就能改善症状的第三类医疗辅助手法。

从医学原理上来看，因为包被人体肌肉的组织是由一束束肌纤维构成的，在正常状态下，肌肉组织必然具备弹性与伸展、收缩功能。若肌肉产生结构改变，诸如筋结固体化粘连，甚或形成条索状硬块组织，势必影响经络中气的运行，且使神经传导受阻、血液循环不佳，造成各种酸麻胀痛与自律神经失调的生理现象。筋肉组织在缺血、缺氧状态持续下，其弹性伸展收缩功能逐渐丧失。而经络学理论气走筋膜，筋膜"生病"则气血不通，自然使得经络能量系统运行气血、沟通内脏、联系体表四肢上下的路径受到阻碍。故松筋健康美容术每一手技表现皆是沿浅、深层筋膜找每一个"障碍点"，以防止肌膜粘连，阻碍神经血管通路，帮助人体气血筋脉功能正常运作，维护人体健康，当人体气血运行顺畅，长久积存在体内的水分、脂肪自然代谢，更可达到体态轻盈、雕塑身材之功效。

而且，因为牛角松筋术的每一手法都是作用在筋膜与穴位处，故能轻易准确帮受术者找出其筋脉不通之处，其着力所在筋膜与穴位处亦是受术者最在意的每一酸痛处。让筋膜产生的筋结松开，肌肉组织快速恢复其弹性与功能，帮助身体气血筋脉运行顺畅，使筋柔与气血运行顺畅，机体功能正常运作，令身体种种不适之症状不药而愈，有效维护人体健康。

牛角松筋，谨遵"顺补逆泻"法则

牛角松筋术是根据中医的脏腑经络学说加上现代解剖学肌肉与骨性结构原理，运用望诊、背部触诊、问诊来加以分析归纳得出的一种经络保健方法，在施行这种保健方法前，一定要详细了解患者的情况，比如他的体质是寒？是热？是虚？是实？他身体病痛的症结是在脏？或在腑？在表？在里？只有辨清了病症，才能对症施行相应的松筋术来治疗，以松解筋结、通其经络、调其气血、补虚泻实，使阴阳归于平衡，进而使脏腑功能趋于调和，自律神经调节系统恢复正常、自我防御与自我治愈的功能保持正常状态，进而达到防病治病、强身的目的。

由上所述可知，人们在使用牛角松筋术时，一定要遵行中医经络学理论中的"顺补逆泻"法则，即"顺经络操作为补，逆经络操作为泻"。具体表现为：操作泻法时，力道强度需加重，速度可快；操作补法时，则手法要轻柔且宜慢。但要注意的是，进行补与泻则须视个人体质而论，一般实证、热证者可用泻法，虚证、寒证者可用补法。

此外，也可运用十二经脉时辰与脏腑关系理论来进行脏腑补泻手法。比如，在经络学中，"子午流注松筋补泻手法"就是运用十二经脉不同时之脏腑经脉气血流注关系，来适时进行的补泻手法，从而增强脏腑生命能量，进入经络气血流注时间养生保健领域。补泻手法多应用在该脏腑有火、有热邪实证时，可在当时辰气血流注正旺时，进行泻法；脏腑功能虚弱者，则于"下一时辰"气血正弱时，进行补法。手法应用得当，可达事半功倍效果。

1. 肝火旺者

【主要症状】

易怒、脾气躁动、难入睡、眼胀痛、眼灼痛、高血压、口干口臭、胃胀、消化不良等。

【具体方法】

于丑时（1～3点）逆肝经路径走向泻法操作，行间、太冲二穴可加强，有效降低血压、眼压，改善失眠及控制生殖系统炎症。

2. 肝气虚者

【主要症状】

易疲劳、眼干涩、食少胃胀、两胁胀痛胸闷。

【具体方法】

中医云："补则趁其虚。"可于寅时（3～5点）过肝经气血流注时辰，顺肝经脉走向，进行补法操作。

3. 肺有邪热症状

【主要症状】

咳嗽、痰多黄黏、胸闷或痛、身热口渴、喉痛、舌干质红而苔黄等。

【具体方法】

可于寅时（3～5点）逆肺经脉走向，进行泻法操作。

4.肺气虚亏

【主要症状】

咳嗽气短、痰清稀、倦怠懒言、面色白、舌质淡而苔白等症候。

【具体方法】

于卯时（5～7点）顺肺经络走向，进行补法操作。

5.热邪袭大肠

【主要症状】

大便臭秽，肛门热痛或下痢赤白或寒邪外侵产生腹胀肠鸣，大便泄泻、舌苔白腻或大肠积滞而致大便秘结，腹痛拒按、舌苔多黄燥等。

【具体方法】

于卯时（5～7点）逆大肠经划拨，以泻其邪热。

6.大肠虚

【主要症状】

久泻不止、大便失禁、舌苔淡薄。

【具体方法】

于辰时（7～9点）顺大肠经路径，进行补法，亦可在神阙、命门配合温灸。

7.胃虚

【主要症状】

食少、腹部闷、呃逆、唇舌淡红。

【具体方法】

于巳时（9～11点）顺胃经脉走向划拨，并配合以足三里、中脘穴温灸。

8.胃邪热蕴积

【主要症状】

身热、口渴饮冷、喜冷恶热、舌苔燥。

【具体方法】

于辰时（7～9点）逆胃经脉走向划拨，以泻其热。

需要注意的是，现在的许多经络松筋保健美容法多半着重于将皮下组织筋膜处"筋结"予以疏开，使筋膜重整，经络气行顺畅，达到脏腑功能的保养与消除酸痛、雕塑曲线、美容养生的功效。但是，因为着重美容养生保健，所以没有刻意遵照经络时辰补泻法则，效果有时并不长久。因此，身有疾患的人应选择专业的医师来进行上述松筋手法。

松筋之后，辨反应知好转

当人们被施行完牛角松筋术后，怎样判断它是有效还是无效的呢？这就需要人们注意观察自身是否出现了好转反应。正如中医有云："药不瞑眩，不生痊愈。"在身体经络调理过程中，因经络被唤醒会有一连串不同反应，此现象代表人体功能正在进行重建工作。好转反应会逐渐产生，且不固定在同一部位发生，此是身体经络气阻被疏通能量增强，身体本能的自愈力发挥细胞再生及动能活化必须重建的过程。

临床上年轻人身体产生不适症状，多半是姿势不良，筋肉僵硬影响循环所致，多数没有好转反应；但年龄越大、身体越不好的人，其症状多已深入内脏，已经不是表层筋脉僵硬气阻的问题，所以，好转反应反而会比较强烈。

此外，对于一些症状较轻的人群来说，好转反应多较为明显，比如局部酸麻痛或内脏不适，以及植物神经失调症状、胸闷、头晕、失眠、胃胀、尿频、腹泻等症状一经松筋调整，很快得到改善。而对于有内脏疾患的病人，在初期的 1～5 次松筋调整后不会出现明显好转反应，这是因为初期的 1～5 次是处理经络表疾（已呈现在外症状），而多次调理之后（一般是 5 次），通过经络气血运行传导正常，会将脏腑里证（病气）引发至经络表证，再次呈现一些不适反应。此时必须向对方说明原理，继续进行保养调理，方能达到经脉通畅及脏腑功能调和。

在正统经络松筋手法操作时，会先施予全身肌肉、神经系统镇静安抚放松的手法，再渐进式点、线、面深层松筋消除"筋结"，待深层松筋结束后，再依人体气行方向及血液流向，运用按摩手法增强排毒，帮助肌肉恢复柔软弹性，故好转反应现象会比一般保健按摩或服用草药、保健食品症状略轻得多。

一般来说，松筋调整后，人们可分辨的好转反应有如下几种：

1. 酸性体质

因体内毒素排出体外，皮肤易出现红疹，3～7 天即可消失。

2. 贫血、低血压

因长期头颈部气血不佳，缺血、缺氧筋脉已阻，松筋后因加速气行、血行，新陈代谢率增强，故易产生因气血活络而出现的头晕与胀痛感，此现象 2～5 小时，即会减轻消失。松筋后，若产生头晕、胀痛的现象，有可能是操作者头颈部天柱、风池、完骨穴区筋脉未松开，气不畅通所产生的现象，可加强此区手法，以改善头晕、头胀。

3. 胃不好

有的人会有数天胀痛感，但不影响食欲。食欲不佳、萎缩性胃炎者，松筋后会增加食欲，使胃口变佳。背中焦区特别是胃俞穴、胃仓穴二穴有气阻者，因气阻长期影响神经对内脏功能传达，产生胃疾，经由松筋手法予以疏通活络，其胃部产生胀痛感乃是气血活络、神经传达正常化的表现。

4. 肠不好

松筋后会腹痛、排宿便、腹泻。因本身肠壁坚硬累积宿便，借由松筋开穴，辅助大肠蠕动功能增强排出宿便，故会产生腹痛、腹泻与排便量增多的现象。

5. 肝不好

2～3天内易疲倦、嗜睡。中医云："人动则血运于诸经，静则血归于肝脏。"故长期肝功能不佳者，松筋后会通过人体正常生理反应，让人嗜睡、安静休息，以使血液回流肝脏，使肝细胞修补正常。

6. 肾功能不好

身体会出现短暂肿胀、眼前云雾、多尿等表现。中医理论肾主管通调全身水液代谢，又肝肾二脏皆与双眼健康有关，肾功能不好，本身水液滞留体内，故松筋完后，排尿次数增加，尿量增多，乃身体积水排出、肿胀消失所致。眼睛因长期筋脉不通，气行后神经活化、筋脉膨胀会产生短暂眼雾现象。在调理期，因本身肾功能尚未恢复，故仍会有短暂肿胀现象，此时可用手法辅助按摩以加强水液代谢与毒素排出。

7. 肺功能不好

会有痰、咳嗽增加的情形。松筋后因肺部功能活化，会刺激肺部纤毛蠕动与肺内上皮黏膜分泌黏液，共同将入侵肺部的病菌、灰尘从口排出。

8. 易腰酸背痛

一段时间内会更酸痛，特别是背部筋肉僵硬呈条索状者与硬皮症者，因硬块打散疏开，退化部位细胞、神经活化产生反应。

9. 面部皮肤

因筋结疏开，深层筋脉气血畅通，使原本积压在皮肤深层的黑色素、油脂、汞、重金属、化学毒素代谢，故在一段时间内斑、痘、粉刺会增加。

10. 妇科问题

初期分泌物会增加，月经会不规则，如有每月经血排不净而滞留在子宫内者，松筋后会有血块排出。

需要注意是，经络松筋保养后，人们多会特别容易口渴，因此要注意补充水分，帮助体内毒素排出。另外，还要在好转反应期间放松心情，多休息，适量活动，补充营养素，使身体细胞功能快速修护整建，待体内功能重建完成而恢复健康时，就不会再有好转反应过程中的这些症状。

此外，松筋保健期体质改善会因个人生活习惯、作息规律、饮食、工作压力而有不同的表现，且人体细胞代谢周期约120天，故细胞修护、体质调整的时间大约3个月。

第二章 健康活力牛角松筋术

牛角松筋术的杀手锏——排毒、泻火、祛酸痛

牛角松筋术对人体的保健功效主要体现在3大方面：排毒、泻火、祛酸痛。下面，我们就来具体介绍这3点：

1. 排毒

人们在使用牛角松筋术时，都会发现表皮呈现毛孔扩大、变红膨胀现象，这并非身体受到了外力损伤，而是身体在自然排毒。

2. 泻火

从医学理论上来讲，人们在进行牛角松筋术时，常会在经络气阻严重部位、肌肉组织瘢痕状处，通过牛角对其进行舒筋活血处理，就会使局部出现毛孔扩大、怒张释放"火气"的现象，亦每一松筋线条立即呈现变红且膨胀、粗大，有如一条条鞭打过后的痕迹。这是体内湿邪、热邪因筋脉打开，"火气"立即窜出的自然排毒现象，持续20～30分钟，待"火气"释放完后，毛孔怒张、肌肉膨胀将逐渐消退，肌肤组织恢复正常状态，皮肤也不会留下点状的瘀瘢。若此种"火气"即湿、热邪气滞留体内，即会造成细胞间离子电位不平衡，影响细胞通透性，造成肌肉组织变性，阻碍经络气血运行，致使内脏功能失常。临床上热证实证、肝火旺、脾虚体质的人，特别会有此现象。

3. 祛酸痛

当用牛角松筋术使身体排毒、泻火之后，能直接有效地松开筋结、消除酸痛和释放体内脏腑经络负能量，让体内的"火气""毒素"顺利自体表排出，使内脏功能平衡和谐正常。

总之，牛角松筋术的排毒与恢复筋膜正常的功效非一般按摩手法可比，因此牛角松筋术算得上是最自然、最无不良反应的健康保养辅助手技，可谓人人适用的"保健佳品"。

是什么让我们爱上牛角松筋术

中医学上的舒筋活血方法很多，但牛角松筋术可谓最自然、最无不良反应的一种保健方法，那么，它到底有哪些主要的优点呢？下面，我们主要介绍一下：

（1）中医古药典上记载，牛角分赤牛角、黑水牛角，使用它们来按摩身体，都具有舒筋活血、清热的功效，而且，黑水牛角还可以入药。

（2）牛角可吸收对方火气、病气，经由操作者5厘米磁场隔离，可减轻彼此能量互换，避免施术后的身体疲累不舒服。

（3）依人体十二经脉能量医学原理，将体内"筋结""气阻"疏通，帮助全身气血循环正常，恢复人体原有的自然治愈能力。

（4）手法轻松、简单易学、安全性高、不费力，并集当今指压、油压、刮痧、拔罐优点之大成。

牛角松筋术使用手法大解析

牛角松筋术是依经络与筋脉走向垂直，采用点、线、面整体操作手法深层疏开筋结硬块，使软组织恢复正常状态与功能的一种保健方法，它将古代中医治病"一推、二灸、三吃药"的原理联合运用，以保持气阻疏通、营养及能量补充、唤醒修复萎缩退化细胞与神经功能。

（1）推：使表层肌肉放松舒缓，亦可直接作用在深层筋脉处松筋。

（2）灸：沿经脉路径走向在重要穴位分布处加强刺激点拨，以活化脏腑功能。

（3）吃药：皮肤可谓是人体最大的器官，它能有效吸收涂抹在皮肤表层的药物，达到活血化瘀、强筋骨、滋润皮肤功效。

然而，工欲善其事，必先利其器，要发挥牛角松筋术的保健功效，首先要针对不同的身体部位选用不同的牛角棒来松筋。

（1）双爪牛角棒：适合身体较大面积部位如大腿、臀外侧及手足部位使用。

（2）中牛角：身体部位适用。

（3）小牛角：脸部适用。

（4）眼睛部位专用牛角棒。

（5）头部松筋专用牛角棒。

（6）开耳穴专用牛角棒。

在确定使用工具后，要注意牛角松筋术的使用姿势：将手臂伸直放松，腰挺直放松，双脚直立与肩同宽，或依松筋部位变换，采取弓箭步姿势松筋（即前脚弓步，后脚箭步），以使身体重心稳固，达到上身放松姿势，正确运用身体重力与手臂、手腕部位灵活性，以达到力点轻揉、支点平稳，方能使牛角松筋手法安全有效。

一般来说，牛角松筋术循经络与筋脉路径，施以圆拨、点拨、划拨、深挑、刮等方法。

1. 圆拨

牛角循经脉画螺旋状。比如，握笔圆拨：手法如同握笔，以拇指、食指、中指轻巧劲力在筋膜上呈螺旋状拨动。此手法多在穴位处与脸部松筋按摩时，或舒缓松筋时使用。

2. 点拨

在穴位处做拨揉手法，比如直立点揉：手掌心轻稳握住牛角，略呈直立角度，用上身重力带动牛角点揉筋膜。此手法多适用处理深层筋膜与顽固筋结，或穴位处加强深拨使用。

3. 划拨

循经络与筋脉深层做来回划动。比如，握笔划拨：手法如同提笔，以手腕或手指轻巧劲力来回活动拨筋。此手法适用处理浅层筋膜的放松，或穴位处点拨。

4. 深挑

深层肌肉固体化时，必须压深挑开筋结。

5. 刮

用牛角握柄面刮痧。

此外，在使用牛角松筋术时，还应注意以下动作要领：

（1）固定肌肉：在使用牛角松筋术时，先用一手食指、中指拨开肌肉，固定肌肉，另一手持牛角行深层松筋膜操作。

（2）注意节奏：使用牛角松筋术讲究二重一轻或三重一轻的节奏，就是指连续动作划拨2次或3次后停顿一下，再继续操作。每次划拨力道是柔中有劲，劲中有柔，刚柔并济运用灵活。

（3）由浅而深：使用牛角松筋术时，讲究由浅入深的顺序，即先松浅层肌肉，再松深层肌肉，手法由浅入深，松开筋结，方可减轻疼痛。

（4）肌肉与经络走向垂直：操作时必须和经络与筋（肌）纹理走向垂直，以点、线、面手法将筋结松开。如果顺肌肉走向则无法将筋结松开，且易导致肌肉受伤发炎。

（5）连贯划拨：在使用牛角松筋术时，要注意保持划拨的连贯性，也就是说，每一划拨线条必须彼此衔接，切勿间隔太大，方能掌控点、线、面达到筋膜组织重整与康复。如操作时，发现对方肌肉明显呈现固体化硬块现象时，则须配合深挑（下压深再挑拨的手法）。同时筋结处切勿于1点重复超过10次，以免太过刺激，产生发炎现象。

总之，一位基本功正确、训练有素的专业松筋师，其手法纯熟达到炉火纯青，火候应是拨筋时能准确深入筋脉穴位分布处，且手法劲道平稳顺畅，轻重拿捏得宜，使对方能深刻感受每一手法皆拨到筋脉，虽有酸痛感，却可舒服享用。

使用牛角松筋术，这些注意事项要知道

尽管牛角松筋术是较天然、简单的保健方法，但如果不注意以下一些方面，就会使牛角松筋术的保健功效大打折扣：

1. 禁忌人群

（1）严重心脑血管疾病、肝肾功能不全、全身水肿者：如果你有严重心脑血管疾病、肝肾功能不全、全身水肿等症状，则不要轻易使用牛角松筋术，如果非要使用不可，要注意手法不要太深、太强硬，操作时若不详加留意，易使松筋后皮下带出的瘀滞不易代谢，增加心、肺、肝、肾的负担，反而加重病情。若必须通过松筋保健手法宜渐进式地疏通，不可大面积操作。尤应注意松筋时经脉的方向，须将"火气"引到四肢末端，天柱穴、大椎穴、肩中俞、肩外俞、肩峰处与肩髃穴等筋结一定要松开，以防"火气"逆冲至头部。

（2）体质虚弱者

对于一些体质较虚弱的人群，尤其是大病后体质虚弱者，不适宜松筋，须待身体元气恢复后，再行松筋，然手法亦须以轻柔渐进方式，千万不可心急，非要一次就将条索硬块疏开，反而使身体更虚弱疲累。

（3）皮肤异常者

如体表有疖肿、破损、疮、斑疹和凸硬囊肿、脂肪瘤、纤维瘤，切记不可直接于患

部处松筋，以防感染和扩散。

（4）急性扭伤或创伤的疼痛或骨折部位禁止松筋，待急性发炎期消失及骨折痊愈后，再进行筋膜松筋保养与修护，以防气滞血瘀而使筋脉再度受伤。

（5）有出血倾向的各种急症者，如：再生障碍性贫血和血小板减少患者、先天类风湿关节病变患者等，不适合松筋。

经络松筋虽可作为疾病的预防和身体养生保健的手段，但对于已产生的各脏腑病症则必须到医院进行诊治，才不致延误病情。上述特殊情形，松筋师应有小心防范处理的基本概念。

2. 谨慎处理部位

（1）手臂心经脉在午时（11 ~ 13点）心气宜静不宜动，如不能明确辨别患者心气功能虚实强弱，则应尽量避免在此时段进行心经脉拨筋手法。

（2）颈部、头部或身上手脚静脉血管爆起浮现处，此现象多半是因深层筋膜僵硬，使气行受阻，内部压力让静脉血无法回流，以致朝体表突出浮现，故手法操作时切勿在静脉血管上刻意松动，应谨慎将牛角运用在其皮下深层筋膜，拨动松开筋结使"青筋"消沉。

（3）胸部神封、神藏穴位区，此部位因近心脏，故松筋时如发觉有粗厚筋结硬块组织，须逐步渐进保养松开筋结，以防求好心切太过松筋，使气血脉冲加大、心动过速，令患者心生恐惧无法负荷。

（4）颈部胸锁乳突肌内侧(颈前三角肌区)有颈总动脉血管经过，故手法须小心谨慎，不可太深入。建议在此部位以手法技巧性抚拨与舒缓按摩。

（5）腹股沟韧带处，此部位韧带肿硬者不可过度强硬手法松筋，因内部神经极易发炎、引起强烈疼痛。

（6）腘窝中央委中穴处，此部位肿硬隆起症状常见，因内部为滑液组织非筋膜结构，故不可深层太强刺激，以防发炎及变形肿大。

此外还要注意松筋前不宜吃得过饱；松筋后需大量补充水分，以利排毒（喝水宜温热，忌冰冷）；11 ~ 13点，心气虚者，尽量避免松手少阴心经部位，以防过度虚弱；每次使用完牛角后，要注意牛角的清洁工作，将牛角浸泡粗盐水半小时左右，以消磁净化。而且，最好每人配备专用牛角；如需共同使用，使用前须用酒精棉擦拭消毒。

 养生百宝箱

操作牛角松筋术时，选择有效成分的优质保养乳霜，可起到辅助作用，产生事半功倍的效果。专业手技与保养霜共同相互发挥，可达到扶正祛邪、防病保健的功效，使身体更加健康。

1. 涂抹乳霜性质的保养品

因为牛角松筋术属深层松筋开穴，因此在松筋前先要涂抹一些乳霜性质的保养品，以形成滋润保护膜，缓和牛角与肌肤接触时产生的锐利感。且乳霜分子小，有效成分可完全被皮肤吸收，干爽不油腻，兼具肌肤保养效果。注意不要使用油质属性的保养品，容易阻塞毛孔，而纯植物芳香精油应在松筋完毕后的全身舒缓顺气按摩时使用。

2. 不要大面积使用成分清凉的油膏

为了在松筋的同时养护肌肤，人们应选择具有能量、阳性属性，可行气血、活血化瘀、略能镇静抗炎的油膏，如能入肾精，帮助肌肉组织恢复柔软、弹性尤佳。而不要大面积使用民间常用的清凉型按摩推拿油膏，以免因太过清凉，而阻碍细胞活化，气血凝滞。尤其不适宜体质虚寒者或寒冷天气时，在背部或其他部位大面积涂抹按摩，易使患者全身发冷、气血虚弱、筋肉挛缩，而应以局部小面积使用为佳。

第三章 牛角松筋术中的脸部青春秘诀

脸部松筋术——年轻5岁的变脸秘诀

随着年岁的增长，每个人都会出现不同程度的衰老症状，比如眼角鱼尾纹、眼袋、黑眼圈变深等，这其实是人体内脏功能失常退化，进而导致内脏经络穴位处发生气阻，深层筋肉产生筋结，从而使肌肤呈现肿胀僵硬、凹陷虚弱、弹性不足的现象，同时还会在人体脸部与内脏相对应区出现斑、痘、皱纹、脸颊瘦削、脸胖肿胀、松垮水肿等现象。为了缓解这些老化现象，许多人不惜重金买来许多抗衰化妆品来保养，虽能使皮肤白皙，却无法恢复年轻时的健康亮丽。

要想更有效地延缓人体器官衰老，你可以试试牛角松筋术的脸部松筋法，它深层松筋开穴，疏通"筋结""气阻"，将组织内的废物、毒素、乳酸由血液循环、淋巴代谢排出，使肌肉和五官因气血畅通而健康，肌肤纹理自然富弹性。具体功效如下：

（1）养护健康：通过脸部松筋法，可有效活化脸部各器官，缓解或治疗视力退化、眼酸涩、耳鸣、晕眩、偏头痛、鼻过敏、鼻塞、嘴咀嚼无力或张不开等面部症状。

（2）美容养颜：脸部松筋法在养护健康的同时，还能有效缓解人体器官衰老，达到美容养颜的目的，因此受到许多女性青睐。比如，可用于改善嘴角下垂、嘴角下垂、黑眼圈、眼袋、法令纹、脸颊松垮下垂、胖脸变瘦、凹颊丰颊、脸型雕塑、黑斑、面疱、微细血管、青筋浮现、眼角纹、皱纹、悬针纹、眉头皱肌等老化症状。

认识脸部经络，对症施行脸部松筋术

脸部经络主要有大肠经、小肠经、三焦经、胆经、胃经、膀胱经、督脉。中医认为，人体十四经脉皆上行于头面部，多数人脏腑代谢失调、经络气血无法上达头面部，因而导致肤色暗沉，斑、痘、老化、皱纹等皮肤问题。比如，气血上达头面部必须经过颈部，如颈部胸锁乳突肌、斜方肌、颈总动脉沿线筋脉产生硬块、肿胀或颈椎动脉颈椎韧带纤维化，将使气血上行产生阻碍，头面部无法充分得到血液营养供应，氧气不足、偏头痛、五官功能退化、肤色暗沉、皱纹、老化由此产生，同时颈部筋脉肿胀、硬块亦影响静脉血、淋巴的回流，此气逆压，将使耳部内耳迷路平衡功能产生干扰，于是产生晕眩。

因此，只要疏通面部的经络，使脏腑正常运行，自然气血畅行，凸显保湿、美白、抗衰等美容保健功效。而人体脏腑与三焦症状皆反映呈现在脸部，故脸部可谓是内脏的一面镜子。学习经络者可从脸部皮肤的纹理、肌肉凹陷、肿胀、青春痘、斑点色素分布而了解内脏的问题，即从面部气色变化及五官的观察，可以测知脏腑经络气血的盛衰。

1. 脸部三焦

上焦指的是额头部位，主心肺功能；中焦指的是眉毛并行线至鼻部位，主消化系统功能；下焦指的是鼻子下方平行线至下巴部位，主肾、生殖、泌尿功能。

2. 脸部脏腑五行

（1）心对应额头，五行属火

心对应额头的位置，如果出现头疼等症状，多与心脏有关，可通过按摩划拨额头处印堂、阳白、眉冲等穴来缓解。

（2）肺对应右脸颊，五行属金

中医认为肺开窍于鼻，鼻乃空气出入门户，鼻子呈现流鼻水、打喷嚏、鼻塞、鼻黏膜肿胀与肺功能不佳，或受风寒、风热侵袭而致各种鼻病有关。临床上与鼻保养相关的穴位，如：迎香穴、四白穴、禾髎穴、巨髎穴，或鼻翼筋与上唇鼻举筋处筋膜僵硬，则会产生各种与鼻相关的症状。

（3）肝对应左脸颊，五行属木

中医理论肝开窍于目，肝虚则眼睛干涩视物不清、疲劳；肝火旺者目赤灼痛、流泪、脸部松筋开穴时若能将眼周相关穴位松筋开穴，即可同时达到明目保健视力、美化双眼的功效。眼角下垂（非先天性鱼形眼者）可在内外瞳子髎穴处加强筋膜放松，上眼皮水肿或眼睑松垮肌肉无力，可沿上眼轮筋与鱼腰穴加强划拨松筋与开穴力度；而黑眼圈、眼袋，中医认为是肾功能失常的表现，可沿下眼轮肌处加强划拨松筋，防止静脉血滞留。

（4）肾对应下巴，五行属水

中医认为肾开窍于耳，耳鸣乃肾虚之象，然耳附近筋脉与穴位处产生气阻筋结时，亦会有耳鸣及听力功能失常。如：听会穴、耳门穴、耳和髎穴、翳风穴，皆会引起耳鸣与耳部相关疾病。

（5）脾对应鼻子中间，五行属土

中医认为脾开窍于口，脾好唇红润，脾不好唇苍白，脾湿热唇部会生点状菌斑。口角处地仓穴松筋开穴可预防嘴角下垂，沿口轮肌与口角下，加强筋膜放松，可预防嘴角下垂与口角纹产生。

在认识人体面部经络的基础上，可使用独特的脸部经络松筋开穴术，疏通筋结、肿胀、使血脉通畅，五官功能活络，皮肤肌肉润泽、富健康弹性，黑眼圈、眼袋、眼尾下垂、黑斑、面疱、视力退化、耳鸣、晕眩都可得到改善。血脉通畅，亦可使胖脸变瘦、瘦脸变胖，达到脸型雕塑双向调整作用。

脸部松筋术主要通过对耳朵、颈部、额头、眼部、鼻与鼻翼、脸颊、嘴唇四周与下颚骨、淋巴等部位进行牛角划拨，先行一边脸与颈部松筋开穴，用以分别比较两边明显差异后，再进行另一侧脸松筋开穴操作。整个过程约 10 分钟。

额头、耳部的松筋手法，让头痛、耳疾通通走开

使用牛角松筋术为面部额头松筋时，注意以下几点：

（1）在额头部位，用牛角棒沿督脉线划拨至眉心，再沿眉头线、眉中线、眉尾线，由发际划拨至眉毛上方，外侧发鬓胆经部位，易偏头痛者可加强划拨。

（2）也可由眉上方松筋至头顶百会穴，为达美容目的，松筋时皆往下方引气排毒，故此采用由额头发际往眉毛部位松筋。

（3）阳白穴位于眉弓中心上方 1 寸处，可在此部位加强开穴，此穴可治疗眼疾、三叉神经痛与面神经麻痹。

（4）两眉中心（印堂穴）部位有悬针纹者可加强松筋开穴，其悬针纹出现原因乃皮下肌肉组织左右各两块筋结的夹缝，产生皱纹线条，手法在筋结处松解筋结，皱纹自然会淡化甚至逐渐抚平。

（5）两眉中心肌肉变化有皱纹、肿块、暗沉、泛红，则可能是背部脊椎 2、3、4 椎体排列出现了歪斜或两侧筋肉紧绷的现象，心肺功能也因此受到影响。

整个松筋开穴的过程约 10 分钟。

因为耳朵是五脏六腑全息反射区，因此在为耳朵做牛角松筋术时，可沿耳朵周围划拨或圆拨 3 ~ 4 圈，耳上角孙穴、耳后瘈脉穴、耳下翳风穴、耳前（听宫、听会、耳门 3 穴）加强松筋开穴，可改善耳鸣、晕眩、听力减退等症状。整个松筋开穴的过程约 10 分钟。

眉、眼睛的松筋手法——眉弯眼亮的最佳选择

现代人普遍视力不佳，除了 2% ~ 3% 遗传因素外，其余多是个人用眼习惯不良等后天因素所致。因此，后天因素引起的视力问题也可采用牛角松筋术治疗。

【具体方法】

（1）在眉毛上方顺眉头至眉尾方向进行划拨或圆拨手法，在眉毛下方顺眉头至眉尾方向进行划拨操作，手法须稍往上方眉棱骨下缘缓慢拨动。

（2）沿两手指缝至外关穴以牛角疏通筋脉、合谷穴，加强开穴。

（3）以耳穴专用牛角在眼穴、肝穴、肾穴部位点揉刺激，直至感觉灼热。

（4）头颈部沿膀胱经疏通经络、天柱、风池穴，加强开穴。

（5）攒竹穴位于眉头，加强开穴，可消除视疲劳、酸涩、眉头皱纹。

（6）鱼腰穴位于眉弓下方中心，瞳孔正上方处加强开穴，可消除眼皮水肿、眼睑下垂。丝竹空穴位于眉尾凹陷处加强开穴，可保养视力。

（7）眼睛上方：沿上眼轮匝肌缓慢划拨至眼角，小心勿碰触眼球。

（8）眼睛下方：自眼头睛明穴顺下眼轮匝肌筋膜缓慢划拨至眼尾。

（9）睛明穴：可改善视物模糊、视力减退。

（10）承泣穴、四白穴：预防近视，有双眼明亮功效。

（11）瞳子髎：可改善眼部鱼尾皱纹、眼角下垂、眼花现象。

整个松筋开穴的过程约 10 分钟。

眼部筋膜与穴位的松筋，还你一双慧眼

在眼周筋膜与穴位做松筋开穴手法时，宜搭配自然无刺激性具山药成分的保养霜，帮助行气与修护筋膜柔软弹性，并同时具备滋润皮肤效果。

【具体方法】

（1）沿眉棱骨上方圆拨或划拨松筋，眉头攒竹穴、眉中上方阳白穴、眉尾丝竹空承泣，加强点揉开穴。

（2）沿眉棱骨下缘牛角略往上划拨，瞳孔上方鱼腰穴加强开穴拨筋。

（3）沿上眼轮匝肌划拨，小心勿碰触眼球。

（4）沿下眼轮匝肌划拨或圆拨，眼头睛明穴、眼球下方承泣穴、四白穴、眼尾鱼尾穴、瞳子髎穴，加强松筋开穴。

（5）手法操作完毕，再以大拇指指腹将上述手法重复安抚按摩数次，最后顺气引流至耳下，带至颈肩排毒。

整个松筋开穴的过程约 10 分钟。

人们在家里自行操作时，一定要一手固定肌肤，一手以牛角划拨或圆拨，试着将眼周筋结松开；初操作时，如穴位不能精准找到，可借着牛角拨动肌肉时，将感应到的阻碍点轻柔慢匀拨动，消除筋结硬块组织。如有上眼皮水肿者，可在鱼腰穴与眉骨下加强划拨；眼尾皱纹与眼睑下垂者，可在瞳子髎处加强划拨；黑眼圈可在承泣、四白加强开穴，于下眼轮匝肌处做划拨手法。

一般来说，当眼周筋疏开，肌肉恢复柔软不再僵硬时，人们会感到双眼特别轻松舒适且明亮有神，同时眼角上扬，眼尾皱纹、黑眼圈皆有明显消除与淡化。但要注意的是，有眼疾或眼部功能不佳者，视力保健松筋后会有眼睛润湿流泪、分泌物增多、眼内痒、局部瘀痧等现象产生，此为好转反应，不必惊慌，一般 2～3 日即会改善。

做好鼻子松筋术，远离鼻病困扰

鼻子是多功能的调节器，对吸入的空气起到净化、调温、湿润的作用。当人体的抵抗力下降时，聚集在鼻腔的细菌就会通过鼻腔入侵身体各个部位，导致多种疾病产生，因此鼻子的保健就显得十分重要。

在对鼻子进行牛角松筋术时，应顺上唇鼻翼举筋走向，由眉头向下划拨至鼻迎香穴，鼻侧鼻筋与上唇举筋加强划拨。一般来说，如果鼻侧这两条筋变肿硬纤维化，多半易有鼻塞、鼻黏膜肿胀、鼻窦炎等鼻病困扰，只需将此处筋结松开，气血顺畅后鼻子立即畅通。整个松筋开穴的过程约 10 分钟。

此外，人们还可采用以下保健法来养护鼻子的健康：

（1）浴鼻保健法：鼻腔黏膜具有一定的过滤、清洁作用，如果我们在平时能经常洗鼻，就会使鼻腔更好地发挥过滤、清洁功能。洗鼻的方法是：用掌心盛温水或浓度适当的温盐水，低头用鼻将水轻轻吸入，再经鼻擤出，反复数次，长期坚持可有效地改善鼻腔内黏膜的血液循环，增强鼻腔对天气的适应能力，能很好地预防感冒和其他呼吸道疾病。

（2）气功健鼻法：晚上睡觉前，先将两手拇指擦热，揩擦鼻头36次；然后排除杂念，二目注视鼻端，默数呼吸次数3～5分钟；俯卧于床上，两膝弯曲使足心向上，用鼻子深吸气4次、呼气4次，然后恢复正常呼吸。这种方法可润肺健鼻、预防感冒和呼吸道疾病。

（3）药物健鼻法。鼻腔内应尽量保持适当湿度，过于干燥会使鼻内黏膜破裂出血，在气候干燥的季节，可以根据自己的情况，配合药物保健，如使用复方薄荷油或服用维生素A、D等。中药也有很好的效果，下面两种健鼻汤可供参考：

润鼻汤

材料：天冬、沙参、麦冬、黄精、玉竹、生地、川贝母各9克，黑芝麻15克。

功效：润肺、养脾、护鼻。

健鼻汤

材料：苍耳子27克，蝉蜕6克，炙甘草4.5克，薏苡仁12克，防风、玉竹、百合、白蒺藜各9克。

功效：本方使肺气和、脾气充，御风健鼻，有良好的保健作用。

另外，还应纠正用手挖鼻孔、拔鼻毛或剪鼻毛等不良习惯。因为损害鼻毛和鼻黏膜不但会影响鼻的过滤功能，引起鼻腔内细菌感染，还可能引起颅内和耳的疾病。

脸颊、嘴角无细纹，松筋手法须仔细

脸颊部位的牛角松筋术主要是针对人体的肝肺功能，能有效缓解肝肺疾病，还能达到瘦脸与脸型雕塑、消除双下巴等效果。

（1）沿颧骨下缘划拨或圆拨至耳前部位。胃经巨髎穴、小肠经颧髎穴加强开穴。

（2）沿嘴角线圆拨至耳垂部位。

（3）沿下颚骨上缘划拨至耳下部位。

（4）沿下颚骨下缘骨缝内筋膜划拨至耳后部位。

（5）沿胃经路径下关穴至颊车穴做划拨手法。

整个松筋开穴的过程约10分钟。

在对嘴角部位进行牛角松筋术时，应沿口轮肌圆拨，嘴角外侧地仓穴加强，口角下加强松筋，可预防嘴角下垂，下巴中间承浆穴加强开穴。整个松筋开穴的过程约10分钟。

颈部松筋术，美颈就当如此塑造

在对颈部进行牛角松筋术前，首先要认识胸锁乳突肌，它是指从胸部锁骨延伸至耳后乳突骨的肌肉，因为颈部肌肉以胸锁乳突肌为界线，划分为颈前三角与颈后三角肌肉群。颈部松筋手法就是以胸锁乳突肌为界线，先划拨胸锁乳突肌，力量不可太大。

颈后三角肌群可沿经络路径走向，依序划拨大肠经、小肠经、三焦经、胆经，亦可依据颈后三角肌群分布排列松筋划拨前斜角肌、中斜角肌、后斜角肌，以及提肩胛肌与斜方肌。

但要注意的是，牛角松筋术只适用于颈后或颈侧肌肉，不适合颈前肌群。因为在喉头隆起的外侧1.5寸处即动脉搏动部位，此处有颈动脉血管经过，故意用牛角棒深层划拨，容易导致动脉血管剥离，流向脑部，引起血管栓塞产生危险。此时可用手指代替牛角棒，在胃经线上人迎、水突二穴点按刺激，和手四指掌面顺胃经往下做安抚按摩，再带至锁骨上缘，沿肩峰排出。

此外，在划拨筋结时注意不要把青筋（静脉血管）之处误以为是筋而进行手法操作，以免误伤自己。中医认为，颈部有明显"青筋"浮起，多是气血不畅通、气阻，静脉血回流不畅呈现的警讯，因此操作时应沿"青筋"旁将筋结疏开，肌肉恢复柔软弹性，不再僵硬紧绷，则气行自然顺畅带动静脉血回流，颈部不美观的青筋也会消失。

整个松筋开穴的过程约10分钟。

头部松筋术，让头脑日益灵活的妙法

头部松筋术主要是以牛角沿经络走向垂直划拨，在穴位处加强穴位拨，以起到防治头痛、偏头痛、失眠、神经衰弱、毛囊阻塞性斑秃，以及头部舒压放松、醒脑、增强记忆力与强化脑部功能等功效。

【具体方法】

（1）患者俯卧，医者用牛角棒沿天柱、风池、完骨划拨发际线，耳背外围采取圆拨舒缓手法。

（2）医者用牛角棒沿督脉线，放松划拨至百会穴，再分同等分比例，呈放射状，逐一划拨至百会穴。

（3）先用双手拇指指压头部的督脉与膀胱经，再使用上下波动的按摩手法，以使脑部头皮层放松。

（4）双手十指指尖微微弯曲，在头部做深层揉按，脑户、玉枕、脑空、头窍阴，加强揉按。

（5）双手合并，以中指按压哑门穴往头方向施力按摩，力度不可太深太重。

（6）双手合并，食指、中指、无名指各扣住天柱穴、风池穴、完骨穴，往头方向施力，做活络按摩手法。整个松筋开穴的过程约10分钟。

需要注意的是，施行头部松筋术的手法力度要平稳、轻柔，不宜太重，因为头部的一些穴位靠近两条椎动脉会合脑底动脉处，手法过重易造成脑部动脉损伤。

面部美白，多动手指来松筋

除了使用以上方法来美容养颜外，还有一种具有面部美白功效的手指松筋术：以拇指自行拨筋塑脸，再配合双手掌顺经络做舒缓排毒顺气手法，可有效消除脸部水肿、改善颈纹、消除颈部肿胀。

【具体方法】

（1）左手在右侧脸颊拨筋，右手在左侧脸颊拨筋，双手大拇指分别于眉上方、眼下方、颧骨下、下颚骨上缘、下颚骨下缘，以中心线为基准，由上往下、由内往外方向拨动筋膜带至耳下部位。

（2）以四指掌面自耳下做平抚顺气排毒，再沿锁骨上缘带自肩膀排出，沿锁骨下缘带自腋下部位排毒。

整个松筋开穴的过程约 10 分钟。

当对脸部开穴疏通后，人们能感到头、脸部筋肉的轻松舒适，且能感受肌肤是由内焕发出的清澈亮丽，还能醒脑，改善头痛、偏头痛、耳鸣与晕眩，兼具美容与健康双重保养功效。

第四章　用好牛角松筋术，不再腰酸背痛

腰酸背痛，试试牛角松筋术

随着生活节奏的加快和社会竞争的日益激烈，现代人的压力日益加大，许多人年纪轻轻就出现了腰酸背痛、身心疲惫的亚健康状态。据有关医学研究证实，亚健康多半由于血液循环不良所引发，与脊椎变形长期压迫神经有关，并因此导致晕眩、偏头痛、失眠、胸闷、胃胀、消化不良、颈肩酸痛、坐骨神经痛、双腿肿胀酸麻等症状。

中医认为，在经常出现腰酸背痛的亚健康人群身上，往往能在其经络沿线肌肉处发现筋结、硬块，即肌肉已呈现固体化，在肌肉深层固化严重者已呈条索状硬块，严重影响气血运行，使神经传导受阻、神经萎缩退化，日久易迫使脊椎歪斜，甚至引发内脏功能病变。

那么，到底是什么原因造成了各种酸痛、脊椎变形与自律神经失调症状的亚健康状态呢？原因主要有以下几种：

（1）长期姿势不良：许多人的坐姿都不标准：经常坐着跷脚，容易使骨盆转位脊椎侧弯；坐时腰朝后呈 C 形，使脊椎偏离 S 形成平直状态压迫脊椎神经；睡眠时姿势不良，睡太高或太低枕头，使颈部神经受压迫，颈肩肌肉僵硬，气血循环差。

（2）内脏功能失调：与内脏相联系的经络路径沿线产生气阻与筋结现象，使肌肉僵硬、气血循环变差，易产生酸痛与局部生理功能退化。

（3）激素分泌不足：会使骨细胞内钙质流失，引起酸痛，男、女性激素分泌不足，易使筋、韧带僵硬无弹性，引起肌肉酸痛，如五十肩等气血凝滞现象。

（4）曾经跌打损伤处未予妥善治疗：产生气滞血瘀。

（5）身心压力大，工作繁忙或长期处于紧张状态：引起自律神经失调。

（6）情绪（喜、怒、忧、思、悲、恐、惊）表现失调：怒伤肝、心情压抑伤肝，致使肝气郁结疏泄失调，引起胸闷痛、烦躁、忧郁、月经不调等症状。

（7）经常熬夜：晚上 11 点～凌晨 1 点、凌晨 1～3 点，此时经络气血流注胆与肝脏，如长期在夜晚 11 点～凌晨 3 点仍无法睡眠，则血不流注肝，肝不藏血，肝血不养筋，造成筋肉、双目失养，且影响肝脏解毒造血和分泌胆汁的功能。

（8）运动不足：适度运动可活络筋骨，加速血液循环，可使肝气疏泄正常，人体气机调畅，气血运行平和、心情舒畅，精神爽朗，否则，肝脏气机疏泄失常，会表现出精神抑郁或亢奋冲动效应。

（9）饮食习惯偏差：在饮食摄取是要注意无色无味的平衡，否则将影响脏腑功能。比如，偏重肉食者，肉类蛋白分解产生氨、尿素氮、嘌呤等酸性副产物，在人体血管和经络运行过程中，沉积在筋肉深层或关节处，使筋肉产生化学变性，产生硬块筋结。素食者长期饮食摄取不均衡，且多半食物属性偏寒时，易造成体质虚寒，气血筋脉易凝结及筋肉僵硬。

总之，不良的生活习惯是导致亚健康的主因，要缓解治疗亚健康，除了要建立良好的生活习惯外，还应采取一些简单的疗养法，比如牛角松筋术，着重对背部进行松筋开穴手法，沿脊椎两侧，使造成脊椎变形、僵硬的肌肉松开，同时使肌肉恢复弹性与张力。

只要肌肉恢复正常状态，气血运行通畅，人体自愈功能得以自然发挥，帮助肌肉系统与骨骼系统维持平衡，再凭借纠正姿势与伸展体操，使脊椎排列组合正常，驼背与侧弯现象自然得以改善，亚健康的种种症状也会自然消失。

认识背部经络，养护脊柱健康

背部经络主要是督脉和膀胱经。

1. 督脉

督脉如果不通畅，容易出现脊柱强直、弓角反张的症状，可对症按摩督脉 28 穴来治疗，常用穴位为长强、腰俞、命门、陶道、大椎、哑门、风府、百会、素髎、人中、龈交。

2. 膀胱经

膀胱经是背部的另一大重要经络，它与五脏六腑疾病皆有关，共 67 穴，常用穴位为：睛明、攒竹、天柱、大杼、肺俞、胆俞、心俞、肝俞、脾俞、胃俞、肾俞、大肠俞、关元俞、小肠俞、膀胱俞、八髎、承扶、殷门、委中、承山、昆仑、申脉。背部各俞穴为脏腑气血能量流注部位，如产生气阻筋结，将阻碍脏腑功能的正常运行。一般来说，下午 3～5 点，气血流注膀胱经，若经常在此时头痛、背痛、坐骨神经痛、腰酸背痛、疲倦昏沉、身体不适等，皆与膀胱经气阻有关。

按照背部经穴与脏腑的联系，可划分三焦为 3 部分：上焦指的是至阳穴水平线以上，主心肺功能，呼吸与血液运行；中焦指的是至阳穴至命门穴中间部位，主消化系统，食物的消化或运输；下焦指的是命门水平线以下，主生殖、泌尿、排泄功能，排便、排尿或内分泌系统。

此外，背部两条左右对称，内外膀胱经沿脊椎两旁分布，其路径分布区和人体末梢神经（脑神经 12 对、脊髓神经 31 对）相结合，皆与五脏六腑和自律神经的功能有关。肩臂区有小肠经、三焦经分布，主要穴位如小肠经的肩中俞、肩外俞、曲垣、天宗、肩贞三焦经的天髎穴与肩髎穴，以上诸穴是预防肩膀僵硬、手臂酸麻痛的重要保养经穴。

背部经络松筋调理，认准几大要穴

在对背部经络松筋调理时，主要针对以下几个穴位施治：

（1）颈椎旁肌肉：如果颈椎旁肌肉呈条索状硬结，就会使椎动脉不能为头部提供正常血液供应（缺血、缺氧），此时可沿颈椎棘突旁开0.5寸与1.5寸处点线面松筋，消除筋肉硬块组织，帮助筋肉恢复弹性、柔软，具有改善头痛、提升记忆力、预防老年痴呆的功效。

（2）大椎穴：大椎穴被称为诸阳之会，位于背部督脉上，第7颈椎棘突与第1胸椎棘突之间，若此部位肌肉肿胀僵硬呈隆起现象，可在大椎穴位深处，沿4个角呈放射状加强松筋拨开筋结气阻，使此部位肿胀消失，气血运行顺畅与神经传导功能正常，可有效改善睡眠不佳、失眠、肩臂僵硬手麻、高血压或胸闷、心脏疾病等症状。

（3）天宗穴：如果发现天宗穴附近有筋结现象，将使肩胛旋转活动受限，故此穴位为五十肩等病的保养要穴。天宗穴、肩贞穴区松筋开穴，可改善手小指、无名指酸麻的现象。

（4）膏肓穴：在膏肓穴加强松筋开穴，能有效改善五十肩、胸膜炎、呼吸器官疾病、胃酸过多症及颈肩腕痛。

（5）意舍穴：在意舍穴加强松筋开穴，可改善胃痛（胃痉挛）、腹胀、胃胀。

（6）胃仓穴：在胃仓穴加强松筋开穴，可缓解胃痛、食欲不振及胆石症。

（7）肩中俞、肩外俞：肩中俞及肩外俞二穴是颈肩僵硬者要特别加强松筋保养的要穴，它们位于提肩胛肌与斜方肌肌纤维相交迭处，骨结构上交集脆弱点易呈条索状结节筋膜炎。

（8）肩井穴：在肩井穴松筋开穴，可改善头痛、晕眩、肩关节周围炎。

沿着脊柱两侧经络，施用头颈肩区松筋手法

在对头颈肩部进行牛角松筋术时，应用牛角棒沿脊椎两侧经络与肌肉走向垂直深层松筋开穴，使筋结气阻疏通，火气（病、邪之气）由表皮、毛细孔散出，消除肌肉肿胀僵硬。

【具体方法】

（1）沿头颈发际区，牛角以倒钩方式放松划拨此区域至耳背。

（2）天柱、风池、完骨加强松筋开穴。

（3）头椎棘突旁开0.5寸沿督脉线松筋至大椎旁边缝处。头部棘突旁开1.5寸沿膀胱经路线划动放松至颈肩部。

（4）沿颈肩胆经、大肠经、三焦经路线划拨至肩峰处。

整个松筋开穴的过程约10分钟。

此外，还要注意配合相应柔软伸展按摩手技，帮助脊椎排列回复S型正常曲线，使椎骨自律神经与内脏传导功能恢复正常。也要配合可行气山药乳霜，适时补充活络唤醒，帮助细胞组织修护，可达到行气血、整背脊，提升内脏功能与增强免疫力的目的。

大椎至阳含肩臂区的松筋手法

在针对大椎至阳（上焦部位）含肩臂区施行牛角松筋术时，整个松筋开穴的过程约10分钟。

【具体方法】

（1）沿棘突旁开 0.5 寸督脉夹脊穴做松筋划拨手法。

（2）沿棘突旁开 1.5 寸膀胱经做松筋划拨手法。

（3）沿棘突旁开 3 寸膀胱经做松筋划拨手法。

（4）沿肩胛骨外侧缘划拨放松外侧筋膜。

（5）肩胛骨内侧缘大面积划拨放松，天宗穴处加强。

（6）肩臂交接区以握笔式划拨放松此区筋膜，肩贞穴加强开穴。

（7）手臂部沿大肠经、三焦经、小肠经做划拨松筋手法，以使肩臂顺畅。

背部至阳至命门的松筋手法

在针对背部至阳至命门部位，即中焦部位施行牛角松筋术时，整个松筋开穴的过程约 10 分钟。

【具体方法】

（1）沿背脊椎棘突旁开 0.5 寸开督脉线夹脊穴做划拨松筋手法。

（2）沿背脊椎棘突旁开 1.5 寸膀胱经做划拨松筋手法。

（3）沿背脊椎棘突旁开 3 寸膀胱经做划拨松筋手法。

（4）外侧沿胸肋骨缝处划拨，力度不可太重。第 12 肋下缘京门穴加强开穴。

牛角松筋之后，不忘背部筋膜疏理与顺气排毒。

在对身体背部进行全面的牛角松筋术后，要配合施行筋膜疏理顺气按摩手法，进一步揉软肌肉，放松按摩，加速气血流动及毒素废物充分代谢。

【具体方法】

1. 颈部位

（1）大拇指由上而下疏理膀胱经。

（2）四指揉拨颈侧肌群放松。

（3）天柱、风池、完骨穴揉按深压。

（4）胸部垫枕头，双手掌重叠大椎往下滑推。

（5）颈肩两侧肌群放松，并做伸展按摩手法。

2. 背部经筋按摩脊椎保养

（1）大拇指在背部每棘突棘间韧带做左右横拨交替手法。

（2）由大椎顺脊椎旁开 0.5 寸往下做拨筋按摩手法至骶骨处。

（3）双手四指屈曲横向推拨膀胱经。

（4）将双手大拇指以脊椎为中心，斜向推拨脊椎两侧肌群。

（5）沿背部左右各两条膀胱经 1.5 寸与 3 寸穴位分布处，双手大拇指重叠直线深推按摩至臀部位。

（6）沿脊椎两侧，双手十指掌面平滑推至身体两侧边线部位。

（7）双手拇指、食指沿脊椎两侧，进行由上往下直向捏法放松肌群。

（8）双手拇指与另三指沿脊椎两侧，横向进行捏法，放松肌群。

3.肩胛、手臂理筋

（1）用大拇指或肘根部位沿肩胛骨外围按摩放松经筋。

（2）腋下再加强拨筋排毒。

（3）手臂三阳经三阴经手法舒缓按摩拨筋滑至末梢部位，做手部按摩排毒手法。

4.背、腰、臀、伸展按摩手法

（1）两手掌面（一手掌面置于肩胛骨内侧缘，一手掌面置于腰臀部），呈对角方向同时伸展，舒展腰肌。

（2）双手掌根沿脊椎两侧反方向往两边推展背脊。

（3）髂骨上缘左右各4点，以掌根压推。

（4）双手掌重叠深压推臀大肌。

（5）掌根揉压骨外缘。

（6）手肘根揉按环跳穴。

此外，还应在足部膀胱经、承扶、殷门、承山穴位处掌按压，外侧胆经风市、中渎、阳陵泉穴位处拨揉筋，再从背部虚掌拍至脚底做结束手法。

但要注意的是，此松筋顺气按摩排毒法要以脊椎为中心线，划分左右阴阳，手法务必掌控由上而下、由内而外大原则，将火气带至四肢末梢排出，否则会造成气的回堵或逆冲，无法将松筋后废物及毒素排出，甚至筋结处再度粘连，引发被操作者身体不适。而生活中存在的按摩花式手法不强调手法的上下顺序，则不会将火气排出，也就无此顾虑。

第五章　牛角松筋术的美体塑形方

牛角松筋的丰胸法——手部松筋 + 身体正面上焦松筋

中医认为，人们可以通过牛角松筋术来对手部和身体正面上焦部位的经络进行点穴按摩，来疏导经脉，开通闭塞，引导阴阳，利用人体自身机能提供胸部所需的营养，促使胸部的第二次发育，从而达到丰胸的目的。

1.手部经络

手部经络主要是手三阴经和手三阳经，因为要考虑血液流向是由心脏流向手指末梢，因此宜从手指末端开始先松筋，也可以经络顺补逆泻法则，即逆经络走向松筋为泻，顺经络走向松筋为补，但这必须由能准确辨证脏腑的专业人士来操作，而且还要参照受术者的个人体质来决定。鉴于手部经络是整条线，为方便操作者手法操作，将手部分为3部位松筋，但每一部位松筋手法必须彼此衔接。

（1）手掌：以双爪牛角在每一手指筋膜间隙与掌面处进行划拨。在掌面划拨时，劳宫、少府、鱼际等穴点加强。在手掌背面骨间筋膜划拨，加强合谷穴、阳池、中渚、液门、阳谷、腕骨、后溪等穴位。

（2）手下臂：手关节掌面横纹沿心经、心包经、肺经路径划拨至手肘窝横纹处，此部位可在前述松筋常用重要穴位处加强。手腕关节背面沿大肠经、小肠经、三焦经划拨至手肘横纹外端，此部位可在前述松筋常用重要穴位加强。

（3）手肘：手肘窝横纹沿心经、心包经、肺经松筋至肩关节处，心经松至腋窝极泉穴，重要穴点处加强。手肘关节外侧沿大肠经、三焦经松筋至肩关节处肩髃、肩髎二穴加强，小肠经松至腋窝后肩贞穴。

此外，在进行完上述松筋法后，应进行筋膜放松，可一手按压重要穴位与筋膜，另一手配合转动，运用动力学原理，使深层筋膜加强放松；并分别在肱二头肌长头、短头附着部位，与天府、侠白穴位区加强；在尺泽穴一手按压穴位，另一手朝外侧转；一手按压少海穴，一手朝内旋转。手腕关节部位也要进行拔伸与整复美容放松手法，手法结束时，再以顺气按摩排毒至手指末端带出。

但要注意的是，为加强心肺功能保养与胸形美化，故手法着重对手三阴内侧手臂的松筋。而在对手三阳外侧手臂松筋时，应选在手术者俯卧进行背部松筋时一同操作。

2. 身体正面上焦

要想达到更有效的心肺功能保养与美化丰胸、塑胸功效，不仅要对手部经络松筋，还应对身体正面胸廓部位的任脉、肾经、胃经、心包经、肺经、脾经同时松筋开穴。

（1）从天突自鸠尾部位由上而下，来回划拨胸骨，每天约10分钟。

（2）锁骨下缘以胸骨柄、胸骨体（任脉）为界线基准，沿每一胸肋间隙（肾经路线）做划拨手法。

（3）自锁骨下缘沿胃经气户、库房、屋翳，划拨至丰胸要穴——乳根穴。

（4）锁骨下肺经中府、云门处加强松筋。

（5）乳房外侧沿脾经、心包经处划拨。

需注意的是，当上胸部位松筋结束，要施行舒缓放松按摩手法，从胸部外围引气至乳中穴排毒带出，并注意同时舒缓按摩引气，至腋下排出。只要坚持操作以上松筋活络法，自然能获得丰胸塑形的功效。

告别"小肚子"，先要认识身体正面经络

中医认为，背为阳，腹为阴。身体正面经络包括位于腹部正中线任脉与左右对称肺经、心包经、胃经、肾经、肝经、脾经、胆经等。任脉为阴脉之海，在胸腹部分布着各募穴（即脏腑经气集结处），任脉占有半数募穴，其他募穴分别分布在肺经、胆经、肝经，当胸、腹部募穴出现压痛、硬结、过敏现象，即反映脏腑发生器质性病变。也就是说，只要经常对身体正面的经络进行牛角松筋术，疏通经脉，不仅能消减腹部脂肪，还能有效养护人体脏腑。

1. 任脉

任脉是联系生殖器、腹部、胸部、咽喉、口唇、面部等处，任脉不通可出现腹胀痛、男子疝气、女子白带增多、腹中结块等症状，多用以治疗泌尿、生殖系统疾病。本经脉24穴，起于耻骨联合上缘曲骨穴上行经中极、关元、气海至肚脐神阙穴，再往上行经胃部下脘、中脘、上脘，至剑突、鸠尾穴，再至胸部膻中至胸骨柄上缘凹陷处天突，行经喉结上方廉泉至下巴中心承浆终止。

2. 肾经

肾经起于足底涌泉穴行经足内侧，于耻骨上缘的横骨上至身体正面。肾经自横骨起

与任脉线旁开0.5寸处，呈直线上行经气穴、四满至肚脐外侧肓俞，继续上行经石关、幽门，再斜上步廊与任脉旁开2寸直线上行，经神封、神藏至锁骨下俞府穴。

3. 胃经

胃经起于眼下方承泣穴，本经络经脸颊大迎下颈部人迎、水突。身体正面起于锁骨部位的气舍、缺盆至锁骨下缘气户（位于俞府旁开2寸）直线下行经库房、屋翳至乳中（乳头中央）、乳根，行经不容与任脉旁开2寸处下行至梁门、太乙、天枢、大巨、水道、归来至腹股沟气冲穴，下行衔接足三阳胃经。

4. 脾经

脾经起于足拇趾隐白穴沿足内侧上行至身体正面冲门（位于腹股沟中动脉搏动的部位），往上经腹部腹结、大横、腹哀，上至胸肋间食窦、天溪、胸乡、周荣等穴，再斜下腋窝线上大包穴。

5. 肝经

肝经起于足拇趾大敦穴沿足内侧上行至身体正面急脉穴（位于阴毛边动脉凹陷部位，任脉曲骨旁开2.5寸处）斜上肋间章门与期门穴。

6. 胆经

胆经脉络沿上前髂骨棱部位，分布着带脉、五枢、维道、居髎等穴。

牛角松筋教你甩掉小肚腩

在对腹部施行牛角松筋术前，先要在身体正面以任脉线为基准，将腹部分为三个部分：廉泉穴至鸠尾之间区域，主气管、心肺功能；鸠尾至肚脐之间区域，主胃肠肝胆消化系统；肚脐以下区域，主泌尿生殖与大肠疾病。但下面介绍的这套牛角松筋术要以鸠尾穴至曲骨穴区域为主。

【具体方法】

（1）先自鸠尾沿任脉线划拨至曲骨穴，再沿胸肋下缘，逐一松筋划拨肾经、胃经、脾经、肝经、胆经。注意操作手法要由浅而深，力度宜柔中带劲，仔细感应是否有气阻存在，可在重要穴位区与气阻点加强拨筋。

（2）肋骨下缘与肋间隙轻划拨，不容、期门、章门穴点加强。

（3）腹股沟部位加强松筋，同时大腿内侧肌群放松。

（4）腹部顺肠按摩。手法按摩必须顺肠道分布，自右下腹开始以深按加揉按推动手法，沿升结肠一直揉按，推至横行结肠再转折至下行结肠，如此重复多次。

（5）沿经络松筋与顺肠按摩后，必须做舒缓安抚放松手法，将气引流排毒至两侧腹股沟部位。也可运用动力学原理，一手按压腹外斜肌，另一手将膝部弯曲，朝外画圆转动，以放松深层筋膜；或是在腹直肌、腹横肌部位按压，另一手则将对方膝部朝内侧画圆转动，以放松深层筋膜。

此外，对于男、女生殖系统功能性的保养，宜在耻骨上方阴毛部位、两侧急脉穴位、腹股沟韧带处，大腿内侧肾经沿线来施行松筋术，以使这些部位筋结松开、气血顺畅、淋巴排毒功能恢复正常，有效防治妇科疾病和前列腺疾病。

两种居家松筋法，助你清宿便、排肠毒

现代医学认为，宿便是引发疾病的重要因素。这是因为，当体内有毒废物附着在肠壁时，整个肠子被厚重的黏膜覆盖，会使消化液的分泌减少而消化功能下降，甚至引起肠炎；当废物增加愈多，大肠壁变厚、变硬，膨胀有如一条厚管子，仅留狭小通道让食物通过。长此以往，肠壁依附的废物必定产生化学变化，并产生毒素，污染肠管本身，同时毒素会被门脉静脉系统吸收，并带至肝脏，增加肝脏解毒、代谢、净化血液的负担，容易导致肝功能失常。

同时，大肠壁直径一旦变厚硬与膨胀，沿大肠分布，上行至升结肠，平行至横结肠，下行至降结肠，皆会因肿胀压迫周围器官血液与神经，会使肝、肾、泌尿、生殖、胃脾等器官功能退化，产生不良影响，且肠内宿便未清除，肠内废气毒素会被再度吸收并进入循环，运送至人体各器官组织，不可避免产生很多疾病；同时肠道内囤积宿便，会使人体消化道激素（亦称腹脑激素）无法正常分泌，从而加速人体老化。因此，宿便乃疾病之源的说法不假，人们理应重视肠道环保，打通腹部经络，排出毒素，一身健康。

下面，我们就来介绍适合日常居家使用的腹部松筋手法，帮助你打通腹部经络，消减腹部脂肪。

【具体方法】

以双手的拇指或食指（俗称华佗指针）练习手指力量深层拨筋，也可用牛角棒代替，在每一胸肋间划拨开穴。比如，章门穴与背后第12肋下京门穴合为三门穴，可自己时常行"开三门"拨筋开穴，调整肝、胆、消化功能，预防肝脏疾病；期门穴可清肝解郁，去除脸部晦气暗沉，故称美容开运穴；心情郁闷，太过劳累时可自己在"三门穴"保养刺激穴点，增加脸部光彩；剑突下鸠尾穴、巨阙穴，是胃、心脏保养要穴；食欲不佳、胃部胀气或功能不良，可在中脘穴加强保养。

而要想消除腹部肥胖，则必须沿着每一经络与肌肉点、线、面划拨松开筋结，使气血畅通帮助滞留水分排出及脂肪代谢。此外，临床上易发生生殖、泌尿系统疾病者，腹股沟部位、耻骨上方阴毛边缘多会有气阻、肿硬与筋结存在，应注意多松筋按摩。

对以上部位施行完松筋术后，要施行顺气排毒手法，将气引流至两侧腹股沟部位。

此外，人们也可在每天洗澡时，在全身上下涂抹上沐浴液后，进行简易的经络洗澡拨筋保健法。

【具体方法】

（1）双手拇指、食指扣按筋脉，在双手、双足6条经脉处来回拨动。

（2）身体正面，中府、云门、俞府穴进行拨筋，乳房部位拨筋须往乳头集中，往两腋下排出。

（3）每一胸肋间隙滑动拨筋。

（4）双手自鸠尾划八字行斜下至章门，重复数次。

（5）腹部中间腹直肌，两侧腹外斜肌来回搓揉拨筋，腹股沟韧带拨动筋膜。

在每天施行以上腹部松筋术时，我们还要注意建立良好的饮食习惯，多摄入水果蔬菜，多运动，才能从根本上养护腹部经络及人体脏腑的健康。

想要丰润翘臀，先从补肾精做起

想要拥有丰润翘臀，不仅需要经常做提臀保养，更要腰劲肾强、气血循环良好、元气十足，也就是人们常说的"补肾精"。

《黄帝内经》记载："肾主生长、发育、衰老。"人一生体质与脏腑功能皆受肾精影响控制。中医认为肾主骨、生髓、充脑（充养脑海、化生听力、耳目聪明、神清多智），又言肾气衰弱，老之将至，肾气衰弱，死之将至，故寿命长短有赖于肾精多寡与后天肾精、肾水养护。举例说明，肾精不足则髓海空虚、小儿发育迟缓、智力不足、动作迟钝，使人未老先衰、精神痴呆、骨髓萎弱、步履艰难。

而补肾精与腰部健康联系紧密。经络学气血能量理论认为，腰部筋脉气阻造成肾气衰弱，无法入脑，或者脊椎、尾骨受伤气阻，会产生脑部枕骨区与蝶骨对应区气行不畅，产生压力，或者膀胱经沿经络走向至天柱穴或大椎穴区，产生筋脉肿硬，使膀胱经产生气阻与气逆现象，引起火气与自由基，干扰头部细胞使其电位不平衡，使得脑部神经元细胞电位载运传输障碍、讯号传递偏差，觉醒型激素多巴胺、肾上腺激素释放过多或分泌不足，或者抑制型血清素、内啡肽分泌太多或不足，从而造成情感、情绪、思想、睡眠出现异常。

此外，中医认为，"腰者肾之腑"，因肾位于腰部，肾虚时常见腰背酸痛与下肢活动障碍，故平时保养首应改掉易损伤腰椎的不良姿势，如：坐时跷脚使骨盘转位，使腰椎向左或向右侧弯；坐时朝后弯，形成腰椎后弯症；腰椎歪斜时椎间盘挤压凸出，神经受压迫，使神经传导受阻。姿势不正确，脊椎歪斜气血不顺，椎旁肌肉僵硬，引起腰痛、坐骨神经痛，在人体解剖学上从第1腰椎开始，神经丛即往臀部下肢延伸，故下肢酸麻痛和腰有连带关系。

由上述可知，要想打造丰腴翘臀，除了要常做提臀运动外，还要时时注意养护腰部脊骨健康。

腰臀部的健康密码——下焦要穴

当人们出现腰臀部疾病时，除了要去医院接受正规中西医治疗外，还应对下焦要穴施行松筋保健手法，宜疏理腰臀部筋结，使气血顺畅、内分泌系统恢复正常，身体各功能运作更具活力和效率。

下焦为腰部命门以下穴位称，分布有和大肠、小肠、膀胱功能有直接关联的重要俞穴，主司生殖、泌尿、排泄功能，故下焦松筋调理功能可改善激素分泌失调、痛经、不孕、阳痿、前列腺肥大、泌尿系统排泄功能失常、下肢循环不良、水肿、坐骨神经痛、臀下垂、臀松垮等。

常用的下焦要穴主要有：

1. 命门穴

位于肚脐正后方腰椎第2椎下，与左右膀胱经对称，肾俞穴为人体肾气区，故此区域易出现色泽暗沉、气血筋脉不通，则为命门之火（生命活动原动力）不足，无法温养推动各脏器组织功能活动，故临床上常因命门火衰、阳虚，引起脾胃不佳与腹泻。"肾不纳气"，肺部易产生喘咳症候，有的甚至导致生殖、泌尿功能减退，如：不孕、阳痿、尿频等症状。

2. 肾俞穴

位于第二、第三腰椎棘突间外侧 1.5 寸处，主治肾脏疾病、腰痛、生殖器官疾病（如：月经不调、阳痿等）、高血压、耳鸣、斑毛症。

3. 气海俞穴

位于第三、第四腰椎棘突间外侧 1.5 寸处，主治腰痛、腹泻、消化不良。

4. 大肠俞穴

位于第四、第五腰椎棘突间外侧 1.5 寸处，主治腹泻、便秘、腰痛、坐骨神经痛、关节炎。

5. 关元俞穴

位于第五腰椎棘突与第 1 骶正中脊外侧 1.5 寸处，主治腰痛、性欲减退、腹泻、白带。

6. 小肠俞穴

位于第一骶正中脊的下外侧 1.5 寸处，主治妇女疾病（如：月经不调、子宫出血等）、关节风湿病、膝关节炎。

7. 膀胱俞穴

位于第三骶正中脊的下外侧 1.5 寸处，主治尿频尿闭症、前列腺肥大。

8. 中膂俞穴

位于第三骶正中脊下外侧 1.5 寸处，主治直肠炎、坐骨神经病、膀胱炎。

9. 上髎穴

位于第一骶骨孔部，主治骶骨部疼痛、痔疮、骨盆腔疾病、下肢疼痛。

10. 次髎穴

位于第二骶骨孔部，主治痔疮、子宫内膜炎、膀胱炎、下肢疼痛。

11. 中髎穴

位于第三骶骨孔部，主治痔疮、荐骨部疼痛、膀胱炎。

12. 下髎穴

位于第四骶骨孔部，主治痔疮、会阴部疼痛（上髎、次髎、中髎、下髎，左、右对称，合称八髎穴，是男、女性生殖保健要穴）。

13. 会阳穴

尾骨下端外侧 5 分处，主治痔疮、腰痛、白带、会阴痛。

14. 胞肓穴

位于第二骶正中脊外侧 3 寸之处，主治坐骨神经痛、腰痛、月经异常。

15. 秩边穴

位于第三骶正中脊外侧 3 寸处，主治坐骨神经痛、腰痛。

16. 承扶穴

位于臀与大腿交接沟的中央，主治坐骨神经痛、下肢循环不佳。

17. 环跳穴

属胆经，位于大腿骨大转子前上部凹陷处，主治坐骨神经痛、股关节痛、腰痛。

打造丰润翘臀，对症施行牛角松筋术

每个女人都希望拥有丰润翘臀，然而生活中，许多人因跌倒受伤而使骶椎、尾骨变形，或者家族遗传与家人共同的生活习惯，使得骨盆和臀形呈现不同形态，例如：骨盆前倾、腰部过度前弯、骨盆后倾、腰部过度后弯等，有的骶椎部位平陷或骶椎部位过度隆起，这种组织结构不平衡，一定多多少少给肌肉、神经、血液、内脏功能带来不必要压力，造成各种酸麻痛与内脏功能失常，也造成了臀部曲线的不美观。

针对生活习惯不良造成的臀部曲线不美观，人们可以通过牛角松筋开穴，以降低肌肉僵硬紧缩，活血通络，使神经传导正常，打造丰润翘臀。

【具体方法】

（1）以握笔的姿势握住牛角棒，在三角骶椎上进行大范围划拨来舒缓松筋。

（2）在八髎穴加强点拨开穴。

（3）沿两侧髂骨上缘重复划拨松筋数回。

（4）以腰椎命门穴为基准，沿膀胱经左右对称旁开1.5寸与3寸经络路线，分别划拨松筋至承扶穴。

（5）臀外侧肌群可加强划拨松筋至两髋骨外围处。

（6）骨下部外侧缘以放射状划拨松筋放松此处筋膜。

（7）胆经环跳加强松筋开穴。

（8）臀腿处承扶穴加强松筋开穴。

此外，生活中还应对症施行相应的牛角松筋术。

【具体方法】

（1）在骶椎骨与八髎穴、腰俞穴松筋开穴，可活化生殖、泌尿功能，对骶骨太平坦、凹陷的骨骼，可使其活络肌肉恢复匀称，再现生机。

（2）脚常酸麻肿胀的坐骨神经痛者，沿下焦两条膀胱经与三角骶椎外侧筋膜加强松筋，可缓解坐骨神经痛。

（3）常见骶髂关节部位凹陷、气血不顺、肌肉凹陷，呈现酒窝者，以圆拨松筋，可加强活络，使此部位凹陷、暗沉的筋肉呈现活力，帮助肠功能蠕动，预防便秘。

（4）臀外侧可沿骨盆外围放松臀大肌、臀中肌之僵硬肌肉，改善脚外侧酸麻与髋骨保养。

（5）环跳穴加强划拨，可放松梨状肌紧张，改善坐骨神经痛。

想要修长美腿，针对足部经络来松筋

中医经络学认为，人们通过对足三阴经、足三阳经进行松筋手法，可以达到雕塑腿型、养护一双修长美腿的目的。这是因为足部三阳经路径走向是由头走至足，三阴经路径走向是由足至胸腹，足经络直接与内脏产生联系，因此通过松筋手法，沿足部6条经络将阻碍经络气血运行气阻点（筋结）予以疏通，使经脉气血顺畅，达到脏腑疾病运用经络保健，内病外治原理，提升脏腑功能；还可以修饰腿形、消除大腿外侧赘肉（胆经）、内侧浮肉（脾经、肝经、肾经），避免肌肉萎缩、膝骨退化，活络软组织，静脉曲张保养。

一般来说，人们通常使用指压法来疏通足部经络，但经实践证实，针对足部经络的牛角松筋术更具优势，它不仅涵盖穴位反射疗法，同时更完整运用松筋点、线、面手法特色，畅通经络的路径，如此又可同时使已生病的僵硬肌肉进行重整康复，使肌肉内滞留的水分、囤积脂肪能代谢，消除赘肉，进而可以雕塑曲线、美化双腿，其功能完全符合健康与美容概念的需求。

下面介绍的足部松筋法主要是沿六大经络路径进行划拨松筋，不同的筋络有不同的松筋要点：

1. 膀胱经

足部膀胱经松筋可从承扶穴松筋到至阴穴，亦可由至阴穴松筋至承扶穴（经络补泻法则，顺经络为补、逆经络为泻，但在不知脏腑虚实的情况下，可遵照以离心远处末梢开始松筋）。膀胱经松筋时，手法可在承扶穴、殷门、承山穴位区加强，足根骨可用双爪牛角划拨昆仑穴与小指外侧筋膜松筋至至阴穴。委中处如有肿硬，不可太重深层松筋，因其结构为滑囊组织，太过刺激反会更肿。

2. 胆经

胆经松筋时，可从环跳沿腿外侧松至足趾足窍阴，亦可由足窍阴松筋至臀外侧。沿经络手法在风市、中渎、阳陵泉（腓骨头的前下缘）、光明、悬钟加强开穴，至足趾时改以双爪牛角划拨加强丘墟穴。小腿部位胆经松筋手法则须沿腓骨内缘放松筋膜。

3. 胃经

胃经松筋可从大腿髀关松至厉兑穴，亦可由厉兑穴松至髀关、梁丘、足三里、丰隆加强开穴，足趾以双爪牛角划拨加强解溪穴。

4. 脾经

脾经松筋由足趾隐白穴沿脾经路径至商丘、三阴交、阴陵泉、血海，加强开穴。

5. 肝经

肝经松筋由足趾大敦穴、行间、太冲、中封，沿胫骨内侧面上凹陷部分，加强蠡沟、中都至大腿内侧缘足五里。

6. 肾经

肾经松筋由足底涌泉穴上行至脚踝下照海加强开穴，沿阿基里斯腱内缘松至复溜、阴谷，再往大腿内侧上部划拨松筋。

【具体方法】

1. 足背面松筋

沿膀胱经、胆经、肾经路径，进行划拨手法。

（1）足底部位：以双爪牛角划拨足底、足侧面筋膜。

（2）小腿部位：沿膀胱经路径、肾经路径、胆经路径做划拨松筋手法。

（3）大腿部位：沿膀胱经路径、肾经路径、胆经路径做划拨松筋手法。

2. 足正面松筋

即沿着胃经、脾经、肝经路径，进行划拨手法。

（1）足底背面：以双爪牛角沿每一趾骨间缝，进行划拨松筋手法。

（2）小腿部位：沿胃经路径、肝经路径、脾经路径做划拨松筋手法。

（3）大腿部位：沿胃经路径、脾经及肝经路径做划拨松筋手法。

（4）膝盖部位：先以牛角沿外围进行舒缓划拨松筋，再以双手大拇指指压膝眼，最后将双手掌心相互搓揉，按摩膝骨周围。

塑造美腿，不忘养护股关节的健康

生活中，一些人日常生活作息、饮食皆正常，也记得定期配合服用保健食品和补钙配方，且定时接受经络松筋保健，消除肌肉僵硬肿胀，使气行顺畅，但三五天后却又见筋脉阻塞不通，且腿部赘肉也不见消减，这是为什么呢？中医认为，牛角松筋术主要是沿6条经络路径放松经络，或者加强相关要穴以活化髋关节，并未活络全身经络，往往存在保健的盲点——人体的股关节。这是因为生活中许多人长期潜在的股关节不正常转位，造成股关节力学角度不健康，而使下肢筋肉受力不同，产生结构性改变，从而影响腿部的线条。

从现代医学的角度来看，股关节位于股骨上端约成130度力学角度嵌入髋臼内，股关节受4条强而有力的韧带（坐骨股韧带、髂骨股韧带、耻骨股韧带、圆韧带）联系骨盆，如长期转位与行走时力学角度不均衡，造成这4条韧带退化僵硬、缺血、缺氧，甚而使股骨颈受损。而牛角松筋术等松筋手法着重于加强对与骨盆关节保养相关的穴位松筋开穴，如环跳穴、居髎穴、髀关穴等，却无法有效深入放松，活化内部韧带组织，也就难以维持舒筋活络、气血畅行的功效。

而且，从另一个方面来看，无论股关节前方或后方转位时形成偏差角度，皆会影响气血下行并产生阻碍，无法充沛供应至末梢足底。比如，前方转位时，会使股骨前侧肌群因气血受阻，易造成肌肉僵硬、变性，导致股骨的神经痛与膝骨退化；后方转位时，股动脉血管受压血行不畅，胫骨处肌肉血运不良，易筋骨退化疏松，臀后侧肌肉僵硬，引起坐骨神经痛。这些不正常转位还会影响力学上足压不均衡，致使行走时足底两侧筋肉受力不均，造成足底与下肢筋肉一侧过度运动受力，一侧受力运动不足，产生一边肌肉松弛、一边肌肉紧张僵硬的不平衡状态，此现象亦连带形成经络运行阳面、阴面的经络气血运行失衡，引发人体其他部位的疾病。

据有关研究证实，股关节不正常转位时会形成双足外转外旋或内转内旋，就连睡觉时双足也呈现足底朝内侧倾倒或朝外侧倾倒的现象，因而使外侧三阳经气血下行与内侧三阴经气血上行运行产生阻力，错失夜晚人体本能运用气血顺畅，传送帮助神经活化、细胞修护保健的最佳时刻。

由此可知，股关节保养对下肢循环具有十分重要的作用，因此，对下肢腿形不正者应注意矫正腿形，比如可利用3条束带分别束住双腿足踝、膝盖下方、膝盖上方这3个位置，进行"睡眠姿势健康法"，从而使股关节、膝盖、足踝处在最健康的平行角度，这样就能保证人们在仰睡时的身体能以正中线为轴，维持左右对称的气血阴阳平衡；侧睡时腿部双膝平行并拢，身体不会扭转、压迫脊椎变形，使全身气血不平衡，从而防止股关节不正常转位，压迫股动脉血管，可使血行顺畅地流至末梢，帮助左、右腿均衡发展，改善手脚冰冷与虚寒体质。因腿部气血循环顺畅，更可防止腿部赘肉产生，使双腿匀称修长，预防随年纪增长形成O形腿、X形腿与膝骨退化等。

第四篇

形形色色的拉筋妙方，
一场与筋肉的对话

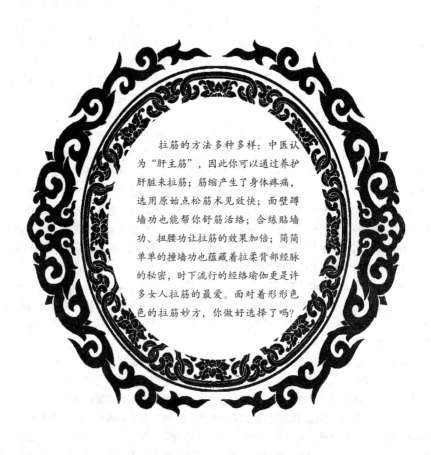

拉筋的方法多种多样：中医认为"肝主筋"，因此你可以通过养护肝脏来拉筋；筋缩产生了身体疼痛，选用原始点松筋术见效快；面壁蹲墙功也能帮你舒筋活络；合练贴墙功、扭腰功让拉筋的效果加倍；简简单单的撞墙功也蕴藏着拉柔背部经脉的秘密，时下流行的经络瑜伽更是许多女人拉筋的最爱。面对着形形色色的拉筋妙方，你做好选择了吗？

第一章 疏气活血，也有间接的拉筋效果

气血不畅，就易出现筋缩现象

中医认为，人体是由脏腑、经络、皮肉、筋骨、气血、津液等共同组成的一个整体。筋伤可导致脏腑、经络、气血的功能紊乱，除出现局部的症状之外，常可引起一系列的全身反应。"肢体损于外，则气血伤于内，营卫有所不贯，脏腑由之不和。"同样，气血不畅也可能导致筋缩，进而导致筋伤。

气血运行于全身，周流不息，外而充养皮肉筋骨，内而灌溉五脏六腑，气血与人体的一切生理活动和各种病理变化密切相关。

"气"一方面来源于与生俱来的肾之精气，另一方面来源于从肺吸入的自然之清气和由脾胃所化生的"水谷精气"。前者为先天之气，后者乃后天之气，这两种气相互结合而形成"真气"，成为人体生命活动的动力源泉，也可以说是维持人体生命活动最基本的力量。《灵枢·刺节真邪》说："真气者，所受于天，与谷气并而充身者也。"真气形成之后，沿着经脉分布到全身各处，与各个脏腑、组织的特点结合起来，就成为各种具有不同特点、不同功能的气，如心气、肺气、胃气、肾气、营气、卫气等。气是一种流动的物质，气的运动形式只有通过人体各个脏腑、组织的生理活动才能体现出来。它的主要功能是一切生理活动的推动作用，温养形体的温煦作用，防御外邪侵入的防御作用，血和津液的化生、输布、转化的气化和固摄作用。总之，气在全身流通，无处不到，上升下降，维持着人体的动态平衡。

"血"由脾胃运化而来的水谷精气变化而成。《灵枢·决气》说："中焦受气取汁，变化而赤，是谓血。"血形成之后，循行于脉中，依靠气的推动而周流于全身，有营养各个脏腑、器官、组织的作用。《素问·五脏生成》说："肝受血而能视，足受血而能步，掌受血而能握，指受血而能摄。"说明全身的脏腑、皮肉、筋骨都需要得到血液的充足营养，才能进行各种生理活动。

"气"与"血"两者之所以密布可分，是因为血随气沿着经脉而循行于全身，以营养五脏、六腑、四肢、百骸，周流不息。《素问·阴阳应象大论》就阐述了气血之间的关系："阴在内，阳之守也；阳在外，阴之使也。"而《血证论·吐血》则比喻为："气为血之帅，血随之而运行；血为气之守，气得之而静谧。"血的流行，靠气的推动，气行则血随之运行。这些阴阳、内外、守使等概念，不仅说明了气血本身的特点，而且也生动地阐明了二者之间相互依存的关系。

而当人体受到外力损伤后，常可导致气血运行紊乱而产生一系列的病理变化。也就是说，人体一切筋伤病的发生、发展无不与气血有关，气血调和能使阳气温煦，阴精滋养。若气血失和，便会百病丛生。《素问·调经论》中指出："五脏之道，皆出于经隧，以行血气，血气不和，百病乃变化而生，是故守经隧焉。"又如《杂病源流犀烛·跌仆闪挫源流》中所说："跌仆闪挫，卒然身受，由外及内，气血俱伤病也。"损伤后气血的循行不得流畅，则体表的皮肉筋骨与体内的五脏六腑均将失去濡养，出现筋缩、筋伤现象，

以致脏器组织的功能活动发生异常，而产生一系列的病理变化。因此可以说，气血不畅是筋伤的重要原因。

此外，急骤的暴力作用可致气血运行失常。如《杂病源流犀烛·跌仆闪挫源流》说："跌仆闪挫，卒然身受，由外及内，气血俱伤病也。"又说："忽然闪挫，必气为之震，震则激，激则壅，壅则气之周流一身者，忽因所壅，而凝则血亦凝一处……是气失其所以为气矣。气运乎血，血本随气以周流，气凝而血亦凝矣，气凝在何处，则血凝在何处矣。人至气滞血凝，则作肿作痛，诸变百出。"详细阐明了损伤与气血的关系。"跌仆闪挫""卒然身受"虽为皮肉筋骨损伤，但亦必损及气血，形成气滞、血瘀。气血瘀阻，为肿为痛，故《素问·阴阳应象大论》有"气伤痛，形伤肿。故先痛而后肿者，气伤形也，先肿而后痛者，形伤气也"之说。如瘀血逆于肌腠则局部肿胀，滞于体表则皮肤青紫。

《洞天奥旨》曰："气血旺则外邪不能感，气血衰则内正不能拒"，说明了气血的盛衰与筋伤的关系。筋的正常生理赖气以煦之，血以濡之。若气血虚弱之人，筋肉失养，失养则虚，虚则不耐疲劳，因而"内正"不能拒其"外邪"。所以，虽较小的外力，或单一姿势的长期操作，或风寒湿邪侵袭，皆可致筋的损伤。疲劳则筋伤，气血运行阻滞，不通则痛，故慢性筋伤常表现为局部酸痛，且常与气候变化关系密切。

总之，人们要想减少筋缩、筋伤的概率，就需要调养好体内的气血，只有气血畅通，才能骨正筋柔，而只有骨正筋柔，才能气血畅通。

 养生百宝箱

人体的气血水平处在哪个状态，关系到他们的身体健康状况，所以人们要了解自己身体的气血水平，及时调整，以保证身体健康。下面，我们就来介绍几种辨别气血状态的方法：

（1）看眼神：气血充足的人眼睛明亮、有神，眼神专注；眼睛不明亮、目光散乱的人则说明气血不足。

（2）看皮肤：如果人们的皮肤白里透红，有光泽和弹性，这代表气血充足。反之，皮肤粗糙、无光泽、暗淡、发白、发青、发红都代表身体状况不佳，气血不足。

（3）摸手温：如果手一年四季都是温暖的，代表人体气血充足。如果手心偏热、出汗或者冰冷，这都是气血不足的表现。

（4）看指甲上的半月形：正常情况下，半月形应该是除了小指都有。大拇指上的半月形应占指甲面积的1/4～1/5，食指、中指、无名指的应不超过1/5。如果手指上没有半月形或只有大拇指上有半月形，说明体内寒气重、循环功能差、气血不足，以致血液到不了手指的末梢。

（5）看手指甲上的纵纹：只在成人手上出现，小孩不会有的。当成人手指甲上出现纵纹时，一定要提高警惕，这说明身体气血两亏、出现了透支，是肌体衰老的象征。

（6）看手指的指腹：如果人们的手指指腹扁平或指尖细细的，代表气血不足；而手指指腹饱满，肉多有弹性，则说明气血充足。

（7）看青筋：如果在成人的食指上看到青筋，说明小时候消化功能不好，而且这种状态已一直延续到了成年后。这类人体质弱，气血两亏。如果在小指上看到青筋，说明肾气不足。

（8）看近腕横纹：如果掌心下方接近腕横纹的地方纹路多、深，就代表小时候营养差、体质弱，气血不足。成年后，这类女性易患妇科疾病，男性则易患前列腺肥大、痛风等症。

（9）看头发：如果头发乌黑、浓密、柔顺，代表人体气血充足；头发干枯、发黄、开叉都是气血不足的表现。

（10）看耳朵：如果耳朵圆润、肥大、饱满，表示人体气血充足，如果耳朵看上去越来越僵硬，而且形状上看上去已有些变形，则是气血不足的表现。

（11）看牙龈：因为小孩子的牙龈还处在成长阶段，所以气血特征不明显，因此主要用此种方法来辨别成人的气血状态。一般来说，牙龈萎缩代表气血不足，只要发现牙齿的缝隙变大了，食物越来越容易塞在牙缝里，就要注意了，身体已在走下坡路，衰老正在加快。

（12）看睡眠：如果入睡快、睡眠沉，呼吸均匀，一觉睡到自然醒，表示人体气血很足；而入睡困难，易惊易醒，夜尿多，呼吸沉重或打呼噜，则表示气血不足。

（13）看运动：运动时如果出现胸闷、气短、疲劳难以恢复的状况，气血就不足，而那些运动后精力充沛、浑身轻松的人就很好。

青筋暴突正是血液中废物积滞的结果

在生活中，我们偶尔会看到这样一些人，在他们的四肢上会暴露出一条条可怕的青筋，通常这些人都比较瘦，所以人们就认为，是这个人缺少脂肪才导致身体的筋暴露出体外。事实上，不仅暴露出体外的这一条条的东西不是筋，并且它们也不是因为人瘦造成的，它们实际上是人体内废物积滞过多的产物，这一条条的"青筋"正是我们的静脉血管。

我们都知道，人体的血管有静脉和动脉之分，人体通过动脉把心脏的血液输送到全身，通过静脉把血液回收到心脏。当静脉血液回流受阻，压力增高时，青筋常常在人体表面出现凸起、曲张、扭曲变色等反映状。如果身体中有各种瘀血、痰湿、热毒、积滞等生理废物不能排出体外，就会导致全身各个系统都会发生障碍，此时在脸部、腹部、脚部，特别在手掌和手背的青筋就非常明显。所以，青筋就是人体的积滞。身体内的废物积滞越多，青筋就越明显。

事实上，根据青筋的分布，我们还可以判断出不同的病情：

1. 手部青筋

（1）手背青筋。手背青筋提示腰背部有积滞，容易导致腰肌劳损，疲劳乏力，常见腰酸背痛，甚至出现肌肉紧张、硬结节。

（2）手指青筋。小孩手指青筋，提示肠胃积滞消化不良。成人手指青筋，不但提示消化系统有问题，且还反映了头部血管微循环障碍，脑血管供血不足，头部不适，严重者会出现头晕、头痛、中风等。

（3）手掌青筋。手掌到处可见青筋，表示胃肠积滞，血脂高，血黏稠，血压高，血液酸性高，含氧量低，血液容易凝聚积滞，则容易出现头晕、头痛、疲倦乏力、身体虚弱等。

2. 头部青筋

（1）当太阳穴青筋凸起时，往往提示头晕、头痛；当太阳穴青筋凸起、扭曲时，表示脑动脉硬化；紫黑时，则容易中风。

（2）鼻梁有青筋，提示肠胃积滞，容易胃痛、腹胀、消化不良、大便不利，紫色时则情况更加严重。

（3）嘴角腮下有青筋，往往提示妇科疾病，带下湿重，疲倦乏力，腰膝酸软，下肢风湿。

3. 胸腹部青筋

（1）胸腹部青筋，多注意乳腺增生。

（2）腹部青筋，即俗话说的"青筋过肚"，这已经是比较严重的积滞，一般是肝硬化的标志。

4. 下肢青筋

（1）膝部青筋提示膝关节肿大、风湿性关节炎。

（2）小腿有青筋多是静脉曲张，此病严重者往往发生腰腿疾病、风湿关节痛。多见于久站的老师和久行的农民。

总之，人体任何地方出现青筋，不但影响外表美观，更重要的是身体废物积滞的反映，青筋即积滞的清除，关键是平时要学会清血净血。一般来说，消除青筋的凸现，达到清血净血的效果，最好是平常就运用拍打和刮痧疗法。

 养生百宝箱

从科学角度，人体血红细胞的衰老变异一般都要先于其他组织细胞的衰老病变。人的组织器官发生衰老病变，往往都伴随着血红细胞的衰老变异。而血红细胞的衰老变异又是造成相关循环障碍最直接最根本的原因。所以，从某种程度来讲，万病之源始于血。

人体正常的血液是清洁的，但环境污染的毒物，食物中残留的农药和激素，肉、蛋等酸性食物产生的酸毒，以及人体新陈代谢中不断产生的废物，都可进入血液中形成血液垃圾，使血液污浊。

污浊的血液不仅损害我们姣美的容颜，其蓄积体内还会产生异味使人臭秽不堪，甚至损伤组织器官，形成多种慢性病，如糖尿病、冠心病及高血压等。更严重的是，毒素还能破坏人体免疫功能，使人体正常细胞突变，导致癌症的发生。可见，想要健康长寿，净血就显得非常重要了。

你也许想象不到，前面我们提到的蔬果汁，就是净化血液的不二之选。你肯定要问哪种蔬果汁效果显著？应该怎么做呢？那么，向大家介绍一种胡萝卜综合蔬果汁。

材料：胡萝卜1根，番茄1个，芹菜2根，柠檬1个。

做法：胡萝卜与柠檬去皮，与其他材料一起榨汁饮用。

胡萝卜汁内含有大量的胡萝卜素，这种物质在人体内会转化成维生素E，进而清除人体自由基，并阻碍其生成，提高机体免疫能力，预防肿瘤，血栓，动脉粥样硬化以及抗衰老等功能。番茄性甘、酸、微寒，能生津止渴，健胃消食，凉血平肝，清热解毒，净化血液。两者与芹菜、柠檬合制成汁，可降低胆固醇，净化血液。因此，我们建议大家常喝这种蔬果汁。

保持身体温暖，才能气血畅行、经络畅通

气血掌握着人体的生杀大权，气血流通顺畅，我们就会安然无恙，如果气血出现瘀滞，体内经络就被堵塞，我们就会生病。我们知道血在体内的流通是由气来推动的。那么，气又是被谁掌控着呢？答案是：温度。

对于我们的身体来说，当温度适宜时，血流畅通，我们会感觉温暖舒适；当温度降低时，血液流速减慢，就出现滞涩、瘀堵，我们的第一感觉就是"冷"；当温度进一步降低，血液就会凝固，我们就会面临死亡。所以说，使血液流动起来的动力就是温度，温度可以决定人体的气血盛衰。

中医对气的解释是，"气是由先天之精气、水谷之精气和吸入的自然界清气所组成"，其中的先天之精气、水谷之精气都能用温度解释。

先天之精气代表人体先天之本的"肾"。肾为人体之阳，就像人体内的一团火，温煦地照耀着全身。对于肾脏，中医里永远只存在着补，从没有泻的说法。只有通过不断地、适度地添加燃料，才能让肾火旺盛，肾气充足。而给人的肾不断补充营养、添加燃料的，就是被称为"后天之本"的脾胃，是脾胃把食物化成了充足的血液，这就是中医里常说的"血为气之母，气为血之帅"。

补气就是补肾、暖肾、保暖、祛寒，气血充足就是身体内血液的量足、肾气足、基础体温偏高、各脏器功能正常、代谢旺盛、血脉畅通；气血两亏就是身体血液的量少、质劣、肾气虚、基础体温低、脏器功能低下、代谢缓慢、血脉运行不畅。在生活中，我们经常见到小朋友的火力很足，冰天雪地还在外面玩耍，根本不怕冷；而他们的爷爷、奶奶却要围着火炉取暖，这说到底还是肾气的缘故。小孩子肾气足，火力旺，代谢旺盛，总是处于生长、发育的状态，所以不会非常怕冷；而老人肾气衰，火力不足，循环代谢慢，体温就偏低，身体逐渐衰弱。

所以，我们一定要经常处于温暖的状态，这样气血畅行无阻，而经络也得以疏通，人体的器官也得以正常运转，身体的健康也就得以维护。

 养生百宝箱

补气血固然重要，但由于人和人的体质不同，气血水平不同，补气血的方法自然也就不能一样。在生活中，我们一不小心就会陷入补气血的误区中。

1. 运动能增加气血能量

运动可以打通经络，强化心脏功能，提高清除体内垃圾的能力，但是不会增加人体的气血能量。运动对健康的影响，主要是加快血液循环的速度，可以使一些闭塞的经络畅通，特别是对于心包经的打通有很好的效果。心包经的通畅，可以强化心脏的能力，提升我们身体的免疫功能，也会加快身体的新陈代谢，加快身体排除体内废物的能力。如果只是单纯地进行运动，完全不改善生活习惯，增加或者调整睡眠的时间，那么运动只是无谓地消耗血气能量而已。

2. 寒凉的食物不能吃

并不是所有的寒凉食物进入肚子里都会对身体产生负面影响，只要与我们孩子的体质、吃的季节相适宜，能起到中和、平衡的作用，就可以吃。比如夏天，孩子的身体大量出汗，就应该适量吃些大寒的西瓜，因为它能除燥热，又能补充身体内因出汗过多而丢失的水分、糖分，这时的西瓜对身体来讲就能起到协调、补血的作用，而天冷时吃西瓜就容易导致血亏。另外，寒、热食物要搭配着吃，比如吃大寒的螃蟹时，一定要配上温热性质的生姜，用姜去中和蟹的寒凉，这样就不会对孩子的身体有任何的伤害，还有利于蟹肉的消化、吸收。

3. 黑色食物一定能补血

在我们的思维里，一向认为黑色食物能补血，如黑芝麻、黑豆、黑米、黑木耳、海带、紫菜、乌鸡等。其实并不尽然，温热是补、寒凉是泻。黑米、乌鸡性温，补血、补肾效果明显；黑芝麻，性平，补肾、补肝、润肠、养发；黑豆，性平，补肾、活血、解毒；黑木耳性凉，海带、紫菜性寒，夏天可以经常吃，冬天尽量不要吃。所以，任何食物补还是不补，一定要看食物的属性，而不是根据颜色来决定。

活血通脉，增强自愈力的全身按摩法

在现代社会，许多人不知不觉中体质就变得很差，血液流通也会减慢，如果此时多活动活动手脚，没事时多做做按摩，就可以保证血液流通顺畅。在《黄帝内经》36卷162篇中，《素问》有9篇、《灵枢》有5篇论及按摩。由此也可以看出按摩对养生，尤其是老年人养生的重要性。下面介绍一套全身按摩法。此按摩法通常从开始按摩到最后结束，从整体中分出若干节来进行。既可分用，也可合用。操作顺序由下而上，即从足趾到头部。老年人则可从上到下。

【具体方法】

（1）搓手。用两手掌用力相对搓动，由慢而快，到搓热手心。手是三阳经和三阴经必须之处，摩擦能调和手上血液，使经路畅通，十指灵敏。

（2）梳头。十指微屈，以指尖接触头皮，从额前到枕后，从颞颥到头顶进行"梳头"20次左右。

（3）揉按太阳穴。用两手食指指端分别压在双侧太阳穴上旋转运动，按时针方向顺、逆各10次左右。

（4）揉胸脯。用两手掌按在两乳上方，旋转揉动，顺逆时针各10次左右。

（5）抓肩肌。用手掌与手指配合抓、捏、提左右肩肌，边抓边扭肩，各进行10次左右。

（6）黎胸廓。两手微张五指，分别置于胸壁上，手指端沿肋间隙从内向外滑动，各重复10次左右。

（7）揉腹。以一手五指张开指端向下，从胃脘部起经脐右揉到下腹部，然后向右、向上、向左、向下，沿大肠走向擦揉。可以牵拉腹内脏器，使肠胃蠕动加大，促进胃液、胆汁、胰腺和小肠液的分泌，增加消化吸收作用。

（8）搓腰。用手按紧腰部，用力向下搓到尾间部，左右手一上一下，两侧同时搓20次左右。

（9）擦大腿。两手抱紧一大腿部，用力下擦到膝盖，然后擦回大腿根，往来20次左右。

（10）揉小腿。以两手掌挟紧一侧小腿腿肚，旋转揉动，左右各20次左右。腿是担负人上体重负的骨干，是足三阳经和足三阴经的必经要路，浴腿可使膝关节灵活，腿肌增强，防止肌肉萎缩，有助于减少各种腿疾。

（11）旋揉两膝。两手掌心各紧按两膝，先一起向左旋揉10次，再同时向右旋揉10次。膝关节处多横纹肌和软性韧带组织，恶温怕冷，经常浴膝，可促进皮肤血液循环，增高膝部温度，驱逐风寒，从而增加膝部功能，有助防止膝关节炎等难治之症。

（12）按摩脚心。两手摩热搓涌泉穴，快速用手搓至脚心发热，先左后右分别进行。

依上各法进行全身按摩可祛风邪，活血通脉，解除腰背病。如果能够长期坚持，就可坐收强身健体之功。

 养生百宝箱

老人血稠了，就容易形成血栓，引发心肌梗死等危及生命的疾病。平时需要在饮食、作息、运动和心态上要多加注意。在生活中，有不少老年人，起初体检时被医生诊断为血稠，但平时不注意保养，也不懂得如何保养，最终导致脑血栓、心肌梗死等重病，甚至撒手人寰。

事实上，血稠虽不是独立性疾病，但临床上有很多疾病，如动脉硬化、脑血栓、心肌梗死、高血压、糖尿病、阻塞性视网膜炎以及慢性肝肾疾病等都与血稠有着密切的关系。所以，如果检出了血稠，我们一定要进行好好地保养了。

首先，也是最重要的一点，就是要养成爱喝水的好习惯。血液中水分的多少，对血液黏稠度起着决定性的影响。这类老人，可以早、中、晚各饮一杯淡盐水或凉白开水，特别是在血稠发生率较高的夏季，更要多喝水。平时饭菜宜清淡，少吃高脂肪、高糖食物，多吃些粗粮、豆类及豆制品、瓜果蔬菜。可常吃些具有血液稀释功能、防止血栓、降低血脂等的食物，如草莓、菠萝、西红柿、柿子椒、香菇、红葡萄、橘子、生姜、黑木耳、洋葱、香芹、胡萝卜、魔芋、山楂、紫菜、海带等。

其次，生活要做到有规律，要作息有时，劳逸结合，保证充足睡眠，并做到不吸烟不酗酒。

再有，要坚持适度的运动锻炼。选择适合自己的锻炼项目，如散步、快走、慢跑、做体操、打球等，可有效地增强心肺功能，促进血液循环，改善脂质代谢，降低血液黏稠度。

最后，就是要保持一颗淡泊宁静、随遇而安的平常心，让情绪处于愉悦之中。

但需要注意的是，如果出现了较明显的血稠症状，特别是已经患有高血压、动脉硬化、糖尿病的患者，必须及时就医，在医生的建议下进行药物干预，如西药肠溶阿司匹林、茶色素等，中药丹参、川芎、当归、红花等，但万不可自行其是，以免出错。

舒筋活络，先用"手足相连"调气法

中医认为，手足部位都是人体经络集中的地方，且与心脏距离遥远，四肢相连，对于增强心肺功能，效果很好。经常锻炼，不仅能够让手脚更加灵便，还能够让心情更加平静。这是因为，《黄帝内经·灵枢》中说过："心者，五脏六腑之主也，忧愁则心动，心动则五脏六腑皆摇。"

根据这个中医理念，《养生就是养气血》的作者王彤特意发明了一套"手足相连"调气法，目的在于让人体内的血运行起来，不堆积杂物，并能有效治疗心血管疾病。

【具体方法】

（1）换上一套宽松舒适的衣服，比如瑜伽服等，排空大小便。

（2）接着在床上或者沙发上坐下来，挺胸收腹，背部挺立，深吸一口气。

（3）两手握拳，用力向前交替出拳，左右手各3次。

（4）左手撑腰，右手向上伸展，掌心向上做托举状，同时深呼吸2次，左右手交替做3次。

（5）恢复正常坐姿，两臂向前伸直，十指相扣，与胸齐平。抬起一条腿，脚掌踏于手中，向外伸展，同时深呼吸2次。然后换另一条腿，左右各做3次。

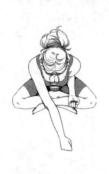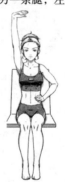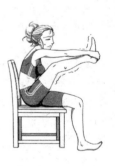

在练习这套调气法时，要做到平心静气，不要让心情大起大落。此外，还应注意搭配营养合理但口味较清淡的饮食，才能进一步促进该调气法的养生功效。

打通胃经，强大气血的"绿色通道"

有人说，从治病到养生的过程，就好像是人们从温饱步入小康的过程。人们首先要使自己的身体到达治病的温饱阶段，再循序渐进地步入养生的小康阶段，这才顺应自然界循序渐进的发展规律。

那么，人们要治病，必须要知道自己得的是什么病，找准病因，才能对症下药，这是人们都明白的道理。中医认为，人体的"病"其实就是"心火"，心里有火就生了病。那么，心火是从哪里来的呢？熟悉中医理念的人想必都知道：心火是从肝上来的，肝的不平之气就是心火的源头。因此，要想治病，首先要调养肝脏，才能从根本上掐断病根，达到治病"治本"的功效。

当病治好了之后，人们就进入了健康的小康阶段——养生。中医学认为，养生就是保养生命，而生命是身体和精神的统一体。因此，养生不但要养护身体，更要调适精神，也就是要修炼"精、气、神"。精气神正是养生的目标，也是养生的基本要素。而先天之本——肾脏的强壮，正是精气神充沛的源泉。简而言之，治病从调肝入手，养生以强肾为功。

中医认为，肾为先天之本，是人体健康长寿的根基。很多人都知道肾脏功能的重要，想尽各种办法来补肾，以益寿延年、永葆青春。但是人们也发现：肾脏易亏而难补。因此，人们除了研究一些滋阴壮阳的药疗食补外，还广泛研究其他调养方式，比如道家的打坐、意守丹田、还精补脑之法，中医的艾灸关元、肾俞、太溪之方，都具有不错的效果。但是这些方法在施行时存在一定的难度，需要具备扎实的专业基础，而且非一日可成。因此，人们开始寻找更简单安全的方法来达到补肾强身的目的，经过多年的实践，人们终于找到了一种简单安全的补肾方法——打通胃经。

从中医的角度来分析，补肾，就是要增强肾的功能，而肾的功能无非两个：一个是生殖的功能，一个是排毒的功能。其中，生殖的功能通常在40岁以后就会渐渐减弱。但如果能将生殖的功能保持旺盛不衰，那么人就不容易衰老。如何保持这种精力呢？人们可以借助自身一条不易枯竭的经络——胃经来实现。

打通胃经，首先可以使人体的脾胃得益，因为脾胃为人体的后天之本，后天的营养给人以气血持续地供应。我们每天都要吃饭，所以胃是人体最活跃的器官，也是人体气血最容易汇聚的地方。但气血总是随进随出，并没有真正地保存下来。如果您要想健壮，想长寿不衰，那就需要有足够的气血储备才能实现，这就需要人们打通胃经。

脾胃为体内积聚了足够的气血，就有补益肾脏的功效。这是因为肾脏为人体的先天之本，能够调动激发出人体的原动力，而这种原动力就是生殖的力量。这种生殖力量，也是万物得以繁衍的动力。男性在青少年的时候，通常会有一种"精满自溢"的现象，这也是气血充足的表现。但是过了中年，尤其是在结婚生子以后，这种现象就会日益减少，渐渐地表现为精力不足。这时采用通常的健身方法，往往只是满足于维持身体不至于衰老过快，并不能让身体长久地保持活力。而身体的潜能是无限的，人们可以通过保持肾精的充足，激发体内的大药库。而且，肾精就像银行里的存款，生活在温饱水平的人都是随挣随花，没有多余的储备。而没有存款，日常生活也可以维持，只是无法进入小康。人的身体如果没有多余的能量储备，也可以活得很正常，只是不能达到强壮和长寿。如果只是活得长而不健康，也不是什么快乐的事情。所以想要强壮，就一定要培补肾精。肾精就是人体气血的储备。

此外，《黄帝内经》还记载："肾为作强之官，伎巧出焉。"意思是说，人们要想使身体强于常人，想要将体能转化为智能，就要学会开发肾这个人体天然的能量库。道家有意守丹田，就是在积聚肾精，精足随后"还精补脑"，就是要把体能转化为智能。

但是积聚肾精谈何容易，因为肾精不是光靠集中意念于一点就可以生成的。而且，集中意念本身，很多人就无法做到。通常一打坐，就会杂念纷飞。这样何时才能补足肾精呢？我们可以尽力打通后天之本的胃经，来补足先天之本的"肾精"。《黄帝内经》说："痿症独取阳明。"阳明在这里正是指胃经。后人对"独取"多有歧义，有人认为应该泻胃火，有人认为应该补脾胃。实际上，只要打通胃经，补泻的事情身体自会处理得很完美，无须外力画蛇添足。那什么是"痿症"呢？就像花枯萎了一样，人的气血不足了，血液流不到它该流的地方，脏腑、肢体、肌肉、筋脉自然就萎缩了。所以，要想保持青春常驻，我们一定要在胃经上多费些工夫。因此，许多中医学家认为，女性如果每天敲打一下胃经，以保持气血对面部的供应，就能达到抗衰、美容的目的。

至于打通胃经的方法，则很简单，你可以推揉腹部胃经（尤其是腹直肌部分）、敲打大小腿上的胃经、在胃经路线上拔罐刮痧，以及练武术的基本动作——蹲档骑马式、跪膝后仰头着地等，都是打通胃经的方便之法。只要你天天使用这些方法，就能用好胃经上的调养气血大药。

舒筋活络、调和气血，多多按捏腋窝

在我们上肢与肩膀相连之处，靠里面有一凹陷部分，谓之腋，又称腋窝、胳肢窝、夹肢窝。腋窝为颈部与上肢间血管和神经通路，是腋窝动脉、静脉、臂丛、腋淋巴结群组织的集合处。

据医学研究者证实，经常自我按捏腋窝，可起到舒筋活血、调和气血、强身抗老的作用。具体说来，主要有以下几个反面的作用：

（1）大大增加心肺活量，促进全身血液的回流通畅，提高气体交换能力，从而使机体获得更多的养分和氧气。

（2）增强诸多器官的功能，提高机体代谢能力，可使体内代谢物中的尿酸、尿素、无机盐及多余水分能顺利排出，增强泌尿功能，并能使生殖器官和生殖细胞更健康。

（3）可刺激各种感觉器官，使眼耳鼻舌和皮肤感官装置在接受外界刺激时反应更加灵敏。

（4）帮助消化、健脾开胃、增加食欲，而且还能防治阳痿阴冷。

（5）能缓解"心痛"，对肘臂冷痛也有一定疗效。

（6）腋窝顶端动脉搏动处有一穴位，曰"极泉"。中医学认为，针灸或按摩极泉穴，有防治心脏病、肩周炎、乳腺病等的作用。

按捏的方法是：左右臂交叉于胸前，左手按右腋窝，右手按左腋窝，用手指适度地按摩捏拿，用力不宜重，每次按捏约3分钟即可。最好早晚各按捏1次。

此外，按捏腋窝简单易行，自我按捏时，左右臂交叉于胸前，左手按右腋窝，右手按左腋窝，运用腕力，带动中、食、无名指有节律地轻轻捏拿腋下肌肉3～5分钟（至少108次）。

用力不宜重，早晚各1次。也可夫妻间每日早晚互相按摩各1次，每次1～3分钟。

在按捏腋窝时还要注意，按捏时两肘要略抬高，切忌暴力钩拉。同时也应注意指甲剪短，避免触伤皮肤及血管神经。

 养生百宝箱

人体腋毛，同阴毛一样，对它所生长的体表部位，能起到遮挡、保护人体皮肤的作用，使之不受外来细菌、灰尘等的侵袭，御"敌"于肌肤大门之外。

而且，腋毛的另一个作用是当人体活动时，手臂运动，腋窝除牵拉着周围皮肤间总有摩擦力产生，若摩擦过久、过重，往往擦在其"中间"，起到缓解皮肤摩擦时的力量，保护了腋窝皮肤，使之不受擦伤，所以腋毛的作用不能否认。综上所述，腋毛对人体存在一定的养护作用，因此女性不宜因爱美而去除腋毛。

第二章 原始点松筋术，让疼痛立即消失无影踪

谜底大解析：原始痛点是怎样治病的

中医认为，人体健康与否主要看4个方面，即体温、血压、脉搏、呼吸。如果这4个方面都正常，则代表人体在正常健康运行，反之，如果是4者中的一些出了问题，则昭示了人体的不健康。在此基础上，有一些中医学家认为，在这代表人体健康度的4者之上，应该还要加上一项——病痛，构成评判人体健康与否的"生命5大征象"。这是因为对一个健康人来说，没有"病痛"就是一项重要的健康指标。

《金刚经》云："凡所有相，皆是虚妄，若见诸相非相，即见如来。"这句话就在教导人们要辨清事物存在的本质——万相皆空。因此，在面对人体病痛的时候，人们要学会寻根溯源，找寻病痛的起源点——原始痛点，只要在原始痛点给予适当的治疗，往往起到立竿见影的止痛效果。

著名医师张钊汉对原始痛点疗法有着较为深入的研究，他在利用原始痛点治疗疾病的基础上归纳了原始痛点疗法是十项治疗原则，具体如下：

（1）大部分疼痛皆由筋伤所致，很少因骨头及关节移位引起。引起，原始痛点其实就是一种筋伤疗法。

（2）原始痛点疗法不是要你"哪儿疼揉哪儿"，而是要你找到"揉哪儿不痛"的地方。也就是说，患者感觉痛处，不需要按摩。

（3）原始痛点疗法主要通过按摩经筋和肌腱来治疗，不需要按摩关节和骨头。

（4）疼痛的起源原始点，大多位于骨旁处。

（5）感觉疼痛的起源原始点，一定要往上找，也就是推拿上面的起源原始点，才能解决下面感觉的疼痛，但要注意头部和颈椎例外。

（6）上肢可分为阳面和阴面，只有在阳面才可以找到原始痛点，因此阴面无须按摩推揉。

（7）在下肢，除股内外侧肌及阳陵泉外，包括大腿、膝盖和小腿，都不需要按摩。

（8）原始的痛处，有时并非只有一处，但是范围不会超过一根食指长。

（9）关节受伤，比如颈椎、手腕受伤，在日常生活中宜偏向不痛的一侧。

（10）在利用原始痛点疗法治疗时，要注意手法推揉的力度适宜，过轻、过重都不宜。

头部原始痛点，治疗哪些疾病

【主要症状】

（1）头痛、偏头痛、头晕。

（2）眼皮跳、眼睛痛、眼睛凸、眼酸涩、口眼歪斜。

（3）口齿不清、牙齿咬合疼痛、舌头麻、痛及灼热感。

（4）三叉神经痛、颜面神经麻痹。

（5）急性耳聋或耳鸣。

（6）颈椎病（静止时）。

（7）其他：感冒、发热、失眠、痴呆、鼻子过敏、青春痘、脑癌、口腔癌、鼻咽癌、舌癌。

【原始点疗法】

针对以上一些病症，人们口眼推揉耳后下颌骨旁的位置，并且沿耳后乳突部分到枕骨下缘推揉，一直推揉到头椎旁边的原始痛点（见图1）。

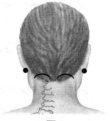

图1

颈部原始痛点，治疗哪些疾病

【主要症状】

头颈痛、旋转痛、吞咽疼痛、锁骨痛、肩膀痛。

【原始点疗法】

针对以上病症，人们可以推揉颈椎棘突旁两侧筋上的原始痛点（见图2）。但要注意的是，如果是颈椎俯仰痛，则应推揉上胸椎棘突旁两侧筋上的原始痛点。

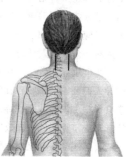

图2

上背部原始痛点，治疗哪些疾病

【主要症状】

（1）背痛：肩胛骨痛、膏肓痛、胸椎痛。

（2）其他：胸闷痛、肩后痛、小腿肚痛及抽筋、气喘、咳嗽、心痛、心悸、乳癌、肺癌。

【原始点疗法】

针对以上病症，人们可以推揉胸椎棘突旁两侧的原始痛点（见图3）。

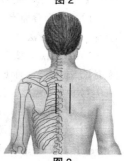

图3

肩胛部原始痛点，治疗哪些疾病

【主要症状】

（1）肩痛：肩上痛、肩前痛、肩臂痛。

（2）其他：腋下痛、侧胸痛。

【原始点疗法】

针对以上的病症，人们可以推揉肩胛骨上岗下肌的原始痛点。但要注意的是，如果患者是肩膀痛或肩后痛，且还伴有肩痛或肩臂痛，则应先推揉颈椎或上胸椎的原始痛点，然后再推揉肩胛骨上岗下肌的原始痛点（见图4）。

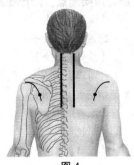

图4

下背部原始痛点，治疗哪些疾病

【主要症状】

（1）腰痛：腰椎痛、腰横带痛、腰外侧痛。

（2）腹部疾病胀：胃痛、腹胀、泄泻、便秘、肝癌、胃癌、胰腺癌。

（3）肋肋痛。

【原始点疗法】

针对以上病症，人们应该推揉胸椎到腰椎棘突旁两侧的原始痛点（见图5）。

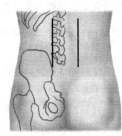

图5

腰部原始痛点，治疗哪些疾病

【主要症状】

臀部及臀侧面痛：髂骨上缘痛、荐椎痛、大转子痛。

【原始点治疗】

推揉腰椎棘突旁两侧的原始痛点（见图6）。

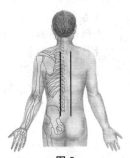

图6

臀部原始痛点，治疗哪些疾病

【主要症状】

（1）耻骨痛、阴部痛、尾椎痛、鼠蹊沟痛。

（2）腿部痛：大腿痛、膝痛、膝后痛、膝不能弯曲、小腿前内外侧痛、足跟腱痛、足踝关节痛及踝骨旁痛。

（3）下腹部疾病：小腹少腹胀痛、尿频、尿少、尿痛、月经异常、痛经、肌瘤、白带、阴道炎、腰腹部下肢瘙痒、卵巢癌、子宫颈癌、大肠癌。

【原始点疗法】

针对以上病症，人们可以推揉两侧臀部荐椎旁的原始痛点。但要注意的是，针对下腹部疾病在推揉两侧臀部荐椎旁的原始痛点同时，也别忘了推揉腰椎棘突旁两侧的原始痛点（见图7）。

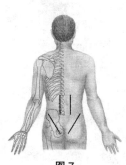

图7

腿部原始痛点，治疗哪些疾病

【主要症状】

膝盖痛（膑骨痛）。

【原始点疗法】

针对以上病症，人们可以推揉膝盖上缘股四头肌之内侧肌或外侧肌的原始痛点（见图8）。

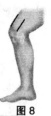

图8

【主要症状】

小腿胫骨粗隆痛。

【原始点疗法】

针对以上病症，人们可以推揉小腿胫骨粗隆往外平行，在胫骨及腓骨间的原始痛点（见图9）。

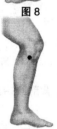

图9

足部原始痛点，治疗哪些疾病

【主要症状】

足跟痛（足底后段痛）。

【原始点疗法】

针对以上病症，人们可以推揉内踝骨旁的后缘及后缘上部的原始痛点。但要注意的是，有些患者是因外踝骨后缘引起的足跟痛，因此要推揉外踝骨后缘及其上部的原始痛点（见图10）。

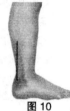

图10

【主要症状】

足痛：足背痛、足背内外侧痛、足底中段痛。

【原始点疗法】

推揉同侧踝骨旁前缘及下缘的原始痛点，也就是说，左足痛则推揉左足相应原始痛点，右足痛则推揉右足相应原始痛点（见图11）。

图11

【主要症状】

（1）足趾痛、足底前段痛。

（2）足部内科病症：湿疹、足汗、足裂、足癣、痛风、香港脚。

【原始点疗法】

针对以上病症，人们可以推揉足背蹠骨间蚓状肌的原始痛点（见图12）。

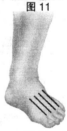

图12

肘部原始痛点，治疗哪些疾病

【主要症状】

手肘痛（网球肘、高尔夫球肘）、肘臂痛、手腕关节旋转痛、手腕压痛、拇指掌骨痛、拇指麻。

【原始点疗法】

以上病症，人们可以推揉后肱骨旁肱三头肌外侧头的原始痛点（见图13）。

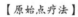

图13

手腕原始痛点，治疗哪些疾病

【主要症状】

（1）手腕痛：妈妈手、腕关节腱鞘囊肿、腕管综合征。

（2）掌背痛。

【原始点疗法】

针对以上病症，人们可以推揉桡骨及尺骨头中间肌腱的原始痛点。部分患者需推揉肌腱两侧的原始痛点（见图14）。

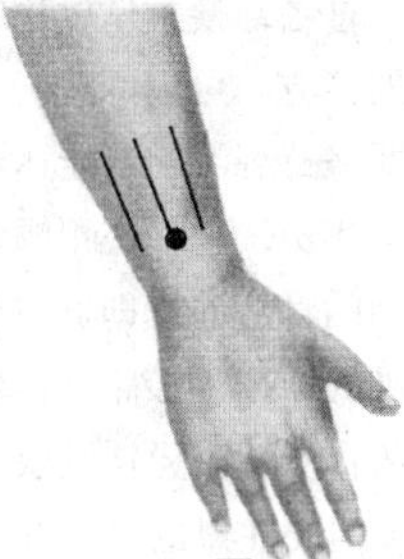

手部原始痛点，治疗哪些疾病

【主要症状】

拇指痛。

【原始点疗法】

针对以上病症，人们可以推揉第1掌骨及大多角骨间骨旁的原始痛点，也就是拇短展肌（见图15）。

【主要症状】

1.手指痛、手掌正面痛、手指麻。

2.肘、腕、手部内科疾病：湿疹、手汗、富贵手、手癣、类风湿性关节炎。

【原始点疗法】

针对以上病症，人们可以推揉掌骨间蚓状肌的原始痛点。此外，肘、腕、手部内科疾病，人们应推揉相应的原始痛点（见图16）。

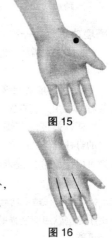

图14

图15

图16

第三章　面壁蹲墙功的拉筋奇效

为何蹲墙功也有拉筋效果

蹲墙功是一些中医学家在长期实践中得出的养生方法，它是一种松腰秘法，反复练之可帮助松腰。中医认为，腰在人体中非常重要，腰部放松、灵活、气血流通，一方面可增强肾的功能，使人元气充足，故古人有"命意源头在腰隙"之说；另一方面，可保证腰主宰一身活动的职能，故古人又有"力发于足，主宰于腰，行于四肢"的说法。

相反，若腰部不能放松，则容易导致多种疾病，具体分析如下：

（1）影响丹田蓄气，阻滞背部气机上升，轻则背部酸痛、板直、头晕、眉间闷胀、腹满、腹胀等；重则气机走窜，甚至不能自控。

（2）影响命门之火对水液的蒸腾，男性可出现遗精、白浊，甚至癃淋；女性则白带增多，月经不调，小便频数等。

（3）练动功者（尤其往复转身频繁者），易使阴阳升降失衡，浮阳上腾于面，多呈满面红光而欠涵蓄，甚至于中风（即半身不遂）。

总之，腰一旦放松，则周身气血易于流通，不但强身壮体效果明显，而且是调整气机的良方，可以纠正身体各部分已紊乱了的气机。无论哪里的气不顺，皆可以此调理，只要坚持练习，若能达到一连蹲数百次，坚持习练，无不愈者。

其实，这种松腰顺气的方法其实就是一种拉筋的方法。更具体一点来分析，就是蹲墙功的功法原理即通过任督二脉的修炼达到丹田气足圆活，尤其是对颈、胸、腰、骶、脊椎的伸拉、压缩，可牵扯到常常运动不到的肌肉、韧带、神经，从被动运动到主动运动，日久自然感应异常灵敏，而使肌肉、骨骼达到坚韧有弹性。

但要注意的是，在练习蹲墙功时要平心静气，摒弃自己意识里的好多不良东西。因为一个人意识乱了之后，外面的东西很容易影响自己，本来很简单的东西现在也变得很难了，蹲墙功的养生效果也大打折扣。

蹲墙功功效之一：对脊柱的修正

上文说到蹲墙功的松腰拉筋功效，其实蹲墙功还具有修正脊柱的功效，主要表现为两点：

（1）蹲墙功能够对脊柱错位与偏斜进行修正。也就是说，蹲墙功对腰椎间盘突出与骨质增生、弯腰驼背等脊柱系统的错位及偏斜具有相当不错的治疗与预防作用。

据有关实验证明，如果一个人在正常站立状态下脊柱长度为 50 厘米，他正常蹲下时的脊柱也只是被拉长 3 厘米左右（合每个椎间大约被拉长 0.1 厘米）。而在蹲墙状态下，则可以拉长到 10 厘米左右（合计每个椎间被拉长 0.3 厘米）。也就是说，通过蹲墙功的这种一张一弛、一伸一缩，脊柱中的错位与偏斜的椎体被自然回复到原位。

此外，在蹲墙功起落的同时，也锻炼了相应的颈部、肩部、背部、腰部肌肉与韧带，由于这些软组织坚强的维系作用，复位的椎体很难再脱出，从而使根治脊柱椎体偏斜成为可能。

（2）蹲墙功能够治疗骨质增生、腰椎间盘突出、腰腿痛、轻微驼背、轻微鸡胸等椎体偏斜错位的病例。现代脊柱医学认为，"脊柱不正乃万病之源"，不同部位的椎体出现问题能够引起不同的内脏病症。比如，以腰椎为例，第 1 腰椎偏斜可以引起胃与十二指肠溃疡、胃扩张；第 2 腰椎偏斜可导致精力下降、尿床、腹膜炎、便秘；第 3 腰椎偏斜可导致腹泻、水肿、肾炎、蛋白尿、痛风；第 4 腰椎偏斜可导致坐骨神经痛、头痛、难产；第 5 腰椎偏斜可导致膀胱炎、腹泻、痔疮、子宫内膜易位等等。总之，有数百种疾病都与脊柱不正有着直接或间接的关系。而通过蹲墙功对椎体偏斜的修正作用，由脊柱偏斜直接或间接引起的上述病症也就能得以根治。

因此，有各种内脏疾病的患者不妨试着练习蹲墙功，感受一下其神奇的养生功效。

蹲墙功功效之二：对脊柱系统肌肉的锻炼

除了松腰、修正脊柱的功效外，蹲墙功还能锻炼脊柱系统肌肉，极大而快速地增强腿脚实力，并在一定程度上增强了身体的抗击力。这主要从两个方面来分析：

（1）蹲墙功在一张一弛之间矫正了偏斜的椎体，使脊柱正常，进而使发力顺畅。内家拳讲究"力由脊发"，很难想象一条不正的脊柱能够胜任高级的发力。

（2）蹲墙功由百会引领躯干上起的时候，颈椎部肌肉、胸椎部肌肉、腰椎部肌肉、胯盆（骶椎）部周围肌肉、大腿部肌肉、小腿部肌肉依次分别收缩、用力做功，而所有肌肉收缩所产生之力，其目的无疑都是使身体上升。换言之，它们的发力最终都集中到一个方向，这个方向就是腿部肌肉的用力方向。这时，腿部的发力早已不单单是腿部肌肉的发力，而是上述胯腰背，乃至颈部肌肉力量的集合，这便造就了内家拳所梦寐以求的整体力，"腿脚千斤力"即由此而来。

专家曾经提出以"对争"与"贯通"两大概念来阐述桩功的发力奥秘。在此基础上，人们不难发现：蹲墙功正同时暗合了"对争"与"贯通"的原理。因此，人们可以通过蹲墙功的修炼来获得一定程度的抗击力，正是因为通过对争与贯通使习者的躯体成为一个整体，受击打时的力就被整体传导并共同承受，整体的抗击力显然要大于局部的抗击力，从而加强了肌肉的纠结力，也就锻炼了脊柱系统的肌肉。

练好蹲墙功，先记住这些动作要领

在练习蹲墙功时，最好是自己先试蹲一下：缓缓下蹲上起，下蹲时脚掌或脚跟不要离地，蹲至大腿与小腿相贴，然后上起站直身体。如果你原地下蹲感到很困难，例如膝关节疼痛，就不宜练习蹲墙，以免造成身体的意外损伤。如果你试蹲的效果不错，那你就可以进行以下步骤开始练习贴墙功了。

（1）找一面比较光滑的墙壁来练习，门板或大柜衣镜也可以，这是为了避免太过粗糙的墙壁可能会把鼻子擦痛。

（2）面对墙壁站着，先调整脚与墙壁的距离，另一个是调整两脚之间的距离。脚与墙的距离近一点，难度就大一些；双脚分开一点，蹲起来就容易一些。一个合适的蹲墙距离既要能够蹲下去又略感吃力。

（3）找准合适距离以后，则可以开始正式蹲墙练习：面壁而立，两脚并拢，重心落在前脚掌上，两手自然下垂，手心向内，周身中正，脚尖顶着墙根，会阴上提，两肩前扣，含胸收腹；全身放松，安静片刻，让思绪平和。然后腰向后放松，身体缓缓下蹲，下蹲时头不可后仰、不可倾斜，要放松地下蹲，腰后突下蹲。可守下丹田，肩部放松前扣（向墙的方向前扣）；尾闾前扣，命门后突。注意后背脊柱要一节节卷着柱逐节放松往下蹲，像猫儿一样，弓着背下蹲，膝盖尽量不要超出脚尖等要求，同时注意全身放松，把注意力放在腰背部及尾闾部；彻底蹲下后尾闾可用力前扣一下，然后再缓缓上起；上起时，注意用百会上领，百会处好像有一根细线向上轻轻拽着脊柱逐节升起、抻动、拉直，如此为一次。开始阶段每次蹲墙 20 ~ 50 次。刚刚开始练习的时候宜早中晚各 27 次。

（4）在练习了一段时间的蹲墙功后，要适当增加强度。

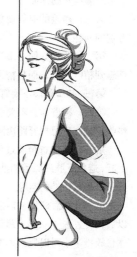

一是指增加蹲墙的次数，二是指加大蹲墙的难度。蹲墙熟练以后，如果以健身、减肥为主要目的，可以着眼于增加蹲墙的次数，每次蹲墙的次数从50增加到100、200,甚至更多。以中等速度来蹲墙，蹲200次一般在20分钟左右。如果以练功为主要目的，可以着眼于加大蹲墙的难度，这里说的难度主要是指缩小两脚之间的距离和脚尖与墙壁的距离，当脱掉鞋子光脚蹲墙时能做到两脚并拢、脚尖抵住墙壁，通常会感到腰部比较松动，腹内气机盎然，身体的整体性加强。

（5）要注重练功完毕后的收尾动作，也就是当蹲墙完毕以后，两手重叠在小腹上，按左—下—右—上的方向缓缓转动20下，然后安静片刻，再睁开眼睛，走动放松，结束练习。

此外，还要注意的是，因为蹲墙功强度较大，因此吃完饭最好不要练蹲墙功，练功后1小时内禁止洗冷水澡，出汗后尽量避风。

不可不知的蹲墙功心法

蹲墙功还有一个特点就是讲究心法练习，也就是说人们在下蹲练习的时候，一定要有这样的意识：

（1）不是我的身体在下蹲，而是我的骨盆在将整个脊柱节节下拉，要悉心体会骨盆下降过程中将脊柱缓慢拉长的感觉。

（2）不是我的双腿在用力支撑身体上起，而是由我的百会穴上领，把整个脊柱由上到下，由颈椎到胸椎到腰椎至骨盆，最后到两条腿缓慢地向上拽起来，要悉心体会脊柱缓慢回缩的过程。

以上两点就是蹲墙功的心法，目的其实很明确，就是要人们在下蹲时用骨盆将脊柱缓慢拉长，而在上起时以百会引领脊柱缓慢回缩，因为蹲墙功所练习的正是脊柱的一伸一缩、一张一弛，从而达到舒经活络的养生效果。

蹲墙虽然动作简单，但初学者要想取得好的健身效果，需要注意以下几个问题：

第一，蹲墙的时候要集中精神，要把注意力集中到身体上来，不要一边蹲墙一边思考别的问题。

第二，要遵守循序渐进的原则，不要一下子蹲得太快、太多、太难，练习以后不应该感到精疲力乏，而是精力充实，留有余兴。

第三，初练蹲墙不要管呼吸也不需要意守，只要自自然然呼吸，认认真真做动作就行。

第四，蹲墙时，不要仰头或把头侧向一边，蹲墙练习的全过程都要保持头部中正，略收下颌，宁可拉开距离降低难度，也不要动作变形。

第五，要注意蹲墙过程中的放松。上起的时候要注意头顶百会穴上领，由头部带动上起，避免下肢或膝盖的拙力。站直的一刹那注意下肢的放松，站直以后停留片刻再下蹲，有一个松紧转换的空隙。

第六，注意蹲墙前后衣服的增减。不要一下子脱掉衣服去蹲墙，应该蹲到身体发热以后再逐件脱去衣服。蹲墙结束后马上用干毛巾擦去身上的汗迹，迅速穿上衣服保暖，休息放松半小时以后再去洗澡。

循序渐进练好蹲墙功

人们常说："一口吃不成个胖子。"意思是说，人们做事的时候不能急于求成。练习蹲墙功也不例外，应循序渐进地进行，才能真正获得养生的功效。下面，我们根据人们练习蹲墙功的进程，将蹲墙功分为三个阶段：

1. 初始阶段：加强脊柱的拉长度

在刚开始练习蹲墙功时，许多人的姿势无法做到位，这时，不宜强求，而应根据自己的身体状况，确定两脚的姿势和距离。而且，脚尖可以先离开墙，离多远以尽自己的力量能蹲下去为度。如年纪大或行动不方便的同志，可以两脚尖离开墙根，两脚分开，以降低难度。甚至还可抱住树、床架，拉住门把手等支撑物往下蹲。总之，动作不标准不要紧，关键是要坚持。

对于年轻的身体健康的练习者，则应尽量按标准的姿势蹲。刚开始时可能比较困难，没等蹲下去，就会往后倒，碰到这种情况，就要精神高度集中专一，并加意念"一定成功"。每次下蹲30个为一组，每天蹲一组以上，多多益善。经过一段时间的锻炼，随着周身各部气的充足，尤其是脊柱、腰部松动程度的提高，就能顺利下蹲、上起了。此时就应转入第二阶段——熟练阶段的练习。

2. 熟练阶段：加强脊柱（尤其是腰椎）周围肌肉的力量

此阶段的首要任务是人们在姿势标准的基础上有所提升难度，也就是说，人们在两脚并拢，脚尖抵墙能完成蹲墙动作的基础上，应注意"形松意充"，体会周身气机的升降开合，同时增加蹲墙的次数和时间。

3. 提高阶段：使胸椎乃至颈椎周围的肌肉得以锻炼加强

当练习者每天能够按照标准姿势来进行蹲墙功，且能轻松自如地完成每天的练习量，此时则不宜再加多次数，而应加大难度，提高质量。

（1）赤脚蹲墙：赤脚，脚尖抵墙下蹲，同穿鞋蹲墙的感觉大不一样。大大加强了对脊柱的抻拉作用。

（2）撑臂蹲墙：蹲墙时，两臂保持左右手举成一字形，立丁字掌，并配合手指的分合动作：上起时，大、小指分，二、四指分；下蹲时，二、四指合，大、小指合。注意不要使手碰墙壁。练此式能疏通上肢经络。

（3）背手蹲墙：在撑臂蹲墙起落时身体平稳，不会后仰的基础上，先两手十指交叉、掌心向外，置于腰部命门；再将两臂置于背后时，两小臂重叠，两手互握对侧肘关节，能起到很好的松肩作用。

（4）拳抵鼻尖蹲墙：初练此法时，可用一手握拳，横置于鼻前，用拳眼对准鼻尖。待熟练后，可加至两拳相接，置鼻尖与墙壁之间，下蹲上起。

（5）蹲墙耗功：在两拳抵鼻尖蹲墙的基础上，当蹲至大腿与地面平行时，定住姿势不动，当作站桩来练，坚持的时间越长越好。

此外，人们在练习蹲墙功时可先赤脚练习，熟练后再穿鞋练习，其次再双手持砖块练习，最后再双手背于身后练习，这也是增强练习难度的一种方法。

第四章 合练贴墙功、扭腰功，拉筋补肾很轻松

拉筋补肾的良方——合练贴墙功、扭腰功

对于合练贴墙功、扭腰功的养生功效，拉筋倡导者萧宏慈曾说过一个案例："有一对中年夫妻俩都腰酸背痛，男的还阳痿，女的嘴唇干燥、便秘、失眠，夫妻生活基本消失。我给他们施治几次正骨和针灸，虽然疗效显著，但我建议他们还是应以自己练功为主。现在夫妻双双练贴墙功和扭腰功，每天各练两次，整体练功时间从20分钟逐渐增加到1小时。两个月后两人腰酸背痛大为减缓，男的不再阳痿，女的便秘、失眠症状消失。"

从这个例子可以看出，如果将扭腰功、贴墙功和拉筋结合在一起做，幅度和强度由患者根据自己的具体情况而定，比这三者单方面练习所收到的效果更好。这是因为前两者以练肾气为主，肾气足则精气足，精气足则神气旺，这对心肝脾肺等脏腑都有好处；而拉筋则通过拉松十二筋经将全身十二经络全部贯通，尤其是背部的督脉、四条膀胱经和腿上的肝脾肾三条经被率先拉开，这几乎影响了全身的经络和脏器，无异于对自己做了全身调理，而全身筋通则经脉通，体内气血畅行，身体自然健康。

凝神静气，体会贴墙功的动作要领

在练习贴墙功这门补肾养生法时，人们要注意以下几个动作要领：

（1）人面对一堵墙、一扇门或者一面镜子站立，鼻尖触墙，脚尖也触墙。

（2）鼻尖贴墙慢慢下蹲，直到双腿彻底弯曲，完全下蹲，双臂抱住下蹲的双腿。

（3）鼻尖依旧贴墙，身体缓慢起立，直到完全直立。

（4）重复第一次下蹲的动作。

此外，在练习贴墙功时，人们还需要注意以下两个方面：

（1）人们在刚开始练习贴墙功时，必须将脚尖稍稍后移，具体尺度自己把握，保持重心稳定即可，然后缓慢下蹲、起立。这是因为此法看似简单，但刚开始有难度，主要是肾气不足之人无力蹲稳，起立乏力，重心容易向后倾斜倒地。因此，人们在做功时一定要专注于脊椎的直立和身体平衡，否则一不留神就会向后倒。

（2）下蹲、起立的次数由自己把握，多少不限。但每次起码应有9次以上，然后以9为单位逐渐加大到18次，81次等。但不要使自己过于疲劳。

凝神静气，体会扭腰功的动作要领

和贴墙功一样，扭腰功也是一套有效的强肾功法，它因为简便易学、收效迅速，且不受场地、时间限制而受到许多人们的喜爱。人们喜欢通过扭腰功来增强精力、性功能、记忆力、骨骼，减少落发、黑斑和皱纹。此外，它对所有腰胯以内的疾病都有疗效，比如生殖系统、泌尿系统的疾病，如前列腺炎、膀胱炎、肠道疾病、便秘和妇科类疾病等，而且还可以减肥，其减肥区域在腰、胯、臀、腹部，正是赘肉最多的部位，所以此法令男女老少皆大欢喜。

扭腰功的动作要点主要有以下几个方面：

（1）双脚按等同双肩距离站立，身体略微前倾；双脚脚趾紧紧向下抓住地面。

（2）双手用力撑住腰部，掌心朝内护住丹田处（肚脐下方），两只手拇指、食指形成的空白正好在丹田处形成一个空空的方形，双肘自然弯曲至 90 度左右，与双手在用力时形成固定位置。

（3）以脊椎为轴心，两胯带动整个臀部向左做圆形扭动，经身体左侧、后方，最后从右方返回，使整个肚皮和胯部正好转完一个 180 度的圈，以此动作连续做 20 下，即转 20 圈；转圈时双肘和双手都在原位置固定不动，就像新疆舞里脑袋移动而双手不动的动作。

（4）向左方的转圈扭动做完 20 个之后，在以同样的姿势向反方向转动胯部 20 次；做完后再向左方转动 20 次，如此反复变化方向转动。

（5）在整个练功过程中，口须微张，与鼻孔一同呼吸，不可紧闭。

扭腰功的注意事项，你不得不知

在练习扭腰功时，要注意以下几个方面：

（1）要注意双臂、双手在扭动时紧张不动，只让臀胯扭动，这样扭肾气提升很快。因为人们在刚开始练习时，最易犯的错是手和臂没用力紧张，因此不固定，导致手臂与双臀不由自主地跟着一起扭。

（2）要注意双脚脚趾紧扣地面，这样既固定了身体，又接通了地气，还打通了脚上的经络。

（3）平时除了练扭腰功，还用提肛来配合，疗效会更显著。比如开会、坐车、走路的时候，都可以坚持提肛，时间越长越好。经过几次练习后动作会逐渐标准。

第五章 撞墙功，撞开背部经脉

撞墙功的养生功效并非空穴来风

常见一些晨练的老人在公园里以背撞树，强身健体。这方法看似简单，却包含了养生理念，与中医的"铁背功"有些相像。"铁背功"就是"撞墙功"，又名"靠山功""虎背功"，简称"撞墙"，是一门简单易学的养生方法。

撞墙功到底有着什么养生功效呢？中医认为，人的后背有多条重要经脉，比如膀胱经和督脉。膀胱经从头到脚，几乎贯通全身，因而当它出现异常时，也会牵连全身。督脉则是诸阳之会，打通督脉，即可祛除许多疾病。撞墙或撞树法就是依照这个原理，按摩、挤压背部经络，以及其上穴位，达到养生保健的目的。此外，以背撞击墙面等硬物，对活络全身血脉，强健腰背肌肉也很有好处。

具体来分析，主要有以下几点养生功效：

（1）打通督脉及两边共四条膀胱经，一条督脉就可以治疗众多病症，而膀胱经上有所有的背俞穴，包括心俞、肝俞、肾俞、脾俞等，这意味着所有内脏的病皆可治疗，程度不同而已。

（2）震动了胸腔、肺部、心脏，也震动了下部的肝脾肾等，与其相关的病也直接、间接都治了。

（3）震动了脊椎，令整条脊椎都处于震颤状，相当于正骨，调整了所有不正的关节、筋腱、纤维，等等。

（4）脊椎通大脑、脑髓，打通所有与脑部相关的经络、神经、血管等，对大脑相关疾病极有帮助。

（5）撞墙的刹那要吐气，如同气球被突然一击，胸中之气突然向所有该出的地方挤出，打通所有不通的气脉，排除胸中浊气，心中块垒。

撞墙功动作要领，你记住了吗

人们在练习撞墙功时，主要注意以下几个动作要领：

1. 量距离

两脚与肩同宽，脚与墙的距离以自己的鞋为单位计算，1.0 ～ 1.5 只鞋的长度，以太极拳前七后三的弓箭步姿势，或是左右弓箭步的姿势站立，后脚跟贴近墙壁，微微往后一倾，就能很自然地背贴墙壁。

2. 落胯

全身放松，上身保持正直，将胯部稍微下落即可，膝盖不必弯太低。

3. 撞墙

站定之后，将重心由前脚往后推，臀部以上连背部应平顺往墙面自然地平靠，不要刻意出力往后仰。初期撞击面在肩胛骨以下，只撞击一个地方，也就是说一次撞击只发出一个声音。同时双手宜自然下垂摆荡，即离墙时，手往前摆，撞墙时手往后摆，借着摆荡之力，有助身体的离墙与撞墙。如果有人喜欢在练习时双手互抱，置于丹田也行，而且这种抱手方式有利于使内气集中夹背，还可避免肩胛骨受伤。此外，在撞击的刹那，练习者要自然吐气，不要憋气，尽量别咬到舌头。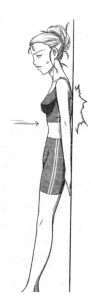

4. 离墙

在撞击完毕要离墙时，应将身体重心由后脚往前推，自然离开墙面，不可有刻意出力离墙之感；而背部离墙或竖直背部时，整个脚掌仍应紧贴地面，且膝盖弯度要固定（微弯即可）不可有上下起伏。

此外，人们在练习撞墙功时全身要放松，不可出力或僵硬，尤在撞击瞬间更要如此；主要使体内脏腑能随着身体撞墙而起到振动的作用，不致因出力而使肌肉韧带紧绷，而影响脏腑运动的效果。

此外，腰背的放松在撞击瞬间更须注意加点意念，使撞击时能起到按摩督脉与足太阳膀胱经各脏腑穴道的加乘效果；且腰背放松，又能使背部血液循环，尤其是静脉回流加快，不致因回流慢，而影响头部血液的供应。

一般来说，撞墙功的练习以每天撞 200 次，每次 10 分钟左右为佳。

撞墙功的注意事项，你不可不知

在练习撞墙功时，人们要注意以下几个方面：

（1）选择撞击的墙面必须平整，在撞击前一定要检查一下，此外，最好不要去撞树，因为撞树容易造成椎骨脱位，甚至可能导致半身或全身不遂。

（2）撞墙功在撞击墙面时以发出一个声音为佳，但初撞者一般都会发出两个声音，比如很多人刚开始都是上肩先碰到墙壁，然后屁股再碰到墙壁，这就会产生两个声音。人们也不必因此而过于慌张，而要慢慢调整撞墙的位置和姿势，随着次数的增多，自然会慢慢平整撞向墙壁，只发出一个夯实的声音。

（3）如果撞向墙壁发现身体的脏器不舒服，或者很痛，可以适当地调整一下身体的方向、力度或者角度，以身体不难受为准。

（4）初撞者一般都会撞完后头晕脑涨，或者出现手麻、脚麻、小腹紧收、胸口郁闷、打嗝吐气等状况，这都是正常的，也多数是气冲病灶的反应，不应惊慌。随着次数的增多，就会越来越感觉神清气爽，精神愉悦，精力充沛。

（5）孕妇、处于生理期的女性、饱食者或手术未满一年者勿练，而心脏病、高血压、身体较弱或 50 岁以上者，初期应由教练级级陪练，而且不易大力撞墙，而应在全身完全放松的情况下，自然顺势靠墙，使脏腑两侧的肌肉和韧带能在适度平衡中自然振动，净化体内。如果用力撞墙，则会使其效果大打折扣，甚至产生不舒适之感。

第六章 经络瑜伽，日益盛行的拉筋秘方

经络瑜伽，你了解多少

瑜伽，在印度语中意为"身心处于最佳的稳定状态"，有很多人不知道瑜伽具体有什么样的效果。瑜伽主要以使精神与肉体免受压力与环境的侵扰，并使身心能够很快地适应环境与压力为主，运动肢体的行动能力也同时得到加强。

经络瑜伽是将传统瑜伽与东方医学相结合的练习方法。这种内外兼施的和缓运动，通过独特的瑜伽动作作用于全身的经络和经穴，结合适当的经穴刺激以产生自然能量，达到祛除身体异常、塑身健体的效果。经络瑜伽理论认为，通过经络的联系，人体的五脏六腑以及皮肤筋骨等组织成为一个有机的整体，穴道及经络对脊椎、骨髓、中枢神经、自律神经具有一种反射作用，所以，刺激经穴就可以影响到内脏机能，从而激发人体固有的自然治愈能力。

经络瑜伽通过一系列连贯的伸展、扭动、弯曲体位，利用身体各部位间的接触，可

以有效地对各个穴位进行刺激，从而调整内分泌，改善淋巴和血液循环，促进皮肤和各个器官的新陈代谢，祛除人体不良的和有毒的积物，增强人体免疫力。在做完瑜伽动作之后，再对相关重点穴位辅以按摩，可以达到事半功倍的效果。

但要注意的是，做上体往下倒立的姿势时，高血压、低血压患者，头部受过伤害的人，晕眩病人、心衰患者不要做，经期妇女也不要做，以免头部充血而发生危险。

清晨令你容光焕发的伸展十二式

经络瑜伽，是一种内外兼修的和缓运动。人们通过练习经络瑜伽，聆听到身体的声音，学会掌控自己的身体，进而掌控自己的心。只要长久坚持练习经络瑜伽，往往能使练习者容光焕发，如果再注意日常饮食的调养，更能使练习者身心都保持着最好状态。

在清晨，人们可以先做几个回合的瑜伽呼吸：横膈膜呼吸法、单鼻孔呼吸法。完成呼吸练习之后，休息5分钟，然后以简单、伸展为主要原则，以消除身体僵硬感、恢复精力为目的进入下面瑜伽的姿势练习。相信这也是你快乐、充实地开始一天的最佳方式。

在远古时代，人们一向是在太阳刚出现在地平线上时，就对着朝阳做拜日式，祈祷阳光给予生命能量。今天，人们更多地利用拜日式来提升精气神和塑造形体。

拜日式由12个连贯的动作组成，所以又叫伸展十二式。它作用于全身，每一个姿势都是前一个姿势的平衡动作。它包括前弯、后仰、伸展等动作，配合一呼一吸，加强全身肌肉的柔韧性，同时促进全身的血液循环，调节身体各个系统的平衡，如消化系统、呼吸系统、循环系统、神经系统、内分泌系统等，使人体各系统处于协调状态。

【具体方法】

（1）直立，两脚并拢，双手于胸前合十，调整呼吸，使身心平静。

（2）吸气，向上伸展双臂，身体后仰，注意髋关节往前推，这样可减少腰部压力，双腿伸直，放松颈部。

（3）吐气，向前屈体，手掌下压，上身尽可能接近腿部（如有需要，可稍弯曲双膝）。注意放松肩膀、颈部和脸部。

（4）吸气，左腿往后伸直（初学时也可膝盖着地），右腿膝盖弯曲，伸展脊柱，往前看。

（5）保持呼吸，右腿退后，使身体在同一直线上，用两手和脚趾支撑全身，腹部和腿部要尽量伸展、收紧，肩下压。

（6）吐气，使膝盖着地，然后放低胸部和下巴（也可前额着地），保持髋部抬高。注意放松腰部和伸展胸部。

（7）吸气，放低髋部，脚背着地，保持双脚并拢，肩下压，上半身后仰，往上和往后看。

（8）吐气，抬高髋部，使身体呈倒"V"形，试着将脚跟和肩膀下压。

（9）吸气，左脚往前迈一步，两手置于左脚两边，右腿往后伸展，往前看。

（10）吐气，两脚并拢，身体慢慢前弯，两手置于地面或腿部。

（11）吸气，两手臂向前伸展，然后身体从髋部开始慢慢后仰。

（12）吐气，慢慢还原成直立。

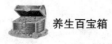

清晨练习瑜伽时要注意以下几个方面：

（1）室内练习时，开窗通风，保持空气的流通，这对于调息练习尤为重要。可以摆放绿色植物或鲜花。

（2）关注自己的身体状况，切忌强己所难。如果身体有不适的地方或是病状，尽量不要练习过难的动作，也可以完全不进行练习。

（3）女性在经期不宜做瑜伽练习。

（4）瑜伽对一些特殊生理状况都有很好的调整作用，如孕期保健，但最好在老师的指导辅助下进行。

增加头部血流的顶峰功

紧张工作一天后，大脑的过度疲劳已经使你无心再做其他的事情了。那么，静下心来，做做顶峰功，能有效增加头部的血液流量，让你的头脑清晰，放松内脏器官，还能伸展腿部韧带，将腹肌练得平滑而有力。

【具体方法】

（1）屈膝坐好，臀部坐在脚跟上，两手放在膝盖上。调匀呼吸，感觉内心平和。

（2）两手放在体前地面，臀部从脚跟慢慢抬起，保持均匀呼吸。

（3）呼气，抬高臀部，头夹在两手臂中间，足跟抬离地面，保持 30 ～ 60 秒。此时内脏颠倒过来，内脏器官得以放松，头部充满新鲜的血流。注意：不要吞咽，不要咳嗽，以免发生头部充血，引起不必要的危险。

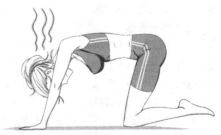

（4）呼气，屈膝，慢慢将臀部坐在脚跟上，两手放在膝盖上，微微闭上双眼，想象一股新鲜的血液流遍全身每一个细胞，血液循环得以改善。

（5）待呼吸调匀了，我们再做一次。当臀部再次抬高时，我们将头和上肢尽量贴近腿部，脚跟高高抬起。这时腿部后侧韧带得到了拉伸，腹肌自然收紧，腹部堆积的多余脂肪可以慢慢消除掉。

（6）呼气，屈两膝，臀部慢慢坐在脚跟上时，我们再次感到全身血流通畅，头脑非常清晰。

（7）做完后，我们以一种舒适的方式坐好，对头部几个重要穴位如百会、通天、风池、风府、太阳、印堂进行揉按。这样可以促进头部的血液循环，而且对头疼和偏头疼也有不错的疗效。它对整个呼吸道有刺激作用，可以预防和缓解感冒、头疼、发烧等疾病，提高身体的免疫力。

但要注意的是，患有高血压、低血压，或者经期的女性都不宜做这个动作。

扩胸、收腰、减腹的展臂式

不管是长期伏案工作的白领丽人，还是整天忙前忙后的家庭主妇，请留出一点儿时间给自己享受美丽。展臂式瑜伽运动能让你拥有魔鬼般的身材，能让你真正成为有魅力的现代时尚女郎，还等什么呢？让我们一起做吧。

【具体方法】

（1）两脚并拢站好，两手放于身体两侧，大脚趾微微分开，头部放松，面向前方。

（2）两手腕相交于腹前，手心向内。集中精力，内心平和。

（3）深深吸气，两手慢慢上举，延伸至头顶，脸朝上，眼看上方。体会胸部的扩张感，肺活量增大了，吸入了更多的氧。

（4）呼气，两手分开，从旁慢慢放下，放于体侧。感觉有更多的废气呼出来。

（5）深深吸气，两手从旁上举，举至头顶，两手腕腹前相交，脸朝上，眼看上方。再次体会胸部扩张，肺活量增大，吸入了更多的氧。

（6）呼气，两手臂从前放下，放于腹前，完成一个回合。

在这个姿势中，我们的呼吸变得深长而缓慢，呼吸道得到了良好的刺激。待呼吸慢慢平稳，我们再做第二次。

【具体方法】

（1）当手慢慢上升时，头也慢慢抬起。手臂升到头顶上方时，能感觉到身体两侧的强烈舒展。这种练习，很利于减掉腰侧脂肪。同时，对腋窝处也是不错的锻炼，腋窝处皮下脂肪少，容易出现皱折，若经常进行练习，弹性会增强一些。

（2）两手从旁慢慢放下。

（3）再深深吸气，手从旁缓缓上举；呼气，手从胸前放下。

待呼吸逐渐平稳，我们再做第三次。

做完第三个回合，我们会感觉到疲劳得以消除，全身精力增强了。

做完上面的动作可以按摩以下穴位：肩髃、曲池、手三里、外关、内关和合谷等。但要注意的是，孕妇不可按揉合谷穴，因为按摩这个穴位容易造成流产。

消除疲劳的四种经络瑜伽

随着现代社会生活节奏的加快、工作压力的增加，人的疲劳感就会接踵而来。因此，人们通过各种方法来调节自己，以达到消除疲劳的效果。而经络瑜伽的调节功能则能将来自各方面的疲劳症状各个击破。下面就让我们一起学习一下几种消除疲劳的瑜伽动作吧：

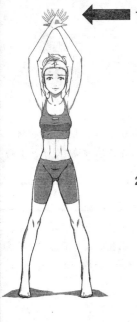

1. 摩天式

【具体方法】

（1）站姿，脚分开。

（2）吸气，踮脚尖，两手臂交叠，举过头顶向上伸展身体。

（3）呼气，脚跟慢慢着地，向后延展背部。

（4）吸气，提脚跟向上抬起身体。

（5）呼气，手臂侧平举打开。

2. 舞蹈式

【具体方法】

（1）脚并拢目视前方地面，抬右脚用右手握住。

（2）保持姿势6次呼吸。

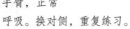

（3）吸气，左手扶树干（在家可扶墙壁或门框），形成舞蹈式。

（4）保持姿势，时间以感觉舒适为限度。

（5）右脚放回地面，慢慢放下手臂，正常呼吸。换对侧，重复练习。

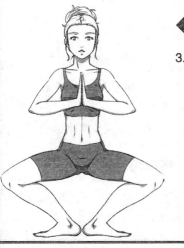

3. 蹲式莲花

【具体方法】

（1）半蹲，均匀呼吸。

（2）吸气，趾尖踮起；呼气，双膝向两侧打开，身体继续下蹲；再吸气，手掌合拢于胸前。

（3）呼气，双膝向两侧延展到极限，脚掌尽量相对，脊柱中正，目视前方，保持15秒钟左右，身体慢慢直立。

（4）重复姿势4～5次。

4. 门闩式

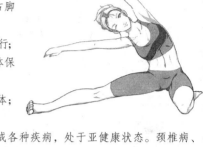

【具体方法】

（1）双膝跪地，将右腿伸向右方，右脚与左膝一线。

（2）吸气，双臂向两侧平举，与地面平行；呼气，躯干和右臂屈向右腿，头放松，身体保持在一个平面上，不要扭动。

（3）保持姿势1分钟；吸气，放直身体；呼气，放松手臂。换侧，重复练习。

办公室工作者因为久坐不动，容易形成各种疾病，处于亚健康状态。颈椎病、腰椎病等都是办公室一族经常面对的烦恼。经常做一些简单的瑜伽动作，只要坚持一段时间，你将会变得容光焕发、精力充沛。

防治肠胃病的三种经络瑜伽

现代的人们在每天的生存竞争中，肯定少不了应酬，三餐也很难定时、定量，长此以往，自己的肠与胃很容易就被牺牲了。尤其有遗传困扰的人（家族中有多人罹患胃病）、比较神经质或过度拘谨的人、抽烟的人（特别是在焦躁状态下抽烟），以及胃酸过多的人，更是难逃肠胃病的折磨。

保护好胃肠除注意合理饮食外，做做下面的3种瑜伽动作，对于健胃整肠也会有很大的帮助，不信就试一试：

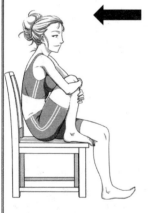

1. 椅上拔瓦斯式

此式可排除胀气，强化胃肠机能，舒缓胃痛及紧张的压力。

【具体方法】

（1）端正坐于椅上，右腿屈膝踩于椅座上，双手抱住弯曲的腿，做深呼吸。

（2）配合呼吸节奏，吐气时用力抱紧腿，并使大腿挤压腹部。

（3）还原，换另一腿做。

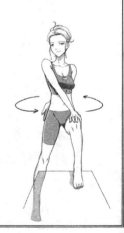

2. 椅子站立后视式

可缓解胃部的痉挛，解除胃肠不适，促进血液循环，亦可使腹部及腰部的肌肉放松，调整身体久坐后所产生的不适感，同时还能使腰围纤细。

【具体方法】

（1）站立于椅子前方，做深呼吸。

（2）左脚踩在椅座上，吸气。

（3）上身向左边扭转，右手握住左膝盖，左手背自后手绕过贴紧右腰，吐气，上身尽量向左转至腰部有扭紧的感觉时停住，做深呼吸。

（4）还原，换边再做一次。

3. 椅上正坐侧弯式

此式可舒解紧张性胃痛，亦可消除胁腹部赘肉，美化手臂及使腰围纤细，同时也能平衡、矫正长期不良久坐姿势所导致的脊椎侧弯。

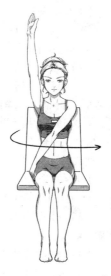

【具体方法】

（1）坐正于椅上 1/2 处，腰背挺直。

（2）吸气，右手尽量向上伸展，左手扳紧右大腿外侧。

（3）吐气时，右手与上身向左侧弯，保持挺胸，停住后做深呼吸。

（4）还原，换边再做一次。

对于已经出现的胃病，在饮食上更应该注意。尽量做到定时进餐，每日 5～6 次，进食量少，能减轻胃的负担，避免胃部过度扩张；进餐次数多，可使胃中经常存有少量食物，以中和胃内过多的胃酸。病重的人最好食用营养丰富又易于消化的松软食品，如米粥、牛奶等。此外，还可多吃点儿蜂蜜，因为蜂蜜有抑制胃酸分泌、促进溃疡愈合的功能。

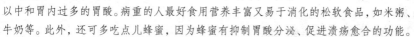

消除肩颈痛的"椅上瑜伽"

你是不是常觉得肩膀肌肉总是很紧，脖子也常常容易扭痛？其实，从事办公室工作的人们大多有此病，原因就在关节、肌肉缺少运动，血液循环不良。长时间保持同样姿势，很容易造成肌肉缺血、缺氧或疲劳，严重时还有可能会演变成慢性拉伤，所以办公室一族千万不能掉以轻心。

预防重于治疗，为了避免被肩颈僵痛缠上身，除了保持正确的坐姿和适度的休息外，还要不时拉拉臂、松松肩，或者做做瑜伽。

那么，下面就让我们一起学几招治疗肩颈痛的瑜伽吧：

1. 椅上松肩式

此式可消除肩颈酸痛，促进肩部和颈部的血液循环，防止肩颈僵硬。

【具体方法】

（1）坐正于椅上 1/3 处，挺直腰背，双膝并拢，两眼平视。

（2）吸气，上身不动，将双肩耸起，止息，停留数秒。

（3）缓慢吐气，上身不动，放松肩膀。

（4）还原，来回重复做数次。

2.椅上细臂变化式

此式可美化手臂线条，消除手臂赘肉，柔软肩关节，促进肩颈部的血液循环，预防肩部僵硬。

【具体方法】

（1）坐正于椅上1/2处，挺直腰背，双膝并拢。

（2）右手平直上伸，手心向内侧。

（3）左手绕过头部后方抓住右手手肘。

（4）吸气，右手掌心以逆时针方向旋转成手心向下，同时右手缓慢向右侧拉开，直到左手臂拉紧，停留做深呼吸。

（5）还原，换手再做一次。

3.椅上肩臂式

此式可消除肩颈酸痛，柔软肩关节，美化手臂线条，促进血液循环。

【具体方法】

（1）坐正于椅上1/3处，挺直腰背。

（2）左手肘弯曲，左手掌贴住右边背部，右手握住左手肘处，双肩尽量外扩，停留做深呼吸。

（3）还原，换手再做一次。

（4）左手上举，手肘自上向后弯曲，右手由下向上，绕过背后与左手互握，尽量扩胸挺腰，停留做深呼吸。

（5）还原，换手再做一次。

4.椅上拉臂式

此式可消除肩颈与手臂的疲劳，预防酸痛，并能消除手臂的赘肉，美化手臂线条。

【具体方法】

（1）坐正于椅上1/2处，挺直腰背，右手向左前方伸直。

（2）吸气，左手缓慢用力地将右手肘往左侧拉紧。

（3）缓慢吐气，如拉绳般，左手尽可能将右手向左拉，而右肩同时尽可能向右侧方向拉开，使右手臂的伸展有紧实感，停留数秒。

（4）还原，换手再做一次。

你有肩酸背痛的困扰吗？那就从现在起练习瑜伽吧！它可以强化腰椎的动作，有了瑜伽基础，更不容易引起运动伤害。练习瑜伽要靠自己的毅力与努力，才能克服身体病痛，重拾健康。同时，瑜伽能克服腰酸背痛，更能使你的身材窈窕，保持健康。

瑜伽是一种很好的运动，练习瑜伽可以伸展、放松肌肉，所以也有减缓疼痛的效果。不过，要注意的是，一般人不可以贸然做幅度太大的前后弯仰动作。练习瑜伽应量力而为，且应做好充分暖身的预备工作，才不会引起运动伤害。

孕妇瑜伽，情感身心的"双赢"

孕妇练习瑜伽可以增强体力和肌肉张力，增强身体的平衡感，提高整个肌肉组织的柔韧度和灵活度；同时刺激控制荷尔蒙分泌的腺体，加速血液循环，还能够很好地控制呼吸。练习瑜伽还可以起到按摩内部器官的作用。此外，针对腹部练习的瑜伽可以帮助产后重塑身材。瑜伽有益于改善睡眠，消除失眠，让人健康舒适，形成积极健康的生活态度。瑜伽还帮助人们进行自我调控，使身心合而为一。

【具体方法】

（1）屈膝坐好，脚心相对，两手十指相交，手心抱脚尖。

（2）脚跟向后挪，尽量靠近会阴（刚练习瑜伽的朋友如果感觉这样坐有困难，可以在臀部下放一个小垫子），伸直脊柱，眼望前方。经常保持这种姿势会使我们体态更好，还能消除含胸、驼背的不良习惯。

（3）呼气，以腰部为支点，身体前倾，慢慢使整个上体尽量贴近前侧地面，前额贴近地面，同时肘部紧贴膝盖窝，将两膝压向地面。保持自然呼吸 20 ~ 30 秒。意识集中在脊柱，体会脊柱的延伸感，整个背部肌群得以扩张了。

（4）深深吸气，以头部带动颈部、上背部、中背部、下背部，缓缓回到坐立姿势。

（5）呼气，将两脚稍移向会阴部位，放松。

（6）继续来做这个姿势。当上体再次贴近前侧地面时，我们将意识集中在腹部，感觉内脏得以按摩，消化功能得到改善，促进了新陈代谢。腿部患有痉挛疾患的朋友若常做这种练习，痉挛能慢慢得以缓解甚至消除。

（7）吸气，将上体慢慢抬高，回到坐立姿势。

（8）一般每个瑜伽姿势都是做 3 次。

（9）当上体再次贴近前侧地面时，我们感觉腿部的柔韧性得到锻炼。对患有坐骨神经痛的朋友来说，这也是一个极佳锻炼。同时还锻炼了髋关节和骨盆区域。

（10）吸气，我们将上体抬起，两脚略向前，两手臂抱在小腿前侧，放松。

（11）做完瑜伽后，对足底的一些穴位如涌泉，心包区，足心，失眠点进行按摩。

孕妇瑜伽练习要保持身心愉快和舒适，不应当过度疲劳，不必太用力以免引起不适和疼痛。练习时应当有一种伸展的感觉，每个动作要做得自然优雅和舒展。

第五篇

循经拍打几分钟，全身上下都轻松

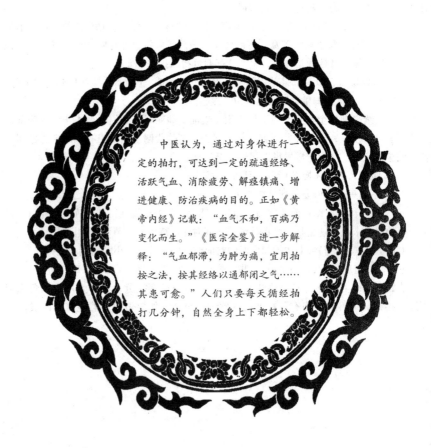

中医认为，通过对身体进行一定的拍打，可达到一定的疏通经络、活跃气血、消除疲劳、解痉镇痛、增进健康、防治疾病的目的。正如《黄帝内经》记载："血气不和，百病乃变化而生。"《医宗金鉴》进一步解释："气血郁滞，为肿为痛，宜用拍按之法，按其经络以通郁闭之气……其患可愈。"人们只要每天循经拍打几分钟，自然全身上下都轻松。

第一章 拍打养生，疏通经络气血旺

经络拍打本是养生功，大病小病都防治

经络拍打养生法是一种强身健体的养生方式，它是从古代流传的"拍击功""排打功""摇身掌"及按摩法等演化而来的。拍打法主要通过手指、掌、拳等拍击人体经络、穴位或患处，以达到祛病防病和健康身心的效果，其轻者为"拍"，重者为"打"。

拍打养生主要拍打人体的十四经脉，即人体十二经脉加奇经八脉中的任脉和督脉，合称十四经脉。十四经脉是人体经络中最主要的部分，经脉是人体气血的通道，通则不痛，痛则不通。《黄帝内经》说："经脉者，人之所以生，病之所以成，人之所以治，病之所以起。"所以经脉决定着生命是否存在，决定着疾病是否发生，也决定着疾病的治疗效果。经脉不通是万病的起源，而要治愈疾病则必须从疏通经脉开始。

中医认为，通过对身体进行一定的拍打，可达到一定的疏通经络、活跃气血、消除疲劳、解痉镇痛、增进健康、防治疾病的目的。正如《黄帝内经》记载："血气不和，百病乃变化而生。"《医宗金鉴》进一步解释："气血郁滞，为肿为痛，宜用拍按之法，按其经络以通郁闭之气……其患可愈。"因此，中医认为，人之所以生病，是因为经络阻滞，气血虚弱，外邪入侵所致，通过辨证施治，对症拍打相关经络、穴位，可使经络通畅，气血旺盛，从而能够防治疾病，起到"诸脉皆通，通则疾除"的效果。而且，拍打法还具有方法独特、简便易行、安全可靠、适用面广、效果显著等特点。

人们在拍打经络的同时，也拍打了十二经筋。因为十二经筋是十二经脉之气结聚于经内关节的体系，是其外周的连属部分，循行走向均从四肢末端走向头身，行于体表，不入内脏，结聚于关节骨骼部。所以，它能约束骨骼，利于关节屈伸，提高了人体运动功能。正如《素问·痿论》所说："宗筋主束骨而利机关也。"

此外，使用拍打养生时还能拍打十二皮部，它是十二经脉的功能反应于体表的部位，也是经脉之气散布之所在。十二皮部的分布区域就是十二经脉在体表的分布范围。《素问·皮部论》记载："欲知皮部，以经脉为纪者，诸经皆然。"意思是说，由于十二皮部居于人体最外层又与经脉气血相通，故是机体的卫外屏障。起着保卫机体抵御外邪和反应机体病症的作用。人总要承受外感六淫（风寒暑湿燥火）的侵袭。经过拍打，体表十二皮部对机体的保护作用提高了。所以，人机体的抗病能力提高了。

而从西医的角度来说，拍打法主要是通过刺激人体毛细血管的波动，来达到减轻心脏负担、降低血压的功效。有研究表示，肌肉每平方毫米的横切面上约有4000根毛细血管，在安静状态下仅开放很少一部分，开放30～270根，运动时毛细血管大量开放，其开放数量可达安静时的20～50倍，这样肌肉可获得比平时多得多的氧气和养料；毛细血管是依照一定周期来开闭它的口径的，它们的搏动如同给人体以几百万微小的心脏一样，

这些外围"小心脏",对生命的重要性并不亚于心脏。运动时,全身毛细血管的大量开放会减轻心脏负担,降低血压。因此,经络理论认为,经络保健是最好的运动锻炼。

经络拍打的要领

拍打是从按摩推拿疗法中产生的一种独特的治疗方法,所以拍打与推拿疗法在操作上有许多相似的特点。拍打和推拿一样强调持久、有力、均匀、柔和,从而达到渗透,这是手法的基本要领。所谓"持久",是指手法能按要求持续运用一定的时间,手不感到疲劳、酸痛;所谓"有力",是指手法必须具有一定的力量,这种力量应该根据个人体质、病症、部位等不同情况而增减,也就是说,这种力量是一种能产生良好治疗和保健作用的力,而不是有害的蛮力;所谓"均匀",是指动作要有节奏,速度不要时快时慢,压力不要时轻时重;所谓"柔和",是指手法轻而不浮,重而不滞,柔中有刚,拍打表皮无痛苦,而身体内部快然无比。这样就可以达到手法较高境界"渗透"也。

但拍打还有自己独特的手法要求。首先,在拍打时要求全身心整体放松。从头到脚自然松弛,做到体松、肩松、臂松、腕松、指松。两脚自然踏地,分开与肩同宽(或略宽),身体微微前倾,呼吸自然,如果拍打时感到呼吸急促,可改为深呼吸。拍打时放松各部位,要感觉到手是柔软而中空的,而不是僵硬和实心的。第二,要求拍打的线路清晰,有规律,或者从上往下,或者从左往右,或者按经络循行路线等,这样意念就会随着拍打而跟随,如果东一下西一下,就会感到零乱,无所适从。第三,拍打时手法要有弹性,有让性,要顺着肌肉的弹性来操作,切忌生硬地击打。第四,拍打的频率要合适,快慢要根据每人的体质和拍打的部位来确定,如背部心脏附近的拍打,就不能太快或太慢,不然会影响正常节律,从而感到难受。第五,拍打节奏要有艺术性。拍打时会发出清脆的响声,就像打击乐演奏一样,节奏明快的话,不仅悦耳动听,还可以使身心放松,精神得到安慰快乐。

养生百宝箱

使用徒手拍打时,常用右手的掌指背作拍打工具。施术时,患者取坐位或卧位,术者采用站位,稍向左侧身,用右上肢指掌背,对施治部位施行拍打。拍打的施术要求:一是四小指合拢;二是善于运用掌力;三是腕部活动灵活,使指掌背真正地成为拍打工具。

擦胸捶背就能提高免疫力

现代科学研究发现,要获得较强的免疫力,除了用一些药物调节外,擦胸是调节胸腺素、提高免疫力的一条重要途径。经常擦胸能使"休眠"的胸腺细胞处于活跃状态,增加胸腺素分泌,作用于各脏器组织,提高免疫功能,对防治疾病以及推迟衰老极为有益。擦胸的方法很简便,取坐位或仰卧位均可。将双手擦热后,用右手掌按在右乳上方,手指斜向下，适度用力推擦至左下腹；然后再用左手掌从左乳上方，斜推擦至右下腹，如此左右交叉进行。一上一下为1次，共推擦36次。还可兼做擦背动作，用双手反叉于背后，沿着腰背部（脊柱两旁）用力上下来回擦背，一上一下为1次，共擦36次。擦背有助于激活背部免疫细胞，促进气血流通，调适五脏功能。擦胸摩背通常每天起床和晚上睡前各做1次。可在中饭1小时后加做1次。

实践证明，坚持擦胸锻炼，可改善脏腑血液循环，促进胃肠和肺肾的代谢，提高免疫功能，对冠心病、高血压、肺心病、糖尿病、肾炎、腰痛症及各种胃肠道疾病有良好的辅助疗效，如患有肿瘤、出血症时应停止锻炼。

捶背是一种比较适合于中老年人的养生保健方法。捶背可以刺激背部组织与穴位，再通过神经系统和经络传导，促进局部乃至全身的血液循环，增强内分泌与神经系统的功能，提高机体免疫机能和抗病能力。

捶背通常有拍法和击法两种，均沿脊柱两侧进行。前者用虚掌拍打，后者用虚拳叩击，手法均宜轻不宜重，力求动作协调，节奏均匀，着力富有弹性。如此自上而下或自下而上轻拍轻叩，既可自我操作，也可请别人帮忙，每分钟60～100下，每日1～2次，每次捶背时间以30分钟为限。

长期坚持捶背至少有3个方面的好处：一是改善局部营养状态。通过捶背可促进局部血液循环，加速局部组织的新陈代谢，减少皮肤细胞的老化，有利于皮肤的清洁与健康。二是舒筋活血，健身防病。尤其对于从事重体力劳动的中老年人来说，经过一天的劳作，难免会出现腰酸背疼，肌肉紧张，此时如接受轻柔的捶背，不仅有利于肌肉放松，消除疲劳，还能防止慢性病及腰肌劳损的发生。三是宁心安神，振奋精神。人过度疲劳时，就会出现心烦意乱、坐卧不宁的现象，捶背带来的良性刺激会使心绪逐渐安定下来，从而感到全身舒适和精神倍增。

动手做个"一拍灵"，立即开始拍打养生

日常生活中人们直接用手拍打身体就行，但中医上专业的拍打疗法往往需要较为专业的拍打工具，来对施治部位施行拍打，使治疗部位潮红充血、血脉舒通，从而达到治疗疾病目的。

一般来说，拍打用具多以幼细的柳枝条一握，用纱布捆绑成为拍打工具。拍打工具的长短为60～70厘米，粗细以适合手握为度。施行拍打时，以右手执握工具的一端，以工具的另一端，对准施治部位，施行拍打，要善于运用腕力的灵活性，施予治疗部位的适宜量度，进行拍打。

经络拍打时，用自己的手掌拍打最简便，因为自己手掌的灵活性、宽度、柔韧度都最适合自己，而且还可以充分刺激手掌面的穴位，如劳宫穴（手掌心，握拳屈指的中指尖处）、鱼际穴（手拇指本节第1掌指关节后凹陷处）、中冲穴（手中指指尖中央）等，可增强保健效果。

但是，手掌拍打，对老年人会感觉吃力一些，尤其腰骶部、肩背部会难于拍到，即使拍到，也用不上力，就会影响拍打的效果。所以，平常市面上卖的用来拍打身体的各种小器具，也可以用来代替手掌。这些小器具，本来是为了给人们用来拍打穴位的，倒不是用于经络拍打，例如，带手柄的橡皮球、硬塑料球、小木槌、小竹槌等，它们都可以起到一定的作用，但由于拍打时的接触面积小，需要打得比较准确，效果才会好。也正因为接触面积小，加上过轻，拍打的力度就不好掌握，力量过大，或者有时还会打着骨头，就感觉疼痛，力量过小，加上打不准，效果就差。这些小器具，实际上就成为"哪儿疼痛，打向哪儿"的小玩意儿了，并没有真正对穴位拍打起良效，更不用说用来拍打经络。

因此，我们主张大家自己动手，做个"一拍灵"，其实就是专门用来拍打经络的拍子，它的好处有：接触面积类似手掌，有一定的重量，拍面柔韧性好，拍打起来感觉很舒服。

另外，"一拍灵"还可以用于运动或劳动后，对全身各部位肌肉群的大面积拍打放松。因为用手掌拍好处多，进行经络拍打时，大家可以把两者相互配合起来，以手掌拍打为主，拍打不到的部位，就可以改用"一拍灵"。

【具体方法】

（1）用一块五合板，锯成一个带长柄的椭圆形状，再找一块要小于五合板的椭圆形面积的磁铁或其他固态物体，重100～200克，放于五合板的椭圆形部位中。

（2）用胶带或医用胶布固定，然后在五合板两侧，垫上塑料泡沫，在椭圆形部位要垫得厚一些。

（3）再用胶带或医用胶布从头到尾密密缠绕一遍。

（4）做一个布外套将它套起来，"一拍灵"就做好了。

拍打疗法具体操作解析

在使用拍打疗法时，人们需要注意以下几个方面：

（1）用实心掌展拍，拍打时要让身体微微感觉疼痛才见效。

（2）手掌每次拍打皮肤时可加上从手掌向体内注入清气之意念，手掌离开皮肤时，可加上手掌抓出浊气的意念和动作。

（3）要学会两只手掌握拍弹法，以便劳累时可替换，尤其是自我拍打时，有些部位只能用某只手才拍打到位，所以学会双手均能拍打是必要的。

（4）大面积拍打时整个手掌、手指部分全部用上，比如拍打膝盖正面。如被拍打部位面积不大，如拍打膝盖反面的腘窝，可手指部分为主，拍打腕关节可灵活抖动。

（5）每次拍打时，开始手法宜轻，然后力量渐渐加重，到拍打快结束时，才可于某些重点脉位上进行重拍。拍打按用力轻重，可分为3种：

①轻拍法。拍打时用力较轻，多用于年老体弱、儿童及初次接受治疗的患者，或用于肌肉较薄（如关节处）的地方和有重要脏器的地方。

②中拍法。用中等力量拍打，拍打时微有痛感为度。适用于一般人和大部分部位。

③重拍法。用力较重，不仅用腕力，而且要用前臂的力量进行拍打，拍打时有痛感，但应以能忍受为度。此法多用于体质壮实之人，或体质较好而病情顽固的复诊病员，或拍打肌肉丰厚的骶、臂部等部位时用。

拍打养生的十大手法

在中医的历代典籍上，不乏拍打疗法治病的例子，比如唐代孙思邈《千金要方·养性》、明代高濂《遵生八笺·延年却病笺》、明代江瓘《名医类案》、清代陈士铎《石室秘录·摩治法》等书中均有记载。明代李梴《医学入门》中曾介绍杭州马湘擅长用竹杖击打法治病。清代吴谦《医宋金鉴·正骨心法要旨》中也记有用"振挺"（短木棒）治疗伤科疾病的方法。

一般来说，拍击疗法的常用手法主要有以下几种：

（1）拍法：用手掌拍打。手指自然并拢，掌指关节微屈成"虚掌"状，平稳而有节奏地进行拍打。

（2）打法：用相并的四指拍打。食指、中指、无名指和小指4指相并，用掌侧面或背侧面进行拍打。

（3）捶法：用空拳敲击。手握空拳，腕伸直，用空拳的小指侧敲击肢体。

（4）击法：用掌根或拳背击打。手指自然松开，手掌略为背屈，用掌根部进行叩击。或手握空拳，腕稍屈，用拳背进行敲击。

（5）劈法：用手掌的尺侧部捶击。腕指伸直，用手掌尺侧的小鱼际肌部进行捶击。

（6）支法：五指合拢，用指端部进行敲击。

（7）捣法：单指叩击。手指屈曲，用单指的指端或屈曲的近端指关节背侧突起部（一般为中指或食指）进行叩击。

（8）弹法：用手指弹击。拇指与食指（或中指）对合如环状，用拇指将食指（或中指）的指甲部按住，然后用力使食指（或中指）从拇指后方滑出，进行弹击。

（9）棒击法：用特制软棒敲击。将细桑枝12根（直径约5毫米，长约40厘米）去皮阴干，每根用桑皮纸卷紧，并用线绕扎，然后把12根桑枝一起用线扎紧，再用桑皮纸卷紧，并用线扎好，外面裹以布套，封口予以缝合，要软硬适中（有一定弹性）、粗细合用（用手握之合适，一般直径为4.5～5厘米）。

（10）药鞭法：用细桑枝、柳枝去皮后，蘸取药酒进行拍打。

 养生百宝箱

对于身强体壮的年轻人来说，也可以使用棒震法来拍打全身经络，下面就来介绍棒震63棒法。

（1）小腿部：患者取弓步（前弓后箭式），用捧击患者承山穴处，左右腿各3棒。可用以治疗腰腿酸痛麻木、头目昏花等症。

（2）大腿部：患者姿势同前。在患者左右腿殷门穴处各击3棒。可用以治疗腰腿酸痛麻木、下肢活动无力等症。

（3）背部：在患者左右膏俞穴处各击3棒。可用以治疗肩背酸痛、胸闷、胸痛、咳痰不爽等症。

（4）前臂部：在患者两前臂屈侧面和伸侧面各击3棒。可用以治疗前臂酸痛麻木等症。

（5）上臂部：在患者两上臂屈侧面各击3棒。可用以治疗前臂酸痛麻木、上肢活动无力等症。

（6）拳部：患者握拳，在患者左右手拳面各击3棒。可用以治疗手指酸痛麻木、活动不利等症。

（7）肩部：在患者左右臂臑穴处各击3棒。可用以治疗肩臂酸痛不举等症。

（8）前胸部：在患者两乳外上方中府穴各击3棒。可用以治疗胸痛、胸闷、肩臂活动不利等症。

（9）颈项部：在患者大椎穴处击3棒。可用以治疗背痛、上肢麻木、头痛、项强等症。

（10）腰部：在患者腰部命门穴处击3棒。可用以治疗腰膝酸痛、肾虚阳痿、小便不利等症。

（11）头部：在患者头顶部百会穴处击3棒。用以治疗头晕目眩等症。

需要注意的是，使用拍击疗法，尤其是棒击法，用力要适度，由轻渐重，不可用力过猛。对初次接受拍击疗法者，应先使用拍法、捶法、击法等，以后根据情况再逐渐改用棒击法。而且，对感染性疾病、肿瘤，以及肌肤破损、烫伤、正在出血的部位，不宜采用本疗法。

从上往下拍打后，针对症状重点拍打

中医认为，拍打养生的顺序一般是从上往下拍打，下面，我们就来介绍一套完整的拍打养生动作：

【具体方法】

（1）起势，双脚自然站立，与肩同宽，膝盖微屈，双手下垂，送胯放松，闭目养神，以下每节拍打时皆如是开始，以调息身心。

（2）先拍头部前额到百会穴直至头后颈处风府穴，其次拍头部两侧，从头部前额两侧拍打至头后风池穴，采用从上至下顺拍方法，也可采用按揉、摩擦头部的方法，头部拍打因人而异，头部拍打时宜口目合闭。

（3）拍打颈部后侧、颈部两侧。可由上而下顺拍，也可由上而下，然后由下而上，反复进行拍打。最后左右手掌轮流拍打大椎。

（4）拍打背部。先拍背部两侧，用掌背或掌心拍打肩背部至臀部，可顺拍亦可上下反复拍打；再用掌背或掌心拍背部中央即督脉，由背部正中身柱、神道穴（或以手背能尽量拍到处为好）拍打至长强穴或骶骨处，可顺拍亦可上下反复拍打。

（5）拍打两侧胳肢窝及两肋内侧。先拍打两侧胳肢窝，手臂抬起高举，用另一手掌拍打，拍打两肋时，由腋下拍打至侧胯部，再由侧胯部拍打至腋下，可顺拍亦可上下反复拍打；心脏、肺、乳腺患者尤其要多拍此处；两肋中间有"胸腺"穴位，拍打按摩可起到安抚心脏的作用。

（6）拍打胸腹部。手掌先轻拍胸腹部两侧，由两侧锁骨处拍打至两大腿根部，可顺拍亦可上下反复拍打；再拍胸部中央即任脉（宜轻拍），从颈下天突穴拍打至腹下曲骨穴，可顺拍亦可上下反复拍打；胸腹有心肺、任脉、足阳明胃经、足少阴肾经、足太阴脾经、足厥阴肝经等经络。

（7）拍打肩部和手臂。先拍打肩部四周，然后拍打手臂，左臂内侧，沿着左肩部、手臂、肘部、手腕、手心，再翻转手臂，拍打左臂外侧，沿着手背、手腕、手臂、肘部、回到肩部。总之，双臂的内外侧前部、内外侧后部以及内外侧中部，进行轮流拍打，手臂拍打，经络循行是先阴经后阳经。手上有6条经络，心包经、肺经、心经、大肠经、小肠经、三焦经。

（8）拍打尾椎骨、臀部和腿部。先用掌背拍打尾椎骨，再用掌背拍打臀部，然后用掌心拍打双腿，沿着腿部、膝盖外侧、脚踝部；之后再拍打双腿内侧，从脚踝部拍起，双腿内侧、膝盖内侧，以及膝盖后的腘窝，总之，两腿的外内侧前部、两腿的后内侧后部以及两腿的外内侧中部，进行轮流拍打，腿部拍打，经络循行是先阳经后阴经。臀部腿上有膀胱经、肝、胆、脾、胃、肾经6条经络。

（9）摩擦腰肾、脘腹部。双手叉腰，拇指在前，4指在后，先摩擦腰肾，摩擦到尾间部位（长强穴）。再回头重搓，然后仍以双手叉腰，但拇指在后，4指在前，再摩擦脘腹部，也可从腰部带脉处向下斜推搓至下腹曲骨处，经常摩擦腰肾可补肾壮腰和加固元气，还可以防治腰酸，摩擦脘腹可促进消化、防止积食和便秘。

（10）拍打命门、肾俞穴。以双手掌心或双拳拳眼轮流拍打或敲打命门；肾俞穴拍打由双手掌心轮流拍打左右肾俞穴，或双手半握拳，以拳背轮流拍打。

（11）双拳按摩腰眼或瞬间强肾法。双手轻握拳，用拳眼或拳背紧贴腰部旋转按揉腰眼（位于背部第3腰椎棘突左右各开3～4寸的凹陷处），而瞬间强肾法则是，双手握拳，拳心虚空，贴在肾俞位置，利用膝关节的上下抖动进行反复摩擦，双拳不动，双脚随着身体抖动轻微起踮，感觉到腰部轻微发热为止。这种运动被誉为中医里的金匮肾气丸，有温补肾阳的功效，是最有效的补肾方法。对肾虚、慢性腰脊劳损、腰椎间盘突出的病人非常实用。对过度疲劳、精神不好、睡眠不足的人效果良好。不仅能缓解疲劳，还能在短时间内补足肾气。

瞬间强肾法也可在最后全身上下抖动时，结合运动，因为其方法原理都一样，抖动时或两臂下垂，或双手握拳贴在肾俞位置，交叉轮流进行亦可。

（12）全身上下抖动放松。身体站立、自然、放松，两臂下垂，两腿略宽于肩，身体随两腿一直一曲有节奏地上下颤抖，速度根据个人身体状况而定，幅度要感觉到胸肌震颤起来为标准，脚跟挨地离地均可；时间可长可短。

（13）"哈"气，身体站立，双手放松自然下垂，双脚脚跟抬起（尽量抬高），两肩耸紧，吸气，发出"哈"的一声，同时脚跟落地。并要有弹动，急吸快呼，放松全身。注意脚跟落地时，膝盖要稍微弯曲，自然劲会内收，用巧劲，以免用蛮劲脚跟着地，震动对后脑不利。

（14）收势，最后将双掌由背后经体侧向上经头顶，尔后双掌心朝下，缓缓按于腹前，稍停，意想全身气血归向丹田，双手自然回归体侧缓缓收势结束。

当然，这并不是严格规定了人们拍打的位置，人们可以随意拍打全身任何部位，哪里有病灶就拍哪里，浑身无处不是穴。比如各类痛症可拍打病灶处，痒症患者除拍打患处，还可拍血海、风市、曲池等穴位；各类妇科病（如子宫肌瘤、卵巢囊肿、痛经等）、男科病（如前列腺类疾病、阳痿、早泄等）、肾虚、更年期综合征、高血压、糖尿病、心脏病、肾病、肝病患者，可沿大腿内侧一直拍到大腿根部，并可重点拍打大腿根，再拍小腹、腰腹部。减肥者可拍打腰腹等肥处，有奇效，如果配合拉筋疗效更佳。

 养生百宝箱

　　拍打的顺序是从上往下、从左到右、从外到里，一下挨一下，紧锣密鼓地进行拍打，不要有遗漏，如有遗漏，不要回拍补打。拍打时用实心掌，拍打时感觉疼说明拍对了。通常拍打几次后再拍打不易出痧，但无论出痧与否，只要拍打就会疏通经络，起到保健、治疗功效。手掌每次拍打皮肤时可加上从手掌向体内注入清气之意念，手掌离开皮肤时，可加上手掌抓出浊气的意念。拍打前，手腕最好做一些准备活动，如手腕抖动、手腕转动以及握空拳等。

　　拍打上肢内侧时，全部从上往下拍打，而拍打上肢外侧时，全部从下往上拍打；但拍打下肢外侧时，全部从上往下拍打；而拍打下肢内侧时，全部从下往上拍打，与上肢拍打顺序正好相反。拍打由各人根据自己情况、拍打次数自定。

　　肩背部拍打：两脚开立，略宽于肩。两臂自然松垂于两侧。以腰为轴带动两臂先向左侧转腰抡臂，右臂屈肘以手掌拍打左肩背部肩井、大椎等穴位；左臂屈肘以手背拍打腰背部脾俞、胃俞、肾俞、命门、大肠俞一直到骶骨等，然后向右侧转腰抡臂，方法同左。如此不断地扭身、摆臂，两手交替由上而下、由下而上进行拍打，拍打次数自定。然后再以手掌背拍打督脉，总之，背部拍打过程中动作要协调、连贯，要有节奏。

如拍打部位面积不大，如拍打膝盖反面的腘窝，可以手指部分为主拍，拍时腕关节可灵活抖动。拍打力度越大越好（注意循序渐进），开始稍痛，随后疼痛会逐步降低。拍打时若口中念佛（阿弥陀佛），则效果更佳（意念祛病能事半功倍）。

拍打的时间和频率，因人而异

拍打养生法尽管较为随意，但要想获得更好的效果，不同的人适合不同的拍打时间和频率，下面我们就来介绍一些拍打时间和频率的注意事项：

（1）一天的任何时候都可以拍打。

（2）身体健康者，单纯保健，每次可拍打头、肩、胳肢窝、肘、膝等处 1 ~ 5 分钟，每天 1 ~ 2 次，多次不限。

（3）亚健康者，某些部位功能不佳，除拍打以上保健部位外，可在病灶处加长拍打时间，一般每处拍 5 ~ 30 分钟，每天 1 ~ 2 次，更多次不限。

（4）自感不适，或有明显病灶者，除拍打保健部位外，可重点拍打病灶处半小时以上，比如膝盖痛、肩周炎、颈椎病、头痛、失眠患者，可重点拍双膝、双肘，拍打次数不限，但每天起码 1 ~ 2 次。

（5）大病患者，如肩不能举、腿不能走，或被医院诊断为牛皮癣、心脏病、高血压、糖尿病、癌症等患者，建议从头到脚拍，拍双肘、双膝及其相应病灶部位可拍打 1 小时以上，上不封顶，每天 1 ~ 3 次，待病情缓解后再酌情减少拍打时间。

（6）通常拍几次后再拍打不易出痧，但这时仍应定期拍打，权当吃药打针或服用营养品。因为无论出痧与否，只要拍打就会疏通经络，起到保健、治疗功效。

（7）拍打时间和频率如同拉筋，没有绝对标准，因人而异，这正是中医的美妙之处。无论有病没病，出痧与否，都可每天拍打。一次拍打不能完成也可分几次拍打。拍打不同于吃药，没副作用。如果患者出现严重疲劳反应，可休息几天后接着拍。

拍打与刮痧、拔罐的区别

拍打和刮痧、拔罐虽然都是疏通经络的保健方法，但它们也存在不同之处，主要区别在以下几个方面：

（1）主动心理与被动心理：拍打和刮痧、拔罐等保健方式相比，拍打是人们主动治疗，因此更能调动了人的心理治疗力量。从西医的角度看，主动拍打产生的刺激令中枢神经和全身细胞都处于高度兴奋状态，产生大量修复、免疫激素，导致人体自愈功能全面加强。而被动治疗的刮痧和拔罐的治疗效果则相对差一些。

（2）得气与否：人们在使用手掌拍打自己的身体时，手掌会产生一种发胀的感觉，其实就是得气（气功中的气）的一种表现，促进了体内气血的流通，而刮痧、拔罐都无此气感。

（3）穿透力的强弱：人们在使用手掌拍打身体时，其作用力垂直向内，随拍打层层深入体内，拍打的穿透力较强，可调出更深层部位的邪气，所以被道家称为"调伤"。而刮痧的大部分用力是横向的，作用面较浅；拔罐力量虽然垂直，但处于静态，不像拍打处于动态发掘，层层深入，因此二者的穿透力不如拍打强，也就不如拍打见效快。

（4）一功两得：拍打疗法主要是用人们自己的手掌去拍打自己的身体，因此在拍打时不仅刺激了被拍打的身体的经络穴位，也刺激了手部的全息穴位和两手上的各6条经络，相当于对身体进行了一次"地毯式轰炸"，而被拍打处则相当于被"定点轰炸"，两者相得益彰，令手足十二条经络交互刺激，在体内形成了一种气场的内循环，更利于排毒治疗。而刮痧、拔罐则只是让患者单方受益的保健方法。

第二章 经络保健操，看似复杂的简单拍打法

经络保健操，集多种手法于一身

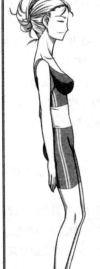

经络保健操具有非常好的医学保健效果。从中医经络学的角度分析，练操时通过掐、揉、疏、刮、拍打等手法，刺激穴位或经络通道，进而疏通了全身经络，调节了阴阳气血的平衡，使人精力充沛，达到"气血冲和，百病不生"，扶正祛邪的效果。且因为这种拍打方式简单易学，副作用小，成为一种日益盛行的大众保健方法。

1. 起势送髋

【具体方法】

（1）站立，双脚自然分开，与肩同宽，挺胸收腹，将髋部微微向前挺，膝关节弯曲，让会阴中点正好正对两脚心（涌泉穴）连线的中点。

（2）舌尖微抵上腭，颈部肌肉放松，面带微笑，使面部肌肉处于松弛的状态，双手自然下垂。

（3）闭眼，保持以上姿势1～2分钟，平静而缓缓地呼吸。

【功效】

减缓腰背肌肉紧张，放松脊柱，使头面部、躯干经络更加通达，并有助于调整放松心态。

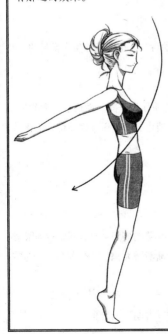

2. 马步运球

【具体方法】

（1）在起势的基础上，将右腿横跨一步，根据自身耐受力，膝关节弯曲成90°～135°，成"马步"姿势。

（2）双臂向前伸直，双掌十指略微弯曲，仿佛抱球的姿势，开始呈顺时针或逆时针方向转圈，颈部要随着轻微转动，眼睛要时时随着手的姿势移动，这样才能达到形神意三者合一的理想状态。

（3）将上述动作重复30次。

【功效】

锻炼腰、髋、肩、背部的关节和肌肉，让全身在柔缓的画圆运动中疏通全身经络，有解乏的效果。

3. 甩手踮脚

【具体方法】

（1）保持起势的站姿，双手举过头顶，同时深呼吸。

（2）以自然的姿势，将上举的双手从胸前沿胸、腰侧往下、后甩。

（3）同时，双脚踮起，呼气。

（4）将以上动作重复50～100次。

【功效】

锻炼上肢的肌肉和关节，并配合深呼吸来调息，使气血活动增强，疏通经络的效果更好，此方法尤其适合高血压、糖尿病和轻度冠心病人练习。

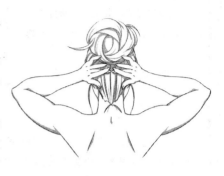

堵堵开开：常做耳部保健，改善体内脏腑状况

【具体方法】

（1）将双掌心相向，压住双耳郭，并按摩耳郭 20 ~ 30 次。

（2）压紧双耳郭，将双手食指与中指交叉，迅速发力，弹击后脑勺 10 次，可听到后脑勺"砰砰"作响。

（3）双掌交替进行按压、松开的动作 20 次，最后一次按压的力度应大一些，按压的时间应长一些，完成最后一次按压后，可听见"嗡"的一声。

【功效】

中医认为，耳郭上分布着众多的耳穴，这些耳穴与人体的五脏六腑和四肢百骸各有连接，是机体各种生理或病理变化的一处重要窗口，因此，通过按摩或敲打耳郭上的耳穴，能起到改善机体脏腑功能的效果。长期练习，更可治疗因肾亏引起的耳鸣、头痛、头晕、眩晕、失眠、记忆力衰退等症状。

叩齿吞咽：时时可做的护齿健脾胃妙法

【具体方法】

（1）叩齿：轻轻用上下牙齿相互叩击 100 次。

（2）吞咽：用舌头搅动蓄积于口中的唾液，并徐徐吞下，也就是养生中常见的"漱醴泉"。

【功效】

常做叩齿运动，可有效改善牙根的血液循环，并能使牙齿坚固。而通过"漱醴泉"的吞咽动作，促进口中唾液分泌，并将唾液中许多帮助消化的酶类活性物质带入消化道，从而起到维护脾胃功能的作用。

转遍上下：让气血贯穿上下，通达全身

1.转眼

【具体方法】

尽量睁大眼睛，平视前方，维持 10 秒钟，身体保持起势的姿势不动，开始转动眼睛，依照"左→上→右→下→左"的顺序缓慢转动，转动幅度渐渐增大，转 3 圈。然后，依照"右→上→左→下→右"的方向转 3 圈。

【功效】

活动眼部肌肉，加快气血流通，有效缓解眼睛疲劳，有明目的效果。

2. 转颈

【具体方法】

身体保持起势的姿势，双手自然下垂，依照"左→后→右→前→左"的顺序，缓慢转动颈部10圈，渐渐增大转动幅度。接着将头后仰，并保持后仰姿势5～10秒钟，并将手伸后拉直。

然后，依照"右→后→左→前→右"的顺序，将上述动作重复一遍。

【功效】

有效促进颈部肌肉活动，加快颈部气血流通，并起到了缓慢牵引颈肌的作用，从而有效缓解颈肌疲劳，对防治颈椎病有一定的帮助。但要注意的是，如果你是常因颈椎压迫而导致头晕、眩晕现象的颈椎病患者，则宜小幅度转颈，如果转颈过程中出现不舒服的情况，则应立即停止转颈。

3. 转肩

【具体方法】

保持起势的姿势，双手掌心向内，自然地贴住大腿外侧，并在大腿外侧上下滑动，同时，依照"上→前→下→后→上"的顺序，缓慢做耸肩和转肩的旋转动作10圈。接着，双手贴住大腿内侧不动，同时用力挺胸、向前抬头，并保持这个姿势10秒。然后，依照"上→后→下→前→上"的顺序，重复上述动作1次。

【功效】

充分活动和牵引肩颈部肌肉，使肩颈部经络畅通，起到防治颈椎病和肩周炎的功效。

4. 转腰

【具体方法】

保持起势的姿势，双腿分开，与肩同宽，先依照顺时针方向转动腰部20圈，再按照逆时针的方向转动腰部20圈。要注意的是，在转腰时，人们将双手握拳，以手背面抵住腰部，用指掌关节顶住腰骶部的脊柱两侧，利用转腰时腰部产生的旋转力，既按摩了双拳指掌关节，也按摩了腰部肌肉。每一个方向转腰结束后，要保持双拳抵腰的姿势10秒钟，以增强腰肌的力量。

【功效】

充分活动和牵拉腰骶部肌肉韧带，通过对腰骶部的经络同时进行按摩，更有利于经络畅通，对腰肌劳损等慢性腰腿痛的防治产生积极的作用。

5. 转胯

【具体方法】

保持起势的姿势，双腿分开，与肩同宽，膝关节微微弯曲，两手叉髋，先后按顺、逆时针或逆、顺时针的方向转动胯部，各20圈。但要注意的是，在将胯部向左旋转时，同时要做提肛的动作，而腰部以上的身体要保持正直，基本上只是胯部在旋转。每个方向的转胯结束后，要保持胯部前挺的姿势 10 秒钟。

【功效】

充分活动牵拉会阴部和髋部肌肉韧带，能有效防治泌尿生殖系统疾病。

6. 转膝踝

【具体方法】

保持起势的姿势，双腿分开，与肩同宽，膝关节微微弯曲，两掌轻轻按住两侧膝盖上，先后同时向里、外或同方向转动膝踝关节，每一个方向转 20 圈。结束时，将膝关节打直，同时用双掌稍用力按压膝关节，保持这个姿势 10 秒钟。

【功效】

充分活动膝踝关节和牵拉下肢后群肌肉，起到疏通下肢经络、提高膝踝关节灵活性的作用，可作为防治关节疼痛的辅助练习。

掐掐揉揉：疏通头部经络，防治头晕头痛

【具体方法】

（1）将双手五指尖平放在双眉尖至太阳穴一线，轻轻掐揉印堂穴（两眉连线的中点）、攒竹穴（在眉毛内侧端、眼眶边缘处）、丝竹空穴（眉梢处凹陷中）、太阳穴（眉外梢与外眼角之间向后约 1 寸处凹陷中）等穴位 20 ～ 30 次。

（2）在上述动作的基础上，将两手五指的位置逐渐平行向上，沿额部→顶部→枕部的方向一点点推进，每换一个部位，都需要同时用两手五指尖轻轻掐揉 20 ～ 30 次。此外，还要兼顾到加力掐揉上星穴（前发际正中直上 1 寸）、头维穴（额角发际之上 0.5寸）、百会穴（两耳尖直上、头顶正中），推进到枕部后，用双手拇指加力掐揉风池穴（项后、大筋两侧的凹陷中、紧挨着露骨下缘处）20 ～ 30 次。

【功效】

有效疏通头部经络，有效防治一般的头痛、头晕、眩晕、失眠、记忆力衰退等症状。

梳梳刮刮：简单的梳理头发动作，蕴藏多种保健功效

【具体方法】

双手五指微微张开，从前向后梳理头发 100 次。但要注意的是，在梳理时要指掌并用，连梳带刮，有意让指力经印堂穴、上星穴、头维穴、百会穴、风池穴等穴位，尤其是梳理到头顶往后下方向时，要改用双掌小鱼际沿耳后，稍微用力一直刮向颈根部，其中刮到的穴位包括翳风穴（耳垂后方）、下颌角与乳突间凹陷中、翳明穴（在翳风穴后 1 寸）、风池穴等。

【功效】

通过对头颈部的梳梳刮刮，使头颈部产生发热的感觉，头颈部气血畅通，进而使得

头颈部交汇的多条经络贯通，增加了对头颈部的供血量，起到了护发、提神、醒脑、明目的功效，也可缓解因一些慢性病引起的头痛症状。

推推搓搓：揉通前部经络，养益五官、强健各系统

1. 推搓面部

【具体方法】

（1）用双手中指指腹推搓面部，先沿眉毛上缘向外推压至太阳穴，重复 20 ~ 30 次。

（2）按照印堂发际眼圈鼻翼两侧印堂的顺序，推搓面部皮肤。

（3）在推搓时，要稍用力按压印堂穴、睛明穴（目内眦 0.1 寸处）、四白穴（眼球正中线直下、框下孔凹陷中）、迎香穴（鼻翼旁 0.5 寸，鼻唇沟中）、地仓穴（嘴角旁 0.4 寸）等穴。

（4）在用中指推搓的同时，大拇指则始终随同沿着脸部外侧，也就是沿着耳前下关穴（耳前发际部凹陷处，闭口时摸到凹陷，张口时隆起）、耳门穴（耳屏上切迹前）、听宫穴（耳屏前，张口呈凹陷处）、听会穴（耳屏间切迹前）到颊车穴（下颌角前上方一横指凹陷中，咬牙时此处会隆起）等穴，沿此线来回推搓 20 ~ 30 次。

【功效】

有效舒活面部气血、调节五官功能、增强上呼吸道的抗病能力。

2. 推搓胸腹部

【具体方法】

保持起势的姿势，用双掌沿着胸腹正中线，稍微用力，自上而下不断向左右画圈，双掌向上时吸气，双掌向下时呼气。实际上就是对胸腹部穴位进行自我按摩。

常用的胸腹部穴位有：大包穴、乳中穴、乳根穴、章门穴、期门穴、膻中穴、上脘穴、中脘穴、神阙穴、气海穴、关元穴、中极穴、天枢穴等。

【功效】

有效促进体内血液循环，刺激体内气血运行，改善心血管系统、呼吸系统、消化系统和泌尿生殖系统的功能。

拉拉扯扯：补肾、护颈肩的三大方法

1. 提耳

【具体方法】

将一侧手臂绕过头顶，捏住对侧耳朵，慢慢往上提拉耳郭，在持续使劲的同时，突然松手，如此为 1 次。按以上方向做 30 次。然后换一只手捏提另一侧耳郭，同样进行 30 次。

【功效】

有效刺激耳郭的柔韧性，而且，此法中捏提的耳郭部位正好是耳轮的"三角窝"，它对应人体的生殖功能，因此，利用此法是刺激了三角窝耳轮内外侧缘的中点，能有效防治女性月经不调、男性遗精等症。

2. 横拉颈部

【具体方法】

将右手往后握住颈部，头向左转，让右手手指间抵住左下颌，同时将头慢慢向右移动，右手则要拉紧颈部肌肤，连续 20 次后，换左手，重复以上姿势 20 次。

【功效】

通过横拉颈部肌肤，可明显改善颈部肌肉的气血运行，有效防治颈椎病以及颈椎病引起的颈部气血不通引发的筋膜炎、筋膜结节等症。

3. 背后握手

【具体方法】

双手在身后相握，并尽量向后拉伸，同时要挺胸收腹，头向后仰，保持这个姿势 5 ～ 10 秒，休息几秒，再继续重复以上姿势。

此外，人们也可采用前文提过的"拉手筋"的姿势，就是一手从肩部往下，一手从背部往上，两手要抓在一起（勾住手指头也行），保持这个姿势 5 ～ 10 秒，休息几秒，再继续重复以上姿势。

【功效】

有效舒活肩背部气血，并疏通肩背部经络，有效防治颈椎病、肩周炎、腰背肌劳损、肩背筋膜炎等症。

弯弯压压：有效拉伸腰背、下肢经筋，使身形健美

1. 包头压肘肩

【具体方法】

将双掌按住对侧肘关节，并将双臂举过头顶，分别向左或向右弯压，各 20 次。同时也做一些腰部侧弯动作。

【功效】

增强肩关节的灵活性和腰部的柔韧性，有效防治肩周炎和腰痛等症。

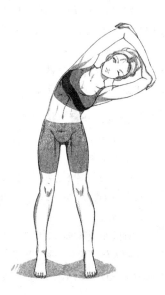

2. 弯腰触地

【具体方法】

刚开始练习时，可双脚分开，与肩同宽，慢慢弯下腰来，双手垂直向下，手指触到地面，同时注意膝关节不能弯曲，并要将脸部尽量要近下肢。保持这个姿势 10 秒钟，直起腰来，休息几秒，再重复以上动作。整个动作持续 1 ～ 2 分钟为佳。当练习的时间长了，人们就要加大难度，尽力争取将整个手掌都贴在地面上。

【功效】

有效拉伸全身经筋，尤其是腰背部和下肢的筋，还具有消减小腹部赘肉、美化小腿曲线的作用。

放放收收：增加胸腹腔压力，改善脏腑气血运行

【具体方法】

（1）将起势的姿势改为"马步"姿势，屈肘，双手半握拳，拳心向上，置于身体两侧，深吸气末，右拳变化为掌式，深呼一口气，再屏气暗暗发力于手掌上，将手掌缓缓向前伸直。

（2）打直手臂向，再深吸一口气，屏气暗暗发力于手掌，并将手掌缓缓往回收，逐渐将手势变为半握拳，将手收回到下垂于大腿两侧时，手掌打开。

（3）换一只手重复以上动作。两边交替进行，各 10 ~ 20 次。

【功效】

此法通过深吸气和屏气发力，有效增加胸腹腔压力，改善脏腑气血运行，还能增强心肺功能，提高热耗，有强身健体的效果。

蹲起推墙：增强下肢的力量，有利气血的畅通

【具体方法】

（1）保持起势的姿势，双臂交叉，掌心向上，放于胸前。

（2）慢慢深吸气，同时保持屈肘的姿势，缓缓将双臂向左右两侧平推开，注意掌心朝外。

（3）接着缓缓放气，同时双手慢慢放下，自然垂落于两边大腿外侧，双腿慢慢站直。最后再深呼吸 1 次。

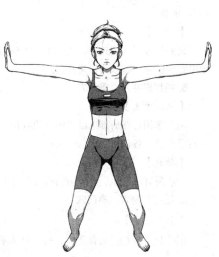

（4）将以上动作重复 10 ~ 20 次。

此外，人们还可进行练习"蹲墙功"，也有同样的效果。前文已对"蹲墙功"有详细介绍，此处不再赘述。

【功效】

保持和增强下肢的力量，促进下肢的气血流通，有效预防心肺疾病、下肢疾病等。

拍打周身：上下左右前后都拍打，疏通全身经脉

1.拍打上肢

【具体方法】

用手掌沿三阴经和三阳经的走向，上下拍打20～30次，然后左右交换。对于合谷穴、内关穴、外关穴、曲池穴等要穴，可稍加拍力度。

【功效】

舒活上肢气血，调和体内阴阳。

2.拍打肩髃和肩关节周围

【具体方法】

用手掌拍打手臂外侧、三角肌正中的肩髃穴和肩关节周围的俞穴，左右交替拍打，各拍打20～30次。

【功效】

舒活肩部气血，有效防治肩周炎。

3.拍打肺俞穴、大椎穴

【具体方法】

用手掌拍打背上第3胸椎旁开1.5寸处的肺俞穴，以及背上第7颈椎棘突下的大椎穴，左右手交替拍打，各拍打20～30次。

【功效】

有效舒活上背部气血，使气机畅通，增加上呼吸道抗病能力，有一定的防治肺部疾病和感冒的功效。

4.拍打天宗穴

【具体方法】

用手掌拍打肩胛骨后面中部凹陷中的天宗穴，稍有力度，左右手交替，各拍打20～30次。

【功效】

只要找准了穴位拍打，再加上一定的力度，往往会使受拍者的整个肩背部及上肢产生串麻的感觉，有效防治肩背痛。

5.拍打肩井穴、秉风穴

【具体方法】

用手掌拍打在肩部上面正中点的肩井穴，以及天宗穴直上、肩胛骨冈窝中的秉风穴，左右手交替，各拍打20～30次。

【功效】

舒活肩背部气血，有效防治肩背和肩颈疼痛症状。

6.拍打气海穴、命门穴

【具体方法】

用一只手掌拍打腹部正中，另一只手掌拍打腰部正中，两只手掌呈相对的姿势，同

时发力拍，拍打 30 ~ 40 次。此法不仅要拍打气海穴、命门穴，还应该兼顾拍打腹部的神阙穴、关元穴、中极穴、天枢穴，以及腰部的阳关穴。此外，每次拍打的一瞬间要注意呼气，以便预防内脏震伤，还能增强舒筋活络的效果。

【功效】

有效舒活腰腹部气血，舒经活络，还能调节消化系统、泌尿生殖系统和内分泌系统的功能。

7. 拍打脊柱与脊柱两侧

【具体方法】

用手背相互交替来拍打脊柱与脊柱两侧部位，从骶部开始，依次逐渐向上拍打，直至手背不能再往上为止，然后依次慢慢往下拍打，直到回到骶部。一上一下来回拍打为 1 次，宜拍打 10 ~ 20 次，每天练习 1 ~ 3 次该手法。同时配合扭动腰身来带动双臂。此外，拍打时，双臂要尽量轮开，才能形成较大的爆发力。

【功效】

有效舒活背部气血，对肩周炎、腰肌劳损、腰腿疼痛及颈椎病有较好的防治效果。

8. 拍打臀部和大小腿外侧

【具体方法】

将两手握拳，用拳的掌侧面对臀部及大小腿进行较有力度的拍打。拍打时，两侧同时进行，由拍打环跳穴开始，从上而下，再从下而上依次从小腿外侧面的前、中、后位置循环拍打，循环拍打 1 遍即可。

【功效】

人体的大小腿外侧面主要分布着足三阳经脉：足阳明胃经、足少阳胆经、足太阳膀胱经，此法就是拍打这 3 条经络，对腰腿痛等下肢疾病有较好的防治效果。

9. 拍打大、小腿内侧

【具体方法】

双手握拳，用拳的小鱼际部分来拍打，拍打时，两侧同时进行，以拍打箕门穴开始，从上而下，再从下而上依次沿着小腿内侧的前、中、后位置循环拍打，循环拍打 1 遍即可。此外，在拍打时，还可重点拍打血海穴、阴陵泉穴、三阴交穴、蠡沟穴。

【功效】

人体的大小腿的内侧面分布着足三阴经脉：足太阴脾经、足厥阴肝经、足少阴肾经，通过拍打这 3 条经脉，可以起到健脾、补肝肾的功效，有效防治腰腿痛等下肢疾病。

10. 拍打前胸

【具体方法】

用右掌拍打左侧前胸，用左掌拍打右侧前胸，注意拍打前要深吸一口气，拍打节奏要稍快，并从上往下拍打。而且，在拍打时要发出"啊"的声音来深呼气。

【功效】

舒活胸部气血，有效预防心肺疾病。

晃晃抖抖：让身体在颤动中放松

【具体方法】

（1）将两腿分开，与肩同宽，双膝微微弯曲，两臂自然下垂，呈屈肘姿势，手指略弯曲，手指间自然分开。

（2）闭眼，全身前后左右晃动或抖动 2 ~ 3 分钟，晃动或抖动的顺序随意，但要尽量使所有肢体的关节，颈、肩、肘、腕、腰、髋、膝、踝关节都要活动到。此外，晃动和抖动的幅度可由小变大，从慢变快；再由大变小，由快变慢。

【功效】

有效调动人体全身气血，促进气血流通。

闭目养神：静下来，让气血归于平顺

【具体方法】

（1）两臂左右分开，掌心向上，深吸气，同时两臂上举至头项。

（2）掌心向下，两臂呈环抱状下压，同时呼气，待两臂伸直后，双掌自然交叉重叠，置于下腹部正中，也可以双臂自然下垂放在身体两侧。

（3）保持起势的姿势，闭目静立，做轻缓的腹式呼吸，注意力尽量集中在手掌与腹部的一起一伏之中，想着"丹田"，而不去想其他事情。

【功效】

可以使整个身体处于一种异常松弛和舒适的状态，气血归于平顺，阴阳归于调和，神清而气定，慢慢进入一种练功后的忘我状态，独自在冥冥之中陶醉。2 ~ 3 分钟后，或者自然睁开眼睛后，经络保健操即告结束，你的精神头也就养足了。这最后两式配合起来单练，每天 1 ~ 3 次，每次 5 ~ 10 分钟，对许多存在心理问题或神经—精神功能紊乱病症的人，均会产生很好的调节作用。

第三章 拍打养生，练练八式穴位拍打养生功

舒经活络，不妨练习八式穴位拍打功

八式拍打功主要是通过拍打全身上下的穴位，来起到舒活全身气血、经络的功效。下面，我们就来介绍八式穴位拍打功的歌诀。

八式穴位拍打功，双手相搓开劳宫。

一拍天枢脐边找，健脾养胃功效奇。
二拍气海脐下寻，益肾延年不老功。
三拍神阙脐正中，生死命门少人修。
四拍中府乳上找，调理气血应手取。
五拍膻中两乳间，开胸顺气解郁遏。
六拍百会头当顶，六阳魁首须仔细。
七拍肩井手交叉，肩臂疼痛即时疗。
八拍尾椎使拳法，祭起龙骨长精神。
背后起颤百病消，八式拍打至此终。

八式穴位拍打养生功预备式

【具体方法】

（1）自然站立，双足分开与肩同宽，脚尖朝前或微内扣，双膝微弯，膝不过足，涵胸拔背，头顶项竖，呼吸自然，气沉丹田，精神贯注，目视前方；双臂合抱于小腹前，掌心相对，虚腋圆臂，松肩坠肘；下缩谷道，上搭鹊桥，吐唯细细，纳唯绵绵；肩井涌泉应相对，百会会阴成一线。

（2）待上式静站10分钟左右，然后将双手轻轻上举，当举至与乳同高时，双掌相合，掌心相对，掌指朝前；双掌相互交错，连贯相搓10次，至双掌发烧时，即可做以下拍打功法。每次拍打前都必须将双掌搓至极热，后不再述。

【动作要领】

起势谓混元桩，它与太极、八卦等混元桩功法功理基本相同。医家谓肩井穴（大椎与肩峰连线中点）为井口，而脚底之涌泉（蜷足前端凹窝）为泉水，故井口必须与泉水相对；百会穴（两耳尖连线中点）与会阴穴（前后阴之间）天地阴阳相对，自然会使三田合一，三线贯通，使周天运转自如。

一拍天枢脐边找，健脾养胃功效奇

【具体方法】

（1）由预备式始，当双掌搓至极热时，双掌心劳宫穴对准脐旁两侧的天枢穴，先用左掌拍打，再用右掌拍打，左右交替，双掌同时拍打，力度适中，共拍打7次。

（2）拍打结束后，双掌掌心相贴搓至极热，双掌劳宫穴紧贴两侧天枢穴，先顺时针揉摩7次，再逆时针揉摩7次。

【动作要领】

（1）天枢穴位于脐旁开2寸处，左右各1，属足阳明胃经，为大肠募穴，能分利水谷，降浊导滞，和营调经；天枢又为胃之枢纽，导痰行滞，引胃气下行，调理以治气，故其主治各种肠道疾病、妇科疾病和泌尿系统疾病。故拍打按摩均可起到健脾养胃的目的。

（2）拍打时，两手同时进行，速度快慢适中，自然用力。不可妄用拙劲，以免自伤。

（3）若治疗腹部疼痛，可配点按足三里穴；若腹泻、痢疾等，可配关元、分水2穴，其效甚捷；若妇科病可配三阴交；泌尿系统疾病可配阴陵泉、三阴交等穴，可速收防病治病之功效。

二拍气海脐下寻，益肾延年不老功

【具体方法】

（1）紧接上式，双手掌心相贴搓至极热，先用左掌劳宫穴对准气海穴拍打，再用右掌劳宫穴对准气海穴拍打，左右手相互交替各拍打7次结束。

（2）拍打完毕后，双手掌心相互搓至极热，用左掌劳宫穴紧贴气海穴，右掌内劳宫对准左掌外劳宫，双掌紧贴，然后顺时针揉按7次，逆时针揉按7次；若是妇女，则右掌在下，左掌在上，揉按方法相同。

【动作要领】

（1）气海穴在脐下1.5寸处，属任脉经穴，乃生气之海，元气之所居，是全身强壮穴之一，能补元气，回生气，振肾阳以散诸阴，温下元四肢。主治妇科下阴之疾病。故经常拍打按摩，可起到强壮性机能，提高身体素质之功效。

（2）拍打时，用力要适中，速度要均匀；揉按时，力度应适中，不可强用蛮力。

（3）气海穴，临床上以治气病效果最好，常与关元穴相配伍或交替运用。如治妇女月经不调，可配伍三阴交，以及血海、归来、关元等穴；阳痿病可配伍三阴交、中极、归来等，或针灸，或按摩，均可起到较好的疗效。

三拍神阙脐当中，生死命门少人修

【具体方法】

（1）紧接上式，当双掌搓至极热时，先用左掌劳宫穴对准神阙穴拍打，再用右掌劳宫穴对准神阙穴拍打，左右手相互交替各拍打7次。

（2）拍打结束后，双掌搓至极热，如上式，男左掌在下，女右掌在下，顺时针逆时针各揉摩7次。

【动作要领】

（1）神阙穴位于脐窝正中央，属任脉经穴，为生命之根蒂，后天之气舍，为心肾肺3脏的交通门户，能调节全身的精气血，故医家称其为元神之门户，而功家则以脐调转呼吸，即内呼吸，又称"胎息"。故经常拍打揉摩，有温阳固脱、健脾养胃、回阳急救之功。

（2）拍打时，用力要适中，速度要均匀；揉摩时，力度要适中，不可妄用拙力。

（3）神阙穴主治肠道疾病、中风脱症及产后血晕等危重急症。此穴一般禁针宜灸，有隔盐灸、隔姜灸等法。配伍关元穴可治缩阳症；与天枢、关元、建里配伍可治疗腹泻、痢疾等肠胃疾病；配伍关元、气海、百会、内关等穴可治疗中风脱症。

四拍中府乳上找，调理气血应手取

【具体方法】

（1）紧接上式，当双手掌心相贴搓至极热时，先用左掌心劳宫穴对准右肩侧乳上肩下凹陷处的云门穴拍打，再用右手掌心的劳宫穴对准左侧中府穴拍打，左右手交替拍打各7次。

（2）拍打结束后，双手掌心相贴搓至极热，先用左掌劳宫穴紧贴右中府穴揉摩，再用右掌劳宫穴紧贴左中府穴揉摩，左右手顺时针逆时针各揉摩7次。

【动作要领】

（1）中府穴位于乳上3肋，距任脉6寸处，属于太阴肺经穴位，系肺之募穴，手足太阴之会，穴在胸膺，能清宣上焦，疏调肺气。肺主一身之气，肺气若为寒邪外来，或为内热上升，失其宣降则咳嗽喘息，胸满胀痛。故可治疗咳嗽、气喘、胸痛、肩臂痛等症。

（2）拍打时，用力要适中，速度要均匀；揉摩时，力度适中，不可妄用拙力。拍打此穴，可直接震动手太阴肺经穴，通经活络效果奇特。

（3）在临床医学上，中府穴亦常同云门穴，交替使用。如配少冲可治胸痛；配大椎可治肺炎；配内关可治手发痉；配内关、列缺、肺俞，可治肺气郁遏引起的胸满咳嗽；配肩髃、曲池、手三里、合谷等穴，可治疗肩臂痛等症。

五拍膻中两乳间，开胸顺气解郁遏

【具体方法】

（1）紧接上式，将双手搓至极热，先用左手劳宫穴对准两乳间的膻中穴拍打，再用右手劳宫穴对准膻中穴拍打，左右手轮换各拍打7次。

（2）拍打结束后，复将两手掌心相对搓至极热，然后用右掌抱左掌，内外劳宫穴相对，左掌内劳宫穴紧贴膻中穴，顺时针逆时针各揉摩7次。

【动作要领】

（1）膻中穴位于两乳连线中点，属任脉经穴，是八会穴之一，是人体宗气汇聚的部位，是心胞之募穴，有调理气血之能，又能降逆气，清肺化痰，宽胸利肺，可治一切气病。故兼治呼吸系统、气滞乳少等杂症。

（2）拍打时，用力要适中，速度要均匀；揉摩时，力度适中，不可妄用拙力。

（3）在临床医学上，膻中配伍少泽穴、乳根穴，可治乳少；配伍天井穴，或内关穴、三阴交，可治心痛（包括心绞痛）。

六拍百会头当顶，六阳魁首须仔细

【具体方法】

（1）紧接上式，将双手掌心相贴搓至极热，先用左掌内劳宫穴对准头顶的百会穴拍打，再用右掌内劳宫穴对准百会穴拍打，左右手轮换拍打百会穴，左右各7次。

（2）拍打结束后，复将左右手掌心相对搓至极热，用左掌内劳宫穴紧贴百会穴，将右掌覆于左手背上，内外劳宫穴相对，先顺时针揉摩 7 次，再逆时针揉摩 7 次。

【动作要领】

（1）百会穴位于头顶正中，属督脉穴。百会穴为三阳五合之所，即足太阳、足少阳、手少阳、督脉、足厥阴经俱会通于此而入脑内。四周各穴罗列有序，大有百脉朝宗之势。息肝风，潜肝阳，举阳气下陷，清阳明燥热，散风热于上，可治中风、心脑血管疾病与神经系统疾病，且有下病上治之特效。

（2）拍打时，用力要适中，速度要均匀；揉摩时，力度要适中，应轻柔和顺，不可妄用拙力。

（3）在临床医学上，百会配伍长强穴、承山穴，可治脱肛；配伍合谷穴、太冲穴，可治头顶痛；配伍风池穴、上星穴、合谷穴、太冲穴，可治疗肝热上冲引起的头晕目眩症；配伍关元穴、气海穴、三阴交穴，可治妇科子宫脱垂症。

（4）百会穴是炼神还虚的一大要穴，以百会为练门的功夫已为上乘功，唯在练好命功的基础上循序渐进，切勿急功贪进而贻害自身。

七拍肩井手交叉，肩臂疼痛即时疗

【具体方法】

（1）紧接上式，将两手掌心相对搓至极热，双臂在胸前交叉，尽力用右掌内劳宫穴拍打左肩井穴，用左掌内劳宫穴拍打右肩井穴，左右手各拍 7 次。

（2）拍打结束后，复将双手掌心相贴搓至极热，先用右掌揉摩左肩井穴，顺时针逆时针各 7 次；再用左掌揉摩右肩井穴，顺时针逆时针各 7 次。

【动作要领】

（1）肩井穴位于肩上凹陷中，属足少阳胆经穴，手足少阳、足阳明、阳维之会，连入五脏。故其对高血压、脑出血、头项疼痛、乳腺炎、子宫出血、甲状腺功能亢进均有较好疗效。而功家修习时，往往与涌泉相对应，以顺应人体经脉运行机理，调节气血循环，打好筑基功，从而为进一步修习上乘功法打好基础。

（2）拍打时，用力要适中，速度要均匀；揉摩时，力度要适中，应轻和柔缓，不急不躁，不可妄用拙力。

（3）临床医学上，肩井穴常用于治疗手臂痛疾病。《玉龙歌》曰："急痛两臂气攻胸，肩井分明穴可攻。"《玉龙赋》云："肩井除臂痛如拿。"家师传曰："治牙痛针肩井二分，其效甚著。"在实践中，由于肩井穴禁灸亦不可深针，恐晕针或成气胸，故多以拍打揉摩为主。

八拍尾椎使拳法，祭起龙骨长精神

【具体方法】

（1）紧接上式，双手握拳，先用左右拳背轮流捶打尾椎各 7 次，再用左右拳心轮流捶打尾椎 7 次，先左拳后右拳，交替进行。

（2）拍打结束后，将两掌心相对搓至极热，用左掌内劳宫穴紧贴尾椎，右掌覆于左掌上，内外劳宫穴相对，然后先顺时针，后逆时针各揉摩 7 次。

【动作要领】

（1）尾椎本身无穴位，不属任何经脉，但属全身龙骨之起始，可谓牵一发而动全身，加之其周围穴道罗列密布，故拍打尾椎不但能起到极好的保健作用，而且可震动其附近穴位（如长强穴、腰奇穴等），从而起到通经活络，强健机体的作用。

（2）在拍打尾椎时，用力一定要适中，不可妄用拙力，以免自伤；揉摩时，动作应轻缓柔和，可用掌，亦可用指，劲力适中。

背后起颠百病消，八式拍打至此终

做完前面八式之后，这套八式穴位拍打功也就进入了收功阶段。

【具体方法】

紧接上式，将两手掌心相对搓至极热，用左右掌心劳宫穴正对左右腰眼紧贴，然后脚跟抬起（尽量抬高），落地时要有弹动；脚跟抬起时吸气，落地时呼气，急吸快呼，共做 7 次；然后将双掌由背后经体侧向上经头顶，尔后双掌心朝下，缓缓按于腹前，稍停，双手自然回归体侧缓缓收势。

研练本套功法时，最好能除去衣衫在室内演练；夏日在空气新鲜宁静的野外习练，其效果更佳。

八式穴位拍打，别忘了劳宫穴

尽管在此套功法中并未有拍打劳宫穴的一节，但在本套功法中多次提到劳宫穴，这是为什么呢？

劳宫穴，最初称"五里"，后又名"掌中"，最后因"手任劳作，穴在掌心"而定名为劳宫穴。劳宫穴有内外之分，属手厥阴心包经穴，为心包经之"荥穴"。配五行属火，火为木子。所以，取劳宫穴治疗可清心热，泻肝火。故由肝阳上亢、化生风和上挠心所造成的中风，或心神志病症均可治疗。劳宫穴治疗风火牙痛疗效甚佳。劳宫穴不但有调血润燥，安神和胃，通经祛湿，息风凉血之功效，而且又是炼气、运气、发放外气等重要穴位之一，常人均可意守。而八式穴位拍打功，其所拍打的穴位均是人体内重要穴位，劳宫穴如此重要，自然也不能忽略，以便人们通过拍打刺激这些穴位，起到强身健体、防病治病功效，而且还能对武术技击及气功研练方面大有裨益。

人们在练习此拍打功法时一定要参考标准的人体穴位图，找到准确位置，再参考功法说明进行拍打。还应注意拍打时用力应循序渐进，切不可急于求成，妄用拙力，否则极易伤身。此外，对于初学此功者，最好身边有专业人员进行指导训练，以免误伤自己，同时达到事半功倍的效果。

第四章 循经拍打几分钟，从头到脚都轻松

一分钟拍打功，从头到脚都轻松

"拍打"是人们自我解除疲劳和疼痛的一种方法，也是古代导引、按摩中最简单的一种方法。它不仅可以促进气血循环、疏通经络、调节脏腑、放松肌肉、缓解疼痛、强壮筋骨，而且可以使瘀滞得到疏散、虚弱得到补益，有助于清除体内垃圾，排除毒素、调畅气血。

通过双手沿着经络的循行方向，从头到脚全身拍打一遍，立刻会觉得气血通畅、全身轻松。如果在每次练习健身气功结束后全身拍打一遍，非常有利于收功，并可收到事半功倍的效果，所以古代更有专门的拍打功法进行练习。

这里推荐给您的是一种非常简单的拍打功法———一分钟拍打功。

【具体方法】

站立或者坐着，用两手轻轻拍打自己的身体。

两手拍面部 8 拍→头部 8 拍→脖子＋后背 8 拍→腰部 8 拍→臀部加两大腿外侧 8 拍→两小腿外侧 8 拍→两小腿内侧 8 拍→两大腿内侧 8 拍→腹部 8 拍→胸部 8 拍→右手拍左上臂内侧 8 拍→左前臂内侧 8 拍→左前臂外侧 8 拍→左上臂外侧 8 拍→左手拍右上臂内侧 8 拍→右前臂内侧 8 拍→右前臂外侧 8 拍→两手拍胸部 8 拍→腹部 8 拍。

【动作要领】

（1）拍打时，两手尽量放松，运用腕力，用力要适中。

（2）拍打要按照上述的顺序进行，不应自己随便拍打。

（3）随时随地皆可练习，如果在每次练习健身气功结束之后，能够做一次拍打功，尤为惬意。

（4）如果能够配合音乐，拍打时跟着音乐的节奏和韵律进行，效果会更好。

一分钟拍打功，拍打路线是根据中医经络理论中经络的循行路线和规律而编排。具体拍打路线是足三阳经→足三阴经→手三阴经→手三阳经，形成一个循环。所以，练习的时候应该按照这个次序和节奏进行。

中医的经络理论认为，人体的气血循着特定的路线和规律不断运行，而这些路线就是经络。经络不仅仅是气血运行的路线，也将身体的各个部分连成一个整体，经络联系着脏腑和人体体表的各种组织、器官。所以，刺激体表穴位、经络可以作用于身体内部的器官，相反，调理内在脏腑也可以改善体表各部的疾病和症状。在现代医学的角度来看，适当力度的轻轻拍打亦同样起到保健、预防疾病的作用。拍打所产生的震动可以传导到肌肉的深部，舒缓肌肉紧张，从而促进血液循环及增加血管的柔韧性。有利于各种相关疾病的防治。

拍打头颈部可以通过震动来活跃大脑，有利于产生愉快的情绪，使人精神放松。可

治疗头痛、头晕及脑供血不足等，对于中老年还有健脑和增强记忆的作用。

人体的胸背部分布有丰富的胸壁神经和脊神经，支配人体运动及心肺功能。拍打胸背可以刺激胸背部皮肤和皮下组织，促使体内的血液循环加快，增强内分泌功能和免疫力，可防治各种呼吸道及心血管疾病或减轻症状，并能一定程度上防止中老年人肌肉萎缩。

拍打四肢和各个关节，通过震动可以使肌肉、关节得到适度的放松，并通过松弛肌肉、柔韧血管的作用，防治各种四肢、关节的不适症状如酸、痛、沉重、麻木、僵硬、活动不利等等。

拍打腰腹部可以防治腰痛、腰酸、腹胀、便秘和消化不良等疾病。

每天练练一分钟拍打功，从头到脚都轻松！

拍打手掌：手掌、手背、指尖都是养生要点

中医认为，人的手掌上有心经、肺经和心包经3大经络，通过拍打手掌，振动这3条经络，就可以调理五脏，增强心肺的活力和身体的免疫力。

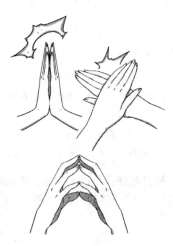

人的手背上又有大肠、小肠和三焦3大经络，常拍打手背，可以保证呼吸、血液、消化和排泄系统通畅。

人的手指是使用最多的器官，而指尖末梢神经极为丰富，是全身经脉的交汇处，常拍打可以促进全身经脉通畅和强筋健体，又可以增强手脑联系，延缓脑衰。

【具体方法】

（1）双手掌心、手指分别相对，类似鼓掌，连续拍打5分钟。

（2）拍手背，先用左手拍右手背2分钟，然后再用右手拍左手背2分钟，如此交替做3次。

（3）拍手指尖，两手五指张开呈弯曲状，指指相对，拍打3～5分钟。

当然，人们可根据自己的习惯来延长或缩短拍打的时间。

拍打头部：两手合力轻拍打，治疗多种疾病有奇效

中医认为，人们通过拍打头部可以起到提神醒脑、舒缓头痛、脑涨、眩晕等功效，同时还可延缓中老年人脑力衰退，增强记忆力。此外，如果人们在中午或晚上临睡前拍打头部，则可健脑，防治高血压、脑栓塞及失眠等病症。而且，老年人如果坚持拍打头部，则有防治动脉硬化、老年痴呆症等老年疾病的作用。

【具体方法】

（1）双脚分立，与肩同宽。

（2）用两手掌心轻拍头部，从头顶中央开始，一只手向前拍至前额，另一只手向

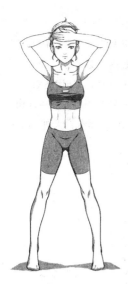

后拍至大椎穴（颈后平肩第 1 大椎骨）。

（3）再从头顶中央起向头部两侧拍至太阳穴，反复 10 次。

（4）最后用左手掌心拍打"百会穴"（头顶中央旋毛处）100 次。

拍打胸背部：双手半握拳，先拍胸再拍背

中医认为，人们通过拍打胸背部，可以促使局部组织温度升高，加快血液、淋巴液的循环和新陈代谢，有助于减轻呼吸及心血管疾病症状。同时，还可防治中老年人肌肉萎缩，促进局部肌肉健康，增加肺活量，增强机体免疫力。

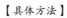

【具体方法】

（1）站立，全身自然放松，冬天宜脱掉棉衣。

（2）双手半握拳，先用左手拍打右胸，再用右手拍打左胸，先由上至下，再由下至上，左右胸各拍打 200 次。但要注意的是，胸上部拍打用力可稍大，向下力量可减小，不可用蛮力，以免损伤身体。

（3）拍打胸部后再拍打背部，手仍半握拳，然后用左手伸至头后拍打右背部，右手拍打左背部，各拍打 100 次。

拍打腹部：拍打 + 扭腰，消减腰腹部赘肉效果好

随着人体的衰老，也随着人们物质生活的日益提高，中老年人出现肚腩的情况较为常见，此时，可选择拍打腹部，起到消减腰腹部赘肉的作用。此外，有肚腩的人还宜经常做腰部旋转摆动。也可收腹降脂，同时预防腰部肥胖。总之，两者配合来消减腰腹部赘肉，效果更佳。

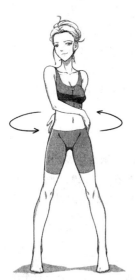

【具体方法】

（1）自然站立，两手自然下垂，身体先向左侧旋转摆动，两手顺势摆动。右手掌轻拍腹部左侧，左手背则轻打腰后部右侧，拍打 100 次。

（2）身体向右侧旋转摆动，两手也顺势摆动如上，拍打 100 次。然后，重复上述动作，时间充裕可以多做几次。

拍打力度可以根据自己承受的情况而定，用力较大，拍打效果自然好一些。

拍打下肢：腰腿疾病，可拍打大腿、小腿来治

中医认为，人们通过拍打下肢，有利于双腿的血液循环，

拉筋拍打治病大全

让久坐不动的双腿得以舒展。防止腿部疾病发生。尤其是水湿型肥胖者，最容易出现下肢水肿的症状，还可能伴有腰痛和膝痛。这个拍打运动，既可以强化腰部和下肢，又可以拍走水湿，防治下肢水肿，而且对腰痛和膝痛也有不错的疗效。

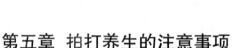

【具体方法】

（1）自然站立，两脚分开，两手下垂。

（2）上半身徐徐向下弯曲至90度。

（3）双掌或双拳同时拍打双腿，先大腿外侧过膝盖，再大腿正面及内侧过膝盖。

（4）拍小腿，双掌或双拳同时拍打双腿，先小腿外侧及后侧，再小腿内侧及正面。

（5）上述动作各做3分钟。

第五章 拍打养生的注意事项

拍打养生的注意事项

拍打养生并非适用于任何人，毕竟每个人的身体状况不同，适宜的养生方式也不同。下面，我们就来介绍一些拍打养生的注意事项：

（1）拍打治疗时，室内温度要适中，温度过低容易受凉，温度过高容易出汗，一般以25℃～30℃为宜。

（2）受术者每次治疗前要适当安静休息，使情绪安定，然后排净二便，脱去外衣，准备接受拍打治疗。

（3）拍打开始宜轻，以后逐渐加重。对儿童和年老体弱者手法宜轻，对年青体壮者手法宜重。对痹证、痿证和感觉功能迟钝者手法应适当加重。肩部、背部和腰部宜轻拍，骶部要重拍。四肢肌肉丰满处手法宜重，关节及肌肉较薄处手法宜轻。

（4）当人们出现昏迷症状，或是身体有急性创伤或严重感染部位，此时不宜拍打养生，以免刺激伤口，引起出血症状，不利于伤病情的恢复治疗。

（5）在拍打过程中，如果人们出现心慌、心悸、发烧、炎症、出血、疮疖等症状时，应立即停止拍打。

（6）人们在进行拍打时如果出现烦躁不安、面色发白、出冷汗、脉搏过快等反应，应立即停止拍打，可平卧并喝一些温热的糖水或盐水。

（7）但人们拍打后，如果积滞严重，可选用热敷或药酒轻揉，不要用冷水。

（8）同一部位如果痧未退，不要带痧拍打，待瘀滞之状消失后再进行拍打。

（9）拍打时应避风，不可用电扇或空调直吹，以免风寒之邪通过开泄的汗孔进入体内，引起新的疾病。

（10）拍打前后可饮热水，补充水分，防止头晕疲劳，促进新陈代谢，加快代谢物排出。

（11）拍打后洗浴要在3小时后并要用热水，不可用凉水。

慎用拍打疗法的几类人

上面介绍了一些拍打养生的注意事项，下面我们来介绍慎用拍打养生法的几类人：

（1）如果人们是对疼痛过敏的体质，那就不要使用拍打养生，因为拍打时会产生一定的疼痛感，可能导致这些人因不耐疼痛而昏厥。

（2）有出血性疾病者，如血小板减少、白血病、过敏性紫癜等，也不宜使用拍打养生法，因为拍打养生主要是通过活跃体内气血的方式来保健，不利于血液疾病的治疗。

（3）恶性肿瘤、结核病患者及骨质疏松患者；乳头、肚脐、原因不明肿块者，也不宜使用拍打养生法，容易使病情加重。

（4）骨折、新扭伤、脱臼未恢复者及皮肤有开放性损伤者，也不适宜拍打养生。

（5）孕妇；月经期妇女。

（6）皮肤局部有化脓、感染者，皮肤外伤或有明显炎症、红肿、渗液溃烂者。

（7）急性传染病患者。

（8）发热及高热患者，精神病患者。

（9）有严重的心、肺、肝、肾等重要脏器损害者以及严重糖尿病患者。

（10）过饥、过饱及酒后神志不清者。

（11）年老体弱、病重、病后极度衰弱者。

拍打后的身体小症状

在进行拍打养生时，因为对身体有一定的刺激，有激活体内气血的功效，因此也导致有气冲病灶的现象，即病灶或身体某部位出现痛、麻、酸、胀、肿、痒、大小便、打嗝、放屁、长痘、出疹等现象，这说明身体正在排毒，筋络穴位等正被打通，正是拍打养生见效的表现。

从中医的理论来讲，当气机运行到有明显病变或不正常的经络时，气行受到强大的阻力，这是因为所有气质性病变的部位，经络都处于瘀滞或堵塞状态（气滞、血瘀、痰凝、湿聚等），气要通过病变的阻碍，就形成了两个相反的力——冲击力和阻滞力，病变部位受到外力的冲击就会出现明显的反应，如疼痛、发热、出血以及其他类似于病情加重的反应。这便是气功界通常讲的"气冲病灶"。道家气功把这一阶段称之为"脱胎换骨"前的"大死大活"过程。

气冲病灶的过程，少则几分钟、几小时、几天，多则几个月，有的病情较重或年老又身患多种疾病的学员，甚至经历几年的气冲病灶的过程。这个过程的长短（撇开精神因素和念力调控的因素）是以修炼者自身所积聚的能量的量级和体内需要修补的疾病的性质、严重程度及病变部位的多少来决定的。

此外，别为拍打后的瘀青恐慌。拍打养生法为了刺激体内气血流通，因此需要使用一定的力度来拍打身体，因此在刚开始拍的几分钟，都会出现红色、青瘀、紫红色斑点或黑色包块等。拍出后，请应继续拍0.5～1小时，把拍出的瘀块再拍散化瘀（也就是让瘀、紫、黑色变回红色）才可停手。一般2～4天内就可以恢复。如果拍几分钟出瘀块后就停止，恢复的时间则稍长一点，要5～8天。

第六篇

美丽面容窈窕身，
多用拉筋拍打养生

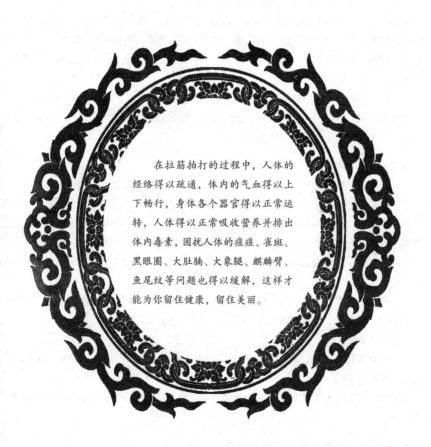

在拉筋拍打的过程中，人体的
经络得以疏通，体内的气血得以上
下畅行，身体各个器官得以正常运
转，人体得以正常吸收营养并排出
体内毒素，困扰人体的痘痘、雀斑、
黑眼圈、大肚腩、大象腿、麒麟臂、
鱼尾纹等问题也得以缓解，这样才
能为你留住健康，留住美丽。

第一章 拉筋拍打，缔造天使般的完美肌肤

多多按揉合谷穴，轻松解决一切颜面问题

合谷穴位于手背第一和第二掌骨之间，近第二掌骨之中点，或当拇指与食指并拢时，在肌肉最高处。寻找合谷穴的方法是：将拇指和食指张成45°角，骨头延长线的交点处即合谷穴。

本穴位于手阳明大肠经。按摩合谷穴，可以使合谷穴所属的大肠经脉循行之处的组织和器官的疾病减轻或消除；可以醒脑开窍、疏风清热、祛风解表、宣肺利窍、镇静安神、平肝息风、疏经活络，自古以来便是治疗头面部疾病的首选要穴。

按摩合谷穴可对付以下疾病：头痛、眩晕、目赤肿痛、鼻出血、鼻炎、咽喉肿痛、齿痛、面肿、目翳、聋哑、中风口噤、口眼㖞斜、手指抽筋、臂痛、半身不遂、发热恶寒、无汗、多汗、咳嗽、脘腹疼痛、呕吐、便秘、痢疾、痛经、闭经、难产、小儿惊风、腮腺炎、荨麻疹、疥疮、疟疾、丹毒、疔疮。

但要注意的是，体质较差的病人，不宜给予较强的刺激，孕妇一般不要按摩合谷穴。

实践证明，合谷穴不仅能治疗多种疾病，还能预防脑中风及老年痴呆。合谷穴止痛效果好，是进行针灸麻醉时最常用的穴位。

用好天枢和内庭，将脸上的痘痘一扫光

美丽无瑕的肌肤是每一个爱美女子所渴望拥有的，可是源源不断的痘痘却成为无数女子烦恼的根源。健康专家称，痘痘是一种毒，它是人体内积聚的众多毒素在面部皮肤上的一个表现。脸颊、前额上经常会长颜色偏红的痘痘，而且还会口气重，肚胀，或便秘，其实这是胃火旺造成的。改善这种状况的办法就是按揉天枢和内庭穴。

天枢穴位于肚脐两边两个大拇指宽度的地方。要用大拇指指肚按揉天枢穴，使用的力量要稍大一点，感到疼痛为止，同时按在穴位上轻轻旋转。

内庭在两脚背上第2和第3趾结合的地方。要每天用手指肚向骨缝方向点揉200下，力量要大，依据个人的承受能力，以能接受为度，早上7～9点最佳。

【具体方法】

每天早晨起床后，先用大拇指点按两侧内庭2分钟，泻胃火，再按揉两侧天枢2分钟，通便，饭后半小时，再按揉天枢2分钟。

按揉天枢和内庭穴能迅速祛除痘痘和粉刺，有效抑制痘痘的产生，使肌肤更干净，更健康。

拍打足三里，让每个女人都面若桃花

中医认为，人体自身就是自己的仙药田，可以不求医，可以不买昂贵的化妆品，只要找准自己身上的穴位，进行按摩，就可以达到健身美容的效果，关键是有意识地去做并坚持下去，这两方面只要具备了，你就可以达到目的。

每个爱美的女人都希望自己的皮肤如桃花般粉嫩，富有光泽，那么如何改善脸色苍白、皮肤暗沉的状况呢？

其实，脸色不好看，没精打采都是因为脾胃功能弱。脾胃是"水谷气血之海"，是全身能量的来源。脾胃功能弱的时候，身体为了保护自己，会自发调节，少吃东西以减轻脾胃的负担，同时再好的东西吃进去也不能充分吸收，这样就造成气血生成少，不能滋养皮肤，所以脸上看起来没有血色和光泽。

朱丹溪在《丹溪心法·十二正经》中指出"恶与火，闻木声则惊狂，上登而歌，弃衣而走，颜黑，不能言，唇肿"，可见，是阳明胃经掌管着女人的面容气色。要想使自己的皮肤富有光泽，就要增强脾胃功能，而增强脾胃功能就要按揉足三里，因为足三里是胃经上的保健穴。

足三里在小腿的外侧，小腿骨外侧一横即是。用大拇指或者中指按揉3～5分钟，或者用按摩锤之类的东西进行敲打，使足三里有酸胀和发热的感觉，时间最好选在早上7～9点，因为这时胃经气血最旺盛。

要祛斑，多拍揉大鱼际、太阳穴

肌肤白嫩有光泽，配上得体的妆容和打扮，算得上是个美人。但美人自有忧心的地方，肤色是很白嫩，可是脸上的斑点，总是如眼里的沙子般碍眼。试问，追求完美的人们眼里怎能容得下一点斑？

其实，不用慌，只要经常进行面部按摩就可以使面部色斑颜色变淡甚至消灭。你可以去美容院让美容师按摩，也可以自己在家中进行。

【具体方法】

（1）以双手大鱼际在双侧颧骨部由内向外做环形按揉1分钟。

（2）以双手拇指指腹由前额正中向两边分推，从眉毛上方推至太阳穴，反复进行1分钟，然后用双手中指指腹由睛明穴（内眼角和鼻根之间的极细的凹陷处）开始沿两侧鼻背向下推抹至迎香穴（鼻翼的两侧凹陷处），反复进行1分钟。

（3）双手手掌置于两颊外侧，以食指、中指、无名指、小指指腹贴于两侧面颊部，手指按次序地由下向上运动，做扫的动作，反复进行1分钟。

（4）用拇指指腹按揉印堂穴（位于两眉头连线的中点上）1分钟。再用双手中指指腹分别按揉两侧四白（位于瞳孔的直下方，眼睛下缘硬骨的中央，稍微下方的小骨头凹陷处）、迎香、颧髎穴（位于人体的面部，当目外眦直下，颧骨下缘凹陷处）各1分钟。

（5）受术者微闭双眼，术者用双手大鱼际（双手拇指的根部）从前额向两侧分抹至太阳穴，然后向内下抚摩至颧部，经两侧面颊到下巴处，反复进行1分钟。

让皮肤细腻光滑的秘密——按摩列缺穴

《素问·五脏生成》中这样记载肺的功能："肺之合皮也，其荣毛也。"意思是说，肺管理汗孔的开合。我们知道，皮毛包括皮肤、汗腺、毫毛等组织，为一身之表，依赖肺宣发卫气和津液温养、润泽，是机体抵抗外邪的屏障。肺的生理功能正常，皮肤得养，毫毛有光泽，抵御外邪的能力就强，故其荣在皮毛。如果肺功能不好，汗孔就不能正常开关，体内代谢的垃圾就不能随着汗液排出体外，而是在毛孔处堆积，渐渐地，就把毛孔堵住了，所以会在那儿起小疙瘩。因此，要想消除这些烦人的小疙瘩，就要想办法调理肺的功能，让汗液顺利排出来，这时列缺穴当然是首选的穴位了。

列缺是手太阴肺经上的络穴，又是"八脉交会穴"之一，通于任脉，能同时调节肺经、大肠经和任脉，可以通经络、调肺气。这个穴位也很好找，把两手虎口自然平直交叉，一手食指按在另一手桡骨茎突上，指尖下凹陷处即是。

【具体方法】

每天用食指按压此穴 3 分钟就可以。时间最好是在凌晨 3 ~ 5 点，因为这个时间段里肺经运行最旺盛，但凌晨 3 ~ 5 点也正是人们睡得正熟的时候，为不影响睡眠，我们可以把时间改在上午 9 ~ 11 点，为什么可以改在这个时间段呢？因为上午 9 ~ 11 点是脾经运行最旺盛的时候，而脾经跟肺经最亲近，它们是同名经，一个在手，一个在足，所以按压的效果也是很理想的。当然，除了指压法，我们还可以采用艾灸法，或者用热毛巾敷列缺穴，效果也很不错。

另外，还可以采用多运动和喝热水的方式达到多出汗的目的，只要汗出来了，小疙瘩也就会慢慢消失了。

让皮肤光滑紧致的秘诀——拍揉涌泉穴

《丹溪心法·十二正经》在介绍足少阴肾经中这样说："面如漆，眇中清，面黑如炭，咳唾多血。"《灵枢·本藏》说："卫气和则肉解利，皮肤润柔，腠理致密。"这些都说明一个问题，就是经常刺激足少阴肾经的某些穴位，能调节人体内分泌，可达到理想的皮肤美容效果。

这是因为要想让皮肤白嫩有弹性，必先保证内脏健康，促进全身新陈代谢，我们平时总说皮肤是身体的镜子，皮肤能非常真实地感应到身体的健康状况。而中医学认为，脚心集中了所有增强全身内脏机能的穴位，最重要的是涌泉穴。涌泉穴与肾功能有着很深的关系。另外，涌泉穴与激素分泌也有着密切的联系，因此，通过刺激涌泉穴能改善肾功能，促进激素分泌，使全身机能旺盛，皮肤自然变得紧致有光泽。

涌泉穴的准确位置是在足底。正坐或者仰卧，翘足，脚趾向下卷，二趾前部的凹陷处，相当于足底二、三趾趾缝纹头端与足跟连线的前 1/3 与后 2/3 的交界处。

建议你每天睡觉前先用热水泡脚，然后按压涌泉穴，只要长期坚持，一定会取得很好的效果。

拍打阴陵泉和足三里，去黑头有奇效

黑头主要是由皮脂、细胞屑和细菌组成的一种"栓"样物，阻塞在毛囊开口处而形

成的。加上空气中的尘埃、污垢和氧化作用，使其接触空气的一头逐渐变黑，所以得了这么一个不太雅致的称号——黑头。

如果将痘痘比喻为活火山，那么黑头就好比死火山，虽然危险性不足以引起我们特别关注，但它的确是希望拥有凝脂般肌肤的女性之大敌。不要怕，和黑头来一场战斗，将这些难缠的东西彻底甩干净！那么怎么甩掉这些令人心烦的小东西，做个十足的美女呢？其实，办法很简单，只要你每天坚持按揉阴陵泉和足三里就可以了。

《黄帝内经》说："脾热病者，鼻先赤。"从五行看，脾胃属土，五方中与之相对的是中央，而鼻子为面部的中央，所以鼻为脾胃之外候。脾土怕湿，湿热太盛时就会在鼻子上有表现。季节与脾土相对应的正是长夏，所以黑头在夏季表现最突出。所以要去黑头就要除脾湿，而除脾湿的最好穴位就是阴陵泉和足三里了。

阴陵泉在膝盖下方，沿着小腿内侧骨往上捋，向内转弯时的凹陷就是阴陵泉的所在。每天坚持按揉阴陵泉 10 分钟，就可以除脾湿。

对于足三里，要除脾湿最好是用艾灸，因为艾灸的效果会更好，除脾湿的速度会更快。建议你空闲的时候按揉阴陵泉，每天坚持 10 分钟。晚上睡觉前，用艾条灸两侧的足三里 5 分钟，只要长期坚持，就可以除脾湿，使黑头消失。

活血化瘀，赶走黑色素——去黑眼圈

经常睡眠不足、吸烟饮酒过量、性生活不节制等不健康的生活方式，都会使人出现黑眼圈。人的身心疲乏，眼睑局部的血管收缩功能下降，也会造成眼睑处水肿、瘀血，从而使眼睑出现阴影。所以，如果你想了解一个人的生活方式是否健康，看看她有没有黑眼圈就知道了。

按照中医的观点，如果人有了黑眼圈，就说明她体内的营养消耗过多，而补充不足，已经有了肾气虚损的征兆。如果黑眼圈是有些发青的黑，则说明肝也虚了，因为肝是藏血的，有"开窍于目"的功能，肝血充足，眼睛得到充分滋养，才能正常工作，用眼多了，肝血损耗自然多了，尤其是晚上，正是补肝血的时候，该补不补，反而变本加厉地过度使用，久而久之，肝血也就虚了。所以，这时候就需要肝肾同补了。

补肝当然离不开膈俞和肝俞这两个穴位了，它们都是足太阳膀胱经上的穴位。膈俞又叫血会，是理气宽胸、活血通脉的要穴。这个穴位的找法很简单，一般采用俯卧的姿势，膈俞穴位于身体背部，第七胸椎棘突下，左右旁开 2 指宽处。肝俞是肝的背俞穴，也就是肝在后背的反应点，具有疏肝利胆、理气明目的功用。肝俞在膈俞下面两个椎体，大约 25 厘米。

由于这两个穴位都在后背，自己按揉有些费劲，因此可以与家人、朋友、同事相互按揉，每次按揉 5 分钟；也可以用类似擀面杖、棒球棒之类的东西，在后背上下滚动，或者利用健身器材来刺激后背，这样可以刺激到所有背俞穴。如果能在后背拔罐、走罐效果会更好。

滋肾阴的首要穴位当属太溪穴，用手指按揉或用仪器按摩都可以，每次 3～5 分钟，直到有酸胀和窜向脚底的麻麻的感觉就行了。其次，还要在睡前按揉三阴交 3 分钟。三阴交是足三阴经的交会穴，能同时调理肝、脾、肾，对女人补阴非常重要，所以三阴交又叫"女三里"。女三里比其他地方敏感，按下去有胀痛的感觉。

标本兼治的经络疗法对治疗黑眼圈大有裨益，但养成健康的生活方式也同样重要，如少熬夜，少吃刺激性食品，保证充足的睡眠，戒烟酒，节制性生活，多吃富含维生素 C 的食物，多运动，脾气不好者不妨多吃点醋。

按摩神阙穴和关元穴让双唇红润有光泽

女人除了迷人的双眼，嘴唇也是非常吸引人的地方。一个性感、红润的嘴唇往往会带来非同凡响的效果，哪个爱美的女士不想拥有红润而富有光泽的双唇呢？可是总有些女士的双唇不尽如人意，要么是干裂，要么是发暗，甚至偏紫色，毫无光泽可言。她们的手脚总是冰凉的，如果赶上下雨或者刮风，唇色会变成暗紫色。

现在有很多女性的体质天生就偏寒，所以手脚容易发凉，再加上现在流行的露脐装、低腰裤和超短裙，使女性的身体更加寒凉。中医学讲，寒主凝滞，体内太寒，血液流动太慢，就会形成血瘀，使血行变慢。新鲜的血液，也就是动脉血不能及时补充，因此，嘴唇会表现出静脉血的颜色。也就是暗红色，所以受寒的女性的唇色会发紫和发暗。要驱寒就要温阳，就要点燃身体内的小火炉，最简便的方法就是灸神阙穴和关元穴。

神阙穴就在肚脐眼的位置，我们可以取少量的盐放在肚脐内，上面放一块硬币大小的生姜片，再放满艾绒后点燃。但要注意的是，当你感觉很烫的时候，可以把姜片拿下来，绕着肚脐上下左右移动。每天睡觉之前灸，因为此时阳气最少。

关元穴在肚脐正下方四横指的地方，每天要灸 10 分钟，可以隔着姜灸，也可以只用艾条灸。

除了灸神阙穴和关元穴之外，还可以刺激血海，因为刺激血海可以活血化瘀，用大拇指点揉或者按揉，直到感到疼痛为止。

建议你每天坚持灸神阙穴和关元穴 10 分钟，然后按揉血海 2～3 分钟，直到感觉浑身暖和为止。只要你长期坚持，相信，你的双唇会如樱桃般鲜嫩红润，富有光泽。

太溪和涌泉留住乌黑秀发的秘密

中医认为，头发的盛衰和肾气是否充盛有很大关系。头发伴随人的一生，从童年、少年、青年、壮年到老年，均和肾气的盛衰有直接和密切的关系，也就是《素问·六节藏象论》中"肾者……其华在发"的含义。

肾藏精，精生血，说明血的生成，源于先天之精，化生血液以营养毛发。人的元气根源于肾，乃由肾中精气所化生。元气为人体生命运化之原动力，能激发和促进毛发的生长。可见，要想使自己的秀发飘逸有光泽，就要注意补肾，补肾最好的办法就是按摩太溪和涌泉穴。

太溪是肾经的原穴。太溪穴在脚踝内侧，从脚踝内侧中央起，往脚趾后方触摸，在脚踝内侧和跟腱之间，有一个大凹陷，这凹陷中间，可感到动脉跳动之处的即是太溪穴。每天坚持用手指按揉太溪穴，除了要有酸胀的感觉之外，还要有麻麻的感觉。

涌泉穴是人体少阴肾经上的要穴。每天睡前用手指按压涌泉穴3分钟，或者艾灸，都有很好的疗效。

建议你每天睡觉之前先用热水泡脚，然后按揉太溪穴3～4分钟，再按压涌泉穴，只要能长期坚持下去，一定会有很好的效果。

第二章　拉筋拍打法中暗藏的瘦身美体方

想安全减肥吗？就找肝、脾经拍打

爱美之心人皆有之，为了美追求瘦本无可厚非，但瘦也要瘦得健康、瘦得精神才好。朱丹溪曾经说过，病之有本，犹草之有根，去叶不去根，草犹在也。修炼"魔鬼身材"也是这个道理，靠吃减肥药是治标不治本。其实，通过穴位拍打按摩消除肝郁和脾虚，是最好的减肥方法，也是最安全有效的方法。

下面就让我们一起看看如何解除肝郁和脾虚吧。

1.肝郁的穴位拍打按摩消除法

常揉肝经的太冲至行间，大腿赘肉过多的人，最好用拇指从肝经腿根部推到膝窝曲泉穴100次，这通常会是很痛的一条经；每日敲带脉300次，用拳峰或指节敲打大腿外侧胆经3分钟，拨动阳陵泉一分钟，揉"地筋"3分钟。

2.脾虚的穴位按摩消除法

每天按摩拍打小腿脾经，并重点刺激公孙穴。

爱美的女士可千万别忽视这个天然的美容减肥方式，只要按照要求的步骤去做，一定会收到意想不到的效果。

 养生百宝箱

要说脚下的反射区哪个最减肥，那肯定要说甲状腺了，每天揉推100下，效果会很明显。甲状腺是主要的内分泌器官，所以点按它有很多的好处，特胖特瘦、甲高甲低、更年期，都得通过这个甲状腺反射区来调。另外，每天在肝、心、脾、肺、肾反射区按揉20分钟，能有效维持五脏平衡，而五脏之间相互协调，五行的生克平衡就不会出现肥胖问题。

人人可做的美体术——拉筋踢腿美化下半身

踢腿具有拉筋的效果，即踢腿可以使人体的筋得到拉长、柔韧，而且踢腿练习能够锻炼大腿和臀部的主要肌肉，塑造更曼妙的下肢线条，因此可以起到美化下半身的功效。

芭蕾的练习中就有踢腿练习，主要分为预备和练习两个部分：

1. 预备

左手扶把，右手侧平举（七位手），右脚前左脚后并拢，右脚尖与左脚跟平行（五位脚），沉肩、夹背、挺胸、收腹、紧臀、直膝、头向右旁后。

2. 练习

全身其他部位保持预备姿态造型不动，右脚向前经过快速擦地后踢腿至45度。原路线还原成五位，反复数次，换反方向做。

但要注意的是，右脚跟带动右脚尖向前小踢腿，快速下落时，右脚尖带动右脚跟回收五位。注意动作的外开。

此外，为避免运动伤害，人们需要拉筋伸展暖身，许多动作对修饰下半身肥胖很有用。下面介绍拉筋美化下半身的三大方法：

方法一：右脚往前跨一步呈弓箭步，双手撑住右大腿，将重心下压，感觉拉紧臀部下方以及大腿后侧肌肉。

方法二：站立后双手扶住墙面，左腿往后抬高，直到与地面呈水平，静数5秒后慢慢放下，重复整个动作10次，再换腿做，视体力慢慢增加次数。

方法三：膝盖着地做趴姿，双手撑住地面；左脚离地弯曲，维持2秒；左脚往后伸直与地面呈水平，拉紧大腿后侧，2秒后回到第1步，重复10次，再换腿做。

 养生百宝箱

减大腿上的赘肉，可以两腿并拢，平躺在床上，把脚提起10厘米，提得太高，你的重心变了反而没效果。坚持到不能再坚持了，才把腿放下来。你的大腿会有酸痛的感觉，这就说明脂肪在向肌肉转化。一边提起腿的时候一边数，一开始可能还没数到10你就累得不行了。做的时间久了，你逐渐就能增加到30下、50下，能做10遍以上就很不错了。按这个方法坚持练习，你就会感觉越来越轻松，大腿上的赘肉也会慢慢地消失了。

莲花坐、至善坐、金刚坐——女人最应该练好的拉筋方

现在是一个崇尚"瘦"的时代，因此许多女人为了让自己拥有苗条、骨感的身材，不惜尝试着吃各种各样的减肥药，天天早晨起来跑步、爬楼梯、饿肚子、喝凉水……种种方法之后，人折腾得的确是瘦了一圈。可是，"打江山难，坐江山更难"，许多女人抵挡不住美食的诱惑，减肥后的"反弹"也是常有的事。于是，身体在面黄肌瘦与腰腹凸起之间徘徊的女人们痛苦万分。此时，不妨尝试练习"三坐"——莲花坐、至善坐、金刚坐，对保养身材往往有着较好的效果。

下面，我们就来具体介绍一下这三种打坐方式的拉筋美体功效。

1. 莲花坐

莲花坐应该算是瑜伽体式中最具有象征意义的一种姿势，极其平和的姿势，很适合

用在冥想练习中，能帮助你放松身体的同时，思想专注地投入到冥想练习中。对于男性朋友来说，这个坐姿可能会有点困难；但是对女性朋友来说，先天柔韧的体质决定了"莲花坐"是她们最佳的选择。

【具体方法】

练习时，准备一个保暖的垫子，身体坐在上面，双腿向前伸直。曲起右腿，将右腿放在左大腿上，脚心朝上。再曲起左腿，将左腿放在右大腿上方，脚心朝上。保持脊背挺直，收紧下巴，让鼻尖同肚脐保持在一条直线上。如果腿部感觉疲劳，可换腿。

【功效】

在莲花坐时，由于双腿紧紧相盘所以导致下半身的血流减慢，更容易保持头脑的清醒，也更容易集中注意力。同时，这种坐姿使血液集中在小腹。能滋养内脏和生殖器官，同时还能使小腿、脚踝柔软和修长。

对于过了三十岁的女人来说，盆骨脆弱和盆腔内器官机能退化表现得越来越明显，这时选择莲花坐也是非常有意义的事。

2. 至善坐

这种坐姿可以说是瑜伽里最好的一种姿势。

【具体方法】

练习时，坐在地上，两腿并拢并同时向前伸展；弯曲左小腿，用双手抓住左脚，用左脚的脚跟紧紧顶住会阴部位。然后弯曲右小腿，把右脚放在左脚踝之上；把右脚跟靠近耻骨，右脚底板则放在左腿的大腿与小腿之间。在整个过程中，一定要保持上身躯干挺直。

【功效】

至善坐和莲花坐有相同的功效，在某种意义上它比莲花坐更胜一筹，因为它对会阴施加了压力，就更利于把冲力引导向上，在提升生命之气的练习中极为有用。

3. 金刚坐

金刚坐是"金刚跏趺坐"的简称，也称"结跏趺坐"。

【具体方法】

两膝跪地，小腿胫骨和两脚脚背平放地面，双膝靠拢；挺直背部，将臀部放置在脚跟上，双手分别放在大腿上。冥想在身体里从尾骨到头顶有根线连着，并且这根线要轻轻向上提，腰背就会自然挺直。

【功效】

金刚坐能很好地帮助消化，并有助下半身的血液循环，有效地预防风湿关节的病变。这也是一个恢复身体活力和能量的姿势，可以增强身体的平衡和稳定感。

还在为减肥"反弹"苦恼的女人们，从现在开始，你就应该养成在每晚睡前进行"三坐"练习的习惯，每次 10 分钟左右。坚持一段时间后，会收到意想不到的效果。

有一位医生，说他遇到很多颈椎病和腰肌劳损的患者，年纪轻轻的，全是玩电脑、打麻将娱乐出来的毛病。其实，娱乐是健康生活的一大方面，我们不可能丢掉。但在娱乐的过程中，正确的坐姿确实非常关键。

　　我们很多人都会有这样的经历，坐着坐着就开始把椅子前两条腿或后两条腿翘起来，总感觉这样会舒服些。然而，这却是很多人公认的不良坐姿，尤其是被长辈看到时，更是会受到大声呵斥。殊不知，这是人的一个为了保持脊椎正常曲度的生理呐喊，属于人体正常反应。通过翘椅子，可以减轻人体背部的压力，使腰腿肌肉处于松弛状态，保持腰椎正常弯曲而挺直。不过，由于椅子两条着地，这种状态不会保持太久。

　　简单来说，健康的坐姿应该是既保持脊柱的生理弯曲，又可以使身体处于平衡状态。具体就是：如果使用桌子，桌子的高度应是人体的一半；椅子的坐面高度保持在人体的1/3。坐下后，人体应双脚踏着地面、脚架或放在凳底下，让膝盖低于臀部，并将下背部靠近椅子的后方，这样使腰椎发挥其力量形成上身挺直、收腹、下颌微收的姿势，保证下背部弯曲的弧度以减少压力。当坐在椅凳上时，还要把个人的体重平均分配在盆骨及左右两边的大腿上。如坐在有靠背的椅子上，应尽量加放一个腰垫，将腰背紧贴腰垫，以支持腰骶部的肌肉。从坐姿到站立时，应尽量保持背部平直。尽量避免久坐，尤其在腰酸背痛之时，平常也应定时离开座位踢踢脚、弯弯腰及做适当的伸展活动来松弛腰背及下肢的肌肉。

打造小蛮腰的拉筋方——简单的下蹲运动

　　女人要想打造小蛮腰，不一定非要去健身房做那些复杂的训练，简单的下蹲运动就能锻炼你的腹部肌肉，而且下蹲动作对膝关节和髋关节还有好处。

　　下蹲时，人体两个最大的关节——膝关节和髋关节会折叠到一定程度，而其他部位的肌肉也能得到活动，可以有效防治下肢静脉曲张及小腿抽筋等症状。长时间坐着的人，更容易遭受肌肉劳损、骨质增生的困扰，而下蹲可以加强血液循环，使肌肉、骨骼得到充足的锻炼，增强人的体质，具有瘦身美体的功效。

　　但要注意的是，下蹲时，最好不要深蹲，也就是说膝关节弯曲的角度不要小于60°，否则起身时很容易头晕眼花。做下蹲运动时，动作不要过猛，膝关节弯曲的角度可以由大到小，循序渐进。每天抽空蹲一蹲，会收到意想不到的锻炼效果。

　　此外，老年人和慢性疾病患者要谨慎尝试下蹲运动。

 养生百宝箱

　　很多女性对肚子上的游泳圈很是头疼。怎么减呢？就是揉腹。揉腹的时候，先在整个下腹顺时针、逆时针各揉100下，再在上腹部左右各搓擦100下。在搓擦以前，你可以拿皮尺量一下自己的腰围，如果每天坚持，两周以后你再量一下，基本能减 3 ～ 4 厘米。做 100 下有时候很累，所以，您最好先向左搓擦 25 下，再向右搓擦 25 下，再重复相同的动作，直到做完 100 下。这样的话，把动作分解了，胳膊就不至于那么累。当然，在搓擦的过程中，胳膊有一些酸痛也是正常的事，说明胳膊上的脂肪也正在减少。坚持下去，就能既减腹部又减胳膊了，可以说是一箭双雕。

仰卧起坐是平小腹、护背部的通补大药

仰卧起坐是体能锻炼的一个重要环节，主要作用是增强腹部肌肉的力量。做得正确的话，仰卧起坐既可增进腹部肌肉的弹性，同时亦可以收到保护背部和改善体态的效果。反过来说，如果进行不当，仰卧起坐不但是浪费时间，甚至是有害无益。

【具体方法】

仰卧在床上，双腿正常弯曲，双手半握拳放在耳朵两侧，尽量展开双臂。做动作时，让腰部发力，上身径直起来，注意腰部不要离开地面，然后缓慢下降使身体处于原位，重复做以上动作。当腹肌把身体向上拉起时，应该呼气，这样可确保处于腹部较深层的肌肉都同时参与工作。练习过程中，腿一定不要伸直，否则不仅浪费时间，甚至有害无益。

需要注意的是，练仰卧起坐，速度要因人而异。初学者、老年练习者，要控制住节奏，避免一开始就做很多次数的仰卧起坐，导致肌肉酸疼。最初可以尝试一分钟做 5 次，此后慢慢增加，直至达到 30 次左右。30 岁以下的女性，很多是出于防止妇科病而练习的，这时频率最好控制在每分钟 45 ～ 50 个，随年龄的增加而递减，50 岁以上的一分钟做 25 个就可以了。对于那些有一定健身基础的练习者，更多的是想通过练习达到增强腹部力量的目的，这样要保证一分钟做 60 个左右。

此外，初学者若利用健身球做仰卧起坐，将健身球置于腰部，不但保护了背部和腰部，还使腹部得到了充分锻炼，有助于提升运动时身体的稳定性。身体素质好的人，可以增加负重，头朝下躺在斜板上，头部低于重心，运动效果更好。

腰部曲线是按揉拍打出来的

怎样才能拥有健康又美丽的腰部曲线呢？关键看你怎么做。

按摩腰部的经络和穴位，不仅可以促进局部的气血运行，还可以调节脏腑的功能，使全身的肌肉强健、皮肤润滑、形体健美。

【具体方法】

（1）以一手或双手叠加，用掌面在两侧腰部、尾骶部和臀部上下来回按揉 2 分钟，然后双手掌根部对置于腰部脊柱两侧，其他四指附于腰际，掌根部向外分推至腋中线，反复操作 2 分钟。

（2）以一手的小鱼际推擦足太阳膀胱经第一侧线，从白环俞穴开始，至三焦俞穴止，重复操作 2 分钟。然后再推擦膀胱经第二侧线从秩边穴至盲门穴，反复操作 1 分钟。

（3）双手掌叠加，有节律地用掌根部按压命门、腰阳关穴各半分钟。

（4）双手拇指端分置于腰部脊柱两侧的肾俞穴，向内上方倾斜用力，持续点按1分钟。

（5）以一肘尖着力于一侧腰部的腰眼处，由轻而重地持续压腰眼半分钟，然后压对侧腰眼。

（6）用双手拇指指腹按揉气海俞、大肠俞、关元俞和次髎穴各半分钟。

（7）五指并拢，掌心空虚，以单掌或双掌拍打腰部和尾骶部1分钟。

纤纤细腰是所有女性的渴望。练出美丽腰际线，才能更好地彰显你的靓丽身姿和窈窕身段。努力吧，为了迎接阳光下的美丽，多花点心思，小蛮腰就会属于你。

腹部瘦身的三大按摩术，挥手告别"小腹婆"

被"小腹婆"困扰的女性朋友，相信不在少数。而实际上，偏偏腹部的赘肉最难消除，让很多女性束手无策。但对于使用按摩方法来说，却是成效最显著的部位。

【具体方法】

1.拇指叠按法

将两个拇指上下重叠，在腹部及相关穴位按压，按压的轻重应以手指感觉到脉搏跳动，且被按摩的部位不感觉疼痛为宜。

2.波浪推压法

两手手指并拢，自然伸直，一只手掌放在另一只手掌背上，右手在下，左手在上。在下的那只手掌和手指平贴腹部，用力向前推按，然后在上的手掌用力向后压，一推一回，由上而下慢慢移动，好像水中的浪花，故而得名。

3.腹部穴位按摩

腹部按摩并不是简单的揉肚子，选准以下六个基本穴位进行按摩，会起到事半功倍的效果，让你可以更自信地露出小蛮腰。

中脘穴：腹部正中线肚脐以上大约4寸处。

水分穴：腹部正中线肚脐以上大约1寸处（按摩水分穴有助于排除体内多余的水分，避免水肿，并且可以帮助肠胃蠕动、锻炼腹肌，避免小腹突出）。

气海穴：腹部正中线肚脐以下大约1.5寸处。

关元穴：腹部正中线肚脐下大约3寸处。

水道穴：肚脐以下大约3寸，关元穴左右两侧各向两旁大约2寸处。

天枢穴：肚脐左右两侧各向两旁大约2寸处，以左天枢为重点。

按摩气海穴、关元穴能有效地抑制食欲，有利于腹部脂肪均匀分布；而按摩天枢穴则可以帮助消化和排气，促进肠胃蠕动、废物排泄，当然更有利于消除小腹赘肉。

穴位按摩方法及时间：每天早晚仰卧在床上，先以推压法由上腹部向小腹推压3~4次，再先后以叠按法和推压法依次按摩以上6个穴位，每个穴位各按摩2分钟左右。

值得注意的是，经期妇女不能按摩腹部，否则会加大出血量。孕期妇女同样也不能按摩腹部，还有一些穴位如三阴交、至阴穴等都不能按摩。但是经期、孕期妇女可以接受四肢按摩。

爱上慢跑拉筋法，保持身材不跑偏

为什么长跑能瘦身并保持瘦身效果呢？这是因为长跑能消耗人体中的大量脂肪和热量，而且还能让你的小腿变得更加纤细，更有轮廓感。而且，跑步本身对心肺也会起到一个很好的锻炼。所以说长跑对于保持身材是一种非常好的锻炼。

但要注意的是，长跑之前一定要先做热身运动，或是一些简单的热身操，因为跑步对膝关节压力较大，因此要加强膝关节的热身。

一般来说，常见的长跑前热身运动主要有以下一些：

（1）两手叉腰，足尖点地交替活动双侧踝关节。

（2）屈膝半蹲，足跟提起，反复练习 3 ~ 5 次，活动双侧膝关节。

（3）交替抬高和外展双下肢，以活动髋关节。

（4）前后左右弓箭步压腿、牵拉腿部肌肉和韧带。

此外，在跑步时还要注意调整呼吸，最好四步一呼吸。这是因为长跑属于有氧代谢运动，参与人体各大器官的循环，特别是呼吸系统。在跑步过程中，人体对氧气的需求量不断增加，一般情况下，以四步一呼吸为宜，并尽量始终保持这一节奏。在呼吸方式上，以鼻呼、口鼻混合吸较好。

而且，长跑刚开始时，由于氧气供应落后于肌肉的活动需要，因此会出现腿沉、胸闷、气喘等现象，特别是经常不锻炼的人感觉会更强，这是正常的。如果感觉比较难受，应停下来，步行几百米，如感到特别不适，就要停止长跑。

最后要注意的是，并非所有人都适合长跑这项运动，比如以下四类人就不适合长跑运动，以免发生在长跑过程中的猝死现象。

（1）有潜藏疾病者。此类疾病主要是心脑血管疾病。

（2）身体虚弱者，比如贫血等症，因为他们在长跑中常因运动量大大超出平时负荷，产生运动过度紧张，会造成猝死或者其他运动伤害。

（3）轻度活动就有胸闷、头痛、头晕等不适症状者。

（4）老年高血压和糖尿病患者。

 养生百宝箱

在每天睡觉前的几分钟，人们可以在松软的大床上做一些伸展运动，这对身体各部位的肌肉都有非常好的放松作用，而且对瘦腰和纤背也有很好的效果。另外，也可以在每天晚上睡觉之前做一些伸展运动，将疲劳一天的身体在睡觉之前以充分的拉伸得到放松和舒缓，在一觉醒来后你会觉得身体轻松许多。

一天三次快步走，瘦身就是这样简单

有关研究还表明，跑步并不比快走效果更好。因为快走容易控制速度，对心肺的刺激小，不会给心脏等器官造成超荷负担，而且能增加肺活量，加大心脏收缩力，促进血液循环，使大脑获得充足的供氧，从而起到有效预防大脑老化的作用。

有专家针对"快步走"的效果做了一次实验：让几个 40 ~ 57 岁的男性每次步行 40 分钟，每星期 4 次，这样坚持 20 个星期，其结果表明：

（1）黏度（最大氧气摄取量）上升了 30%。

（2）安静时的脉搏数减少，心脏机能得到改善。

（3）体重平均减少 1.3 千克。

（4）皮下脂肪厚度平均从 135 毫米减少到了 120 毫米。

由此可见，"快步走"不只对人体心肺机能有所改善，还能有效降低人体内的脂肪量。如果人们在进行"快步走"减肥计划时，宜从每天 10 分钟开始，习惯以后逐渐增加，最后的标准是每天连续快走 40 分钟。体内脂肪含量越多的人（脂肪率高），脂肪量减少得越多。

每天快步走 3 次，每次 15 分钟，不仅可以健身，而且可以有效防治肥胖症、糖尿病、下肢静脉曲张等疾病，对身体也不会有损害。

 养生百宝箱

中医认为，人衰老的主要原因之一是肾气虚衰，走路时用脚后跟，就会刺激脚后跟的肾经穴位，达到肾气盛而延寿的效果。

（1）前进和倒走法。身体自然直立，头端正，下颌内收，目平视，上体稍前倾，臀部微翘，两股成平夹角 90 度外展，两脚脚尖翘起，直膝，依次左右脚向前迈进，或依次左右脚向后倒走，两臂自由随之摆动，呼吸自然。

（2）前进后退法，即进三退二。向前走三步，后退二步，也可左右走，或前后左右走。

除此之外，用脚心蹬自行车，可以达到健腰益肾的作用。按照中医经络学原理，脚底心是涌泉穴的部位，按摩这个穴位，有健肾、理气、益智的作用，并能增强人体的免疫力。假如改用脚心来蹬车，无形中就能起到按摩涌泉穴的神奇效果。

每天常叩首，美到九十九

"每日常叩首，活到九十九"，磕头是一种养护脊椎、活气血的方法，能有效预防脊椎病，缓解疲劳，还具有柔韧背部曲线的美体功效。也就是说，"每天常叩首，美到九十九"。

【具体方法】

（1）练习时保持自然呼吸，将腰背伸直，跪坐端正，臀部放在两脚跟上，双手放

在两膝上。接着两臂伸直上举，吸气，此后双手直落至两膝前方地面，顺势弓腰做磕头状，以额头触及地面；再呼气，上身向前尽量伸出，用下颌轻点地面，两肘着地，以肘部支撑上半身重量。

（2）再将臀部向上尽量抬起，大腿垂直于地面，保持自然呼吸。伸直手臂将身体向上撑起，缓慢挺直腰，最后缓慢将臀部落回两脚跟上（如果腰力不足，可以将落臀和直腰合为一步完成）。如此重复做30次，大约5分钟。

漂亮女人的纤腿秘籍

对于很多白领女性来说，一天可能会在办公室坐上8个小时甚至更久，慢慢地，你会发现双腿越来越粗。其实，只要找准腿部按摩部位，每天进行自我按摩，你会发现在不知不觉中，双腿就变得纤细修长了。下面让我们一起来上纤腿训练课吧。

1. 按摩纤腿

第一课：膝盖与两侧按摩

膝盖周围很少累积脂肪，因为膝盖是骨骼相连的关节部位，只是这个部位很容易水肿或出现松弛的现象，而使得腿部变粗。具体方法是：由膝盖四周开始按摩，可以改善膝盖四周皮肤松弛现象，不过，按摩的次数要频繁，否则是无法达到改善曲线的功效。

第二课：紧实大腿线条

大腿内侧的皮下脂肪是很容易堆积松弛的，按摩大腿的方法是取坐位，腿部全部离开地面，臀部支撑身体平衡，双手按住膝盖上部大腿中部，轻轻按摩。这样可以消除腿部的水肿，让双腿肌肤更加有弹性，美化腿部线条。

第三课：改善小腿微循环

方法一：减小腿要由打松结实的小腿肥肉开始。双手掌心紧贴腿部，四指并拢，大拇指用力压住腿部肌肉，从脚跟的淋巴结处中速向上旋转，两手旋转的方向必须相反。每条腿各2～3分钟。

方法二：睡前将腿抬高，成90度直角，放在墙壁上，休息20～30分钟再放下，将有助于腿部血液循环，减轻脚部水肿。

2. 抓捏法和穿调整型裤子

大腿和臀部的交接处常会出现橘皮组织，最好用收敛性强的护肤品，同时用抓和捏的方式让它吸收，也可以达到促进血液循环加强新陈代谢的效果。你可能会感到很热，但这对于消除橘皮组织、消水肿都还很有用！

除了抓捏法，另一种物理性塑身法，就是穿调整型的裤子。穿调整型裤子可以改善你的线条，让大腿线条更好看，长期穿的话，肉也会集中在应该集中的地方。

这种方法我们不是很提倡，因为这可能会给大家带来不舒适的感觉。当然如果有人想尝试也未尝不可。

3. 孕妇下肢水肿，拍揉陷谷穴

有些孕妇，在妊娠中、晚期会出现下肢水肿。轻者限于小腿，先是脚踝部，后来慢慢向上蔓延，严重的可引起大腿、腹壁或全身水肿。之所以出现这种情况，完全是由于怀孕后盆腔血液回流到下腔静脉的血量增加，而增大的子宫又压迫了下腔静脉，使下身和下肢的血液回流受阻，因而下肢静脉压力升高，以致小腿水肿。所以，要想消除水肿就要使血液流通顺畅，而要使血液上下顺畅就要按揉陷谷穴。

陷谷穴在脚背上第二、三趾骨结合部前方的凹陷处，按压此处可以消除脸部水肿、水肿、脚背肿痛。如属全身性水肿，那就应尽快找医生查明原因。在积极进行治疗的同时，也可以用其他方法进行辅助治疗。

第一种方法是以中等力度手法，做全身按摩，以促进全身血液循环。第二种方法是对腰背部进行热敷。施行以上方法后，就可以促进肾脏血流量的增加，从而起到利尿消肿的效果。

或许我们很多人都无法拥有模特那样的身高，也没有那样魔鬼的身材，但是只要我们不放弃努力，在完美的道路上一直向前走，我们也能拥有纤细匀称的美腿。

 养生百宝箱

芹菜是一种能过滤体内废物的排毒蔬菜，更是让美女们拥有修长美腿的好拍档。这是因为芹菜中含有大量的胶质性碳酸钙，容易被人体吸收，补充人体特别是双腿所需的钙质。而且芹菜健胃润肠，助于消化，对下半身水肿、腿部曲线的改善有至关重要的作用。

用芹菜美腿可以这样吃：准备圆白菜两片、芹菜3根、米醋半匀、砂糖少许、盐少许。去除圆白菜的硬芯，切成细丝，芹菜切成小段备用。然后将切好的圆白菜和芹菜放入容器内，淋上搅拌过的米醋即可。

浑圆而富有弹性的臀部，你也可以有

女人最优美的线条是腰身到臀部的曲线，浑圆而富有弹性的臀部是女性健美的标志之一。如果在办公桌前坐得过久，或坐在沙发上看电视时间太长，臀部的肌肉就会松弛。要想使臀部肌肉结实起来，可以每天做下面的臀部按摩，只需三个星期就能有显著效果。

（1）双掌叠加按揉一侧臀部，反复操作两分钟。同法操作对侧臀部。

（2）双手捏住一侧臀部肌肉，反复用力捏揉两分钟。同法操作对侧臀部。

（3）单掌或双手掌叠加，将掌根置于一侧臀部上方关元俞穴处，向外下方推，经胞肓穴至环跳穴止，反复推按1分钟。

（4）以一手掌根部置于大腿后侧臀下方的承扶穴处，反复按揉1分钟。

（5）以一肘尖置于一侧环跳穴处，屈肘弯腰，将身体上半部的重量集中于肘尖部，由轻而重地持续按压1分钟。

（6）双手十指相对靠拢，指间分开，手腕放松，双前臂做主动的旋转运动，用小指侧有节律地叩击臀部，反复操作1分钟。

另外，取仰卧体位，两足跟用力下蹬，同时提气收臀，2秒钟后放松，然后再蹬足提气收臀放松，反复20次。有收缩臀部肌肉和运动臀部、腿部脂肪的作用。

 养生百宝箱

浑圆而富有弹性的臀部是女性健美的标志之一，圆翘的臀部，会带动身材曲线的窈窕，但很多女性的臀部先天条件就不是很好，要么扁平无形，要么松弛没有弹性，还有的严重下垂，要想解决这些问题，我们首先要弄明白造成臀部不完美的原因，然后再采取相对应的措施。

1. 长时间站立造成的臀部问题

站得太久也不好，因为血液不易自远端回流，造成臀部供氧不足，长久下去还可能会引起小腿的静脉曲张。挺胸、提肛、举腿是良好的站姿，脊背挺直，收腹提气，此时再做一下肛门收缩的动作，可收缩臀部。需要长时间站立的女性，不时动一下，做做抬腿后举的动作，对塑造"S"曲线大有好处。

2. 久坐造成的臀部问题

上班族女性，因久坐办公室不常运动，脂肪渐渐累积在下半身，这样容易造成臀部下垂。对于这类女性，可以试试这个提臀法：休息站立，或者等候公交车时，脚尖着地，脚后跟慢慢抬起，同时用力夹紧臀部，吸气，然后慢慢放下，呼气，坚持做就会见到成效。

3. 斜坐造成的臀部问题

好多人坐着的时候怎么舒服怎么坐，东倒西歪的。其实，不能斜坐在椅子上，因为斜坐时压力集中在脊椎尾端，造成血液循环不良，使臀部肌肉的氧气供给不足，对大脑不利。也不能只坐椅子前端1/3处，因为这样坐全身重量都压在臀部这一小方块处，长时间下来会感觉很疲惫。坐时应脊背挺直，坐满椅子的2/3，将力量分摊在臀部及大腿处，如果长时坐累了，想靠在椅背上，请选择能完全支撑背部力量的椅背。尽量合并双腿，长久分开腿的姿势会影响骨盆形状。坐时经常踮起脚尖，对塑造臀部线条很有好处。尽量不要长时间双腿交叉坐，否则会造成腿及臀部的血液循环不畅。

对照这些导致臀部问题的原因，适当地做出改善，慢慢你就会发现自己的臀部变得越来越挺翘迷人。

拍打让健壮手臂变出柔美线条

夏天就要来临，当看着别人柔美的臂膀裸露，却只能把自己两臂赘肉藏在袖子里，心里肯定很不是滋味！这里告诉大家一些简单的瘦手臂的小妙方，只要持之以恒，坚持一两个月，就能告别"蝴蝶袖"，锻炼出结实的臂肌。

1. 按摩瘦手臂

纤细匀称的双臂需要从基本的按摩开始，小臂的按摩以平直柔和为佳，上臂的按摩以手半握抓紧为佳，以促进皮下脂肪软化。大家不妨每天花十几分钟为双臂进行按摩，在疏通淋巴组织之余，还可减轻水肿现象，配合具消脂去水功效的纤手产品，效果更佳。

【具体方法】

（1）由前臂开始，紧握前臂并用拇指之力，由下而上轻轻按摩，做热身动作。

（2）利用大拇指和食指握着手臂下方，以一紧一松的手法，慢慢向上移，直至腋下。

（3）以打圈的方式从手臂外侧由下往上轻轻按摩。

（4）再沿手臂内侧由上往下，继续以打圈的方式按至手肘位置。

（5）在手臂内侧肌肉比较松弛的部位，用指腹的力量，以揉搓的方法向上拉。

（6）用手由上而下轻抚手臂，令肌肉得以放松。整套动作可每晚做一次，每只手臂各做一次。

2. 毛巾妙方

辅助道具：一条小毛巾

刚开始做这个运动之前，最好准备一条小一点的毛巾做辅助工具。可以先在家里练。等到动作熟练后，就可以不用毛巾而直接让两手相握，并且可以在办公室的工作休息时间练习。

【具体方法】

（1）首先右手握住毛巾向上伸直，手臂尽量接近头部，让毛巾垂在头后，然后从手肘部位向下弯曲，这时毛巾就会垂在你的后腰部位。

（2）将左手从身后向上弯曲，也就是从手肘部位，握住毛巾的另一端，两只手慢慢地一起移动，直到右手握住左手。

（3）这个时候两只手都在身后，而右手的手肘会刚好放在后脑勺那里，切记，不要低头，而要用力抵住右手肘，这时你会觉得右手被拉得很酸。

（4）坚持20秒，然后换左手在上右手往下，也做20秒。

（5）每天早晚各一次，每次左右手各做2遍，一天5分钟。

这个妙方属于见效很快的那种，但是如果长时间不练习的话，还会恢复原样，不过如果你是边减肥边做这个动作，就不会变回原来的样子。

3. 矿泉水妙方

辅助道具：瓶装矿泉水

【具体方法】

（1）一只手握住一小瓶矿泉水，向前伸直，之后向上举，贴紧耳朵，尽量向后摆臂4~5次。

（2）缓缓往前放下，重复此动作15次。

（3）每天做45次左右。可以不同时完成。

这个动作所需要的道具简单，动作也不复杂，适合居家练习或者在办公室休息时练习。

4. 伸臂妙方

【具体方法】

（1）将右手臂伸高，往身后左肩胛骨弯曲。

（2）以左手压着右臂关节处，并触碰左肩胛骨，而后伸高。

（3）左右换边，如此动作每天做 20 次。

这个动作无须道具，动作也不复杂，适合在办公室休息时练习。

总之还是那句话：没有丑女人，只有懒女人！只要坚持按摩做运动，就能去掉臂膀的赘肉，使皮肤光洁，手臂修长、无赘肉！但在做这些动作之前，别忘了先做暖身操，否则会有运动伤害之忧。

 养生百宝箱

在使用拍打疗法来消减手臂多余脂肪时，还应注意配合相应的饮食疗法，下面我们就来介绍几种低脂肪高蛋白的食物。

海苔：海苔是维生素的集合体，还含有丰富的矿物质和纤维素，是纤细玉臂的美丽武器。

牛肉干：高蛋白、低脂肪，两小袋可省下一顿饭。

人参果：高蛋白、低糖低脂，富含多种维生素和矿物质，是营养价值极高的瘦手臂水果。

石榴：含碳水化合物、脂肪、维生素 C，还有磷、钙等矿物质成分，营养价值比较高，经常吃可以让手臂更美丽。

韭菜：富含纤维质，有通便作用，有助于排出肠道中过多的营养，帮助减肥。

海带：脂肪含量少，富含维生素、碘、钙及微量元素，常吃海带可以减肥。

纤纤玉手，拍打按摩来成就

手是人的第二张脸，拥有一双美丽的手，对女性来说是相当重要的。尤其是初次见面与人握手时，如果自己的双手非常漂亮，不但可以显现出魅力，还能给对方以美的享受。所以，我们要保养，让双手如玉之润，似绸之柔。

羊乳自古就被视为极佳的营养补品，现代医学研究证明它还是美容的佳品。《本草纲目》说羊乳可益五脏、养心肺、利皮肤，所以，女性朋友可以多喝些羊奶。另外，《本草纲目》里说牛奶有"返老还童"之功效。我们可以在喝完牛奶或酸奶后，将剩在包装里的奶抹到手上，约 15 分钟后用温水洗净双手，这时你会发现双手嫩滑无比。另外，还可以取鸡蛋清，加入适量牛奶、蜂蜜调和均匀后敷在手上，15 分钟左右洗净双手，再抹护手霜。每星期做一次，有祛皱、美白的功效。

此外，坚持用淘米水洗手，可收到意想不到的好效果。煮饭时将淘米水贮存起来，临睡前用淘米水浸泡双手几分钟，再用温水洗净、擦干，涂上护手霜即可。

如果你想让自己的手变得柔嫩白皙，可以这样做：用温肥皂水洗手，擦干后浸入温热盐水中约 5 分钟，擦干后再浸入温热的橄榄油中，慢揉 5 分钟，再用肥皂水洗净，接着再涂上榛子油或熟猪油。过 10 ~ 12 小时后，双手会变得柔软细嫩。

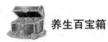
生活中我们可能留意到这样一个现象：刚出生的小孩都是攥着手的，人老了去世的时候，手又是撒开的。手是人体最有特色的器官之一，是智慧的象征，所以，做好手部保养和护理是很有必要的。

老人们有个很好的锻炼方法——揉核桃，就是把两个核桃放在手心里，揉来揉去，这种方法可以很好地活动每根手指。多活动手指不仅可以起到护手的作用，还可以缓解疲劳，避免老了以后患老年痴呆症。上班等车、坐车之际，你也可以取两个核桃或者乒乓球练习。

与揉核桃有异曲同工之妙的是十指相敲法，就是让双手的十指相对，互相敲击。这种方法能锻炼手指上的井穴，既锻炼了手的灵活性，也练了肝气，对养生十分有好处。手脚冰凉的女人一定要经常十指相敲，这样，血液可以通到四肢。

第三章 美丽急救，拉筋拍打法中的抗衰方

抗衰老先泻心火，就要多按劳宫穴

女人一旦过了30岁，工作和生活压力大，平时难免会有很多火气没地方宣泄。中医认为，女性心悸、心烦总的来说是阴血缺失，心火起所致，所以在调养时要着重补充心血、清泻火热、开窍醒神，而按摩劳宫穴可以说是最明智的选择。

那么，为什么劳宫穴有如此重要的保健作用呢？《黄帝内经》中说："心痹者，脉不通，烦则心下鼓，暴上气而喘，嗌干善噫，厥气上则恐。"意思是说，心痹的人，血脉不通，容易心烦，气喘，咽喉干燥。中医没有明确的"心悸"一说，但这里的心痹与心悸症状大同小异。引起心痹的原因有很多，但最重要的一点还是离不开心，心情郁闷，心失所养，心气不足，都会导致心痹。

我们知道，心包经和心脏的健康密切相关，心的问题首先就找心包经。《黄帝内经·灵枢·邪客》中说："心者，五脏六腑之大主也，精神之所舍也，其脏坚固，邪勿能容也。……故诸邪之在于心者，皆在于心之包络。"意思是说心脏受邪，问题都由心包经来承受。

劳宫穴就正在心包经上，有人将劳宫穴称为"心脏休息的宫殿"，确实是简单明确地概括了这一含义。人工作了一天，最想做的事就是回家好好休息。心脏也是这样，日日夜夜不停地运送血液，时间久了也会疲劳，这时候，就应该让它好好休息。所以，古代医家一直将劳宫穴的主治症状放在神志病以及心病方面，劳宫穴也是临床解决神志疾病的常用穴、特效穴。

劳宫穴在我们的手心，位置很好找，将手握拳，中指尖所指向的位置就是了。心包经的工作时间是19～21点，也就是我们常说的电视黄金档，这时候最好停下所有的工作，和家人一起看看电视，一边看一边按摩劳宫穴，刺激10分钟是最好的。如果用手觉得很累的话，也可以找个钝一点的硬物，如筷子、笔头，但一定不要伤到手。如果这段时

间实在抽不开身的话，其他的时间想起来按摩一下，效果也是不错的，只不过可能会打个折扣而已。

几乎所有的养生理论都会告诫女人们，少动心，保持心境平和。如果女人们每天晚上回到家里，好好地按摩一下劳宫穴，就好像为心脏打开了一盏"心灯"，让自己的心境慢慢平复，可以很好地达到抗衰老的作用。

简单指压法，让脸部肌肤保持弹性与活力

指压是用手指沿着经络压迫穴位的治疗方法，指压实施者沿着经络或能量线给数百个穴位施加压力，而且还为了增加压力力度，指压实施者还会用手掌、拇指、指关节，肘、膝盖指压，甚至用脚进行指压。

中医认为，指压的医学原理主要来源于中医中"气"的原理。气，是构成人体的基本物质，是脏器经络等组织器官进行生理活动的物质基础，具有促进代谢、温热人体、防御疾病、固摄元气、气化等作用。气通者，则体内阴阳平衡者，自然健康无病。而人体疾病来自气阻塞和气能量不平衡（阴阳失调），指压通过沿着经络压迫穴位的方法，脱出椎积的能量或调节气能量平衡机理，达到治病，防病和保健的目的。

同时，指压法还具有增强肌肤弹性的美容功效。弹性，是肌肤健康的重要标准之一。肌肤失去弹性，就算没有皱纹也会显得老气横秋，青春不再。实践证明，人们可以通过指压法来永葆肌肤的弹性，因为指压法具有促进面部血液循环、使气色变得更加红润的奇异功效。同时，指压法还可以刺激脑神经系统，使人体得到身心双重放松，对解除生活压力也很奏效。

一般来说，增强肌肤弹性的指压法的操作主要包括以下要点：

（1）用中指轻轻按压眉毛内侧。可以有效缓解眼皮红肿，增强视力。

（2）用中指按压眉毛尾和眼角延长线的交点。具有预防眼部肿胀、眼角下垂、鱼尾纹、促进血液循环的疗效。

（3）轻轻握拳，用食指侧面从里向外挤压眼睛下部。具有预防眼睛下部的皱纹、眼袋的疗效。

（4）用食指从里向外挤压眼睑。可以预防眼睑的下垂。

（5）重新按压动作（2）所表示的部位，更有效地促进血液循环的疗效。

（6）用手掌轻轻按压下颌两侧，有助于预防下颌肌肉肥大。

（7）用手从下到上轻轻按压下颌至前额，有助于预防下颌肌肉肥大及面部肥肿。

（8）按压眉毛尾部和颧骨的交叉点。可以促进血液循环，预防面部发肿。

（9）头部稍稍抬起，按压下颌底部凹陷的部位，有助于预防双下巴。

（10）按住下颌底部凹陷的部位，托住下颌向上抬起，有助于去除下巴多余脂肪。

（11）用手指轻轻抚摸下颌关节两侧。有助于促进血液循环，预防下颌关节变大，对关节的健康也有益处。

但要注意的是，点压指法要求慢点深压，因为慢似静，静则生抑制作用；对经穴进行缓慢而柔和的慢点，使人体体表产生多次扩张、兴奋，再予以深压，以达静止，产生

抑制作用；在静止的情况下，加深进行深压，以使静止下的力更好地深入、扩散；这种点压过程，有似肾脉沉而软，而肾属于水，深压至骨又似触之水底，点点压压，有似水的波浪之起伏；而人体内之水，又是随人体脏腑的功能正常与否而吸收排泄，最后经膀胱的气化将废水连同杂质排出体外；点压指法的沉而软，正如肾脉之水流，缓缓下移，沉而无声。

再现青春娇嫩肌肤——去皱的按摩方

随着年纪的增大，女人的身体器官开始衰老，表现最明显的就是女人原本光滑的脸上开始出现了皱纹。而肌肤衰老痕迹初现，是从我们眼角第一表情纹开始，这些较浅的纹理形成在肌肤表皮层，如若缺乏护理，便会渐渐形成深纹，继而会扩展及更清晰明显，这就是肌肤开始松弛的先兆。肌肤保养需防微杜渐，唯有从表情纹尚未造访之际便严防死守，认真做好保湿功课，无龄肌才会真正由梦想变成现实。

下面，我们就来介绍几个去皱的按摩方法：

1. 眼尾

（1）先用一手将眼尾轻轻向外拉平，另一手的无名指沿着眼尾处以画圈方式按摩。

（2）运用中指与无名指指腹，轻柔按压眼角处，刺激肌肤血液循环。

2. 嘴角

运用中指指腹，由下往上以画圆的方式按摩，做 3 ~ 5 次。

3. 法令纹

法令纹底部向上朝着鼻翼两侧推进，以拇指和食指指尖轻轻捏压肌肤。捏压动作需均匀对称，以法令纹相同的方向按摩，重复五次。

4. 眉心

运用中指指腹沿着眉心由下往上，交叉按摩。

5. 额头

（1）运用手掌掌腹，沿着额头由下往上轻抚。

（2）双手贴耳，指尖按住发际线的部位，用力向后拉，眼睛努力往下看，帮助拉伸额上的皮肤，缓解抬头纹的形成。

每天咀嚼口香糖 5 ~ 20 分钟，可使面部皱纹减少，面色红润。这是因为咀嚼能运动面部肌肉，改变面部血液循环，增强面部细胞的代谢功能。

此外，长期的睡眠不足也会影响细胞的新陈代谢，以致细纹、黑眼圈、皮肤暗沉等现象频生，所以在保养与按摩之外，绝对要掌握睡觉的黄金时间，例如晚上 10 点到凌晨 2 点，就是所谓的美容觉时间。这个时段是细胞进行修护、新陈代谢最好的时间，如能好好休息，则能使去皱功效加倍。

赶走鱼尾纹，从按摩瞳子髎开始

鱼尾纹是人体衰老的表现之一，出现在人的眼角和鬓角之间出现的皱纹，其纹路与鱼儿尾巴上的纹路很相似，故被形象地称为鱼尾纹。鱼尾纹的形成，是由于神经内分泌功能减退，蛋白质合成率下降，真皮层的纤维细胞活性减退或丧失，胶原纤维减少、断裂，导致皮肤弹性减退，眼角皱纹增多，以及日晒、干燥、寒冷、洗脸水温过高、表情丰富、吸烟等导致纤维组织弹性减退。

随着年龄的增长，眼角便容易出现一些细小的鱼尾纹，这是因为眼角周围的皮肤细腻娇嫩，皮下脂肪较薄，弹性较差。再加上眼睛是表情器官，睁眼、闭眼、哭、笑时眼角都要活动，故容易出现皱纹，而且一旦出现则较难消除。面对眼角出现的皱纹，很少有女人不心急的，名贵的化妆品买了不少，可就是难以消灭它们。其实，只要每天轻柔地按摩瞳子髎穴就能把皱纹赶跑。

瞳子髎位于眼睛外侧1厘米处，是足少阳胆经上的穴位，而且还是手太阳、手足少阳的交会穴，具有平肝息风、明目退翳的功用。经常指压此穴，可以促进眼部血液循环，治疗常见的眼部疾病，并可以去除眼角皱纹。

【具体方法】

首先将双手搓热，然后用搓热的手掌在眼皮上轻抚，一边吐气一边轻抚，上下左右各6次；其次再以同样要领将眼球向左右各转6次；再用手指按压瞳子髎穴，一面吐气一面按压6秒钟，如此重复6次。

此外，还可使用指压手法来去除鱼尾纹。

【具体方法】

用双手的3个长指先压眼眉下方3次，再压眼眶下方3次。3～5分钟后可使眼睛格外明亮，每日可做数次。也可做眼体运动法，即眼球连续做上下左右转动，或连续做波浪状运动。

睡前按揉三大穴，轻轻松松去眼袋

所谓眼袋就是指下眼睑水肿，由于眼部皮肤很薄，很容易发生水肿现象，遗传是一个重要的因素，而随着年龄的增长会愈加明显。此外，肾脏不太好、睡眠不足或疲劳都会造成眼袋。这种现象容易使人显得苍老憔悴。另外，睡前喝水，第二天也容易造成眼部水肿。对于年轻女性来说，熬夜、睡前喝水常是造成眼袋的罪魁祸首。

中医认为，眼袋的形成与人体的脾胃功能有着直接的关系，尤其是脾脏功能的好坏，直接影响到肌肉功能和体内脂肪、水分的代谢。眼睑处皮肤很薄，再加上休息不好，过度疲劳，水湿会很容易瘀积在这里。从实际经络经穴的解剖来看，眼袋产生的位置又恰好是足阳明胃经发起之处，因而启动胃经，平时对胃经的穴位如足三里等长加按摩，对提高脾胃功能，消除眼袋是非常有意义的。

《景岳全书》中说："水唯畏土，故其制在脾。"所以要克水湿，就要健脾。健脾的穴位要选阴陵泉和足三里，还要配合治水要穴——水分穴。

水分穴是任脉上的穴位，顾名思义，即为可以调理水分的代谢的穴位。它在肚脐上一横指处，睡前用按摩仪放在水分穴上方，按摩10分钟左右，可治皮肤水肿。

【具体方法】

睡觉之前按摩足三里和水分穴10分钟，按揉两侧阴陵泉穴3～5分钟。

此外，在饮食上还要注意多吃富含 B 族维生素和维生素 A 的食物，比如胡萝卜、马铃薯、豆制品、鱼类和动物的肝脏；少吃甜腻的东西；尤其是早上起床后多喝水，晚上10点后不要喝太多水。

抗衰老，别忘了按摩颈部这个重灾区

认真地在镜子前审视自己的颈部：据说一条皱纹代表年近三十，每多一条就添寿十年。如果还没有明显的松弛或者皱纹，那么恭喜你，但还是要采取预防措施，不要让岁月在你的肌肤上留下痕迹，保持颈部的完美，让自己看起来至少年轻 10 岁！

"从脖子可以看出女人的年龄"。的确，岁月留痕，当你的眼角仍保持细嫩的肤质时，颈部却已经显露了衰老的迹象。然而，很多女人在毫不吝啬地往脸上"堆砌"各类护肤品时，却忽视了对颈部的呵护。经常进行颈部按摩，可以保持颈部皮肤光滑、细嫩、有弹性，减少或消除皱纹，避免颈部脂肪堆积，让颈部光滑柔美，肤色均匀细腻。

【具体方法】

在颈前两手由下而上按摩，如果方向相反，由上往下按摩，不但会使皮肤下垂，还会加速衰老。颈后按摩则是在耳后附近，斜向下力度适中地按压。许多人在护理颈部的时候只注意颈前，却忘记颈后的护理，其实，如果颈后护理不当，产生的皱纹还会向前延伸。

重复以上动作三次，每天晚上睡觉前做按摩，对预防颈部的细纹，舒缓一天的疲劳及颈椎的健康都很有好处。由于颈部肌肤的弹性差、肤质薄，按摩时动作要轻柔。

唇部也需要的抗衰秘方

年轻女孩喜欢嘟嘴，红润而富有弹性的嘴唇俏皮地撅起，尽显可爱娇憨之态。可是随着年龄的增加，这份俏皮也会随着嘴唇的老去而渐渐消减。唇部的老化并不是危言耸听，看一看，你有这些现象吗？

（1）弹性减弱，纵向的唇纹增多，涂抹唇膏也不能掩盖。

（2）唇峰渐渐消失，丰厚的唇变得细薄。

（3）唇线开始模糊，你在描摹唇线的时候会发现越来越费力。

（4）唇色日渐暗沉。

如果有了这些现象，你的双唇就在向你敲响衰老的警钟了。别惊慌，动动你的唇，再为它做个贴心按摩，衰老的步伐就会渐渐慢下去。

【具体方法】

按摩前要清洁手部和唇部，为增强效果可在嘴唇上涂一层薄薄的橄榄油。

减少横向皱纹：用拇指和食指捏住上唇。食指不动，拇指轻轻画圈按摩，从一侧嘴角移至另一侧。反复做3遍。然后用拇指和食指捏住下唇，拇指不动，食指轻轻画圈按摩。重复上唇动作。

减少纵向皱纹：用中指从嘴唇中心部位向两侧嘴角轻推，嘴唇要有被拉长的感觉。先推上唇，再推下唇，重复 3 遍。

按摩完后擦掉油脂，涂润唇膏。

轻松搞定皮肤松弛问题的诀窍——面部三步按摩法

肌肤松弛的原因是肌肉在逐渐衰老，因此只进行肌肤表面的护理是无法完全解决肌肤松弛问题的。一位美容大师说，真正肌肤修复的办法是按摩，透过手的力量让肌肤重新"活"起来。

1. 脸部松弛

（1）用手掌包裹住脸庞，做向上提拉的动作。

（2）嘴巴张大，做发音练习。

2. 颈部松弛

（1）用中指按压耳下腺部位。

（2）手指往锁骨方向滑动，带动废弃物的流动。

3. 嘴部松弛

（1）用指尖按压住嘴角，然后向上提拉。

（2）对于嘴唇上方的纵向皱纹，用手指按压住，然后向左右方扩展。

（3）尽可能夸张地微笑。这种小丑式的微笑可以检查出脸的哪侧有松弛问题。

（4）做发音练习，锻炼嘴巴周围的肌肉。

乳四穴才是真正的丰胸要穴

中医认为，乳房的发育与气血有十分密切的关系。如果我们身体的气血不足，就会影响身体的发育，使乳房发育不健全。当女人过了 30 岁，身体会出现一系列的衰老症状，稍不注意，就容易出现面色发青、口唇发白、头晕、失眠、月经量少等症，乳房的下垂也是其中一个重要的衰老表现。其实，这都是你体内气血不足引起的，因此女人们在平时要注意补充气血。

当体内气血充足时，女人就可以开始自己的丰胸大计了。现代医学证实，女人要想保证胸部丰满程度的，除了女性自身的脑下垂体以外，卵巢雌乙醇激素的分泌量也大有关系。只有最大限度地把雌乙醇引流到乳房上，才能让你的乳房变得丰满而挺拔。此时，女人可以通过按摩乳四穴来达到将雌乙醇引流到乳房上的目的。

乳四穴，顾名思义，有 4 个穴位，分别分布在以乳头为中心的垂直和水平线上，分别距乳头 2 寸的距离。经常按摩这 4 个穴位可以疏通局部气血经络，改善乳房的循环。

那么，什么时候才是按摩乳四穴的最佳时间呢？一般来说，女性雌乙醇分泌的最高峰是在从来月经算起的第 11 ～ 13 天。也就是说这 3 天才是丰胸的最佳时期；到了第 18 ～ 24 天，雌乙醇的分泌量少了一些，此时丰胸仅次于第 11 ～ 13 天。

如果你能在这 10 天内，每天坚持按揉乳四穴（每穴仅需按摩 5 分钟就可以），或在乳四穴上用艾条施温和灸，就可以打通乳房周围的经脉，将雌乙醇最大限度地引向乳房。持续一段时间后，你就会惊喜地发现，你的乳房变得挺拔而丰满了。

此外，想要拥有丰满挺拔胸部的女人还可以尝试"三步丰胸按摩法"。

【具体方法】

第一步：双手十指并拢，用指肚由乳头向四周呈放射状轻轻按摩乳房 1 分钟。在操作时动作要轻柔，不可用力过猛。

第二步：用左手掌从右锁骨向下推摩至乳根部，再向上推摩回至锁骨下；共做3遍，然后换左手推摩左侧乳房。

第三步：用右手掌从胸骨处向左推左侧乳房直至腋下，再返回至胸骨处；共做3次，然后换左手推右侧乳房。

只要你坚持做胸部按摩，不但可以使胸部丰满，凸现女人的曲线美，还能达到清心安神、宽胸理气的目的，最终令人气血通畅、精神饱满、神清气爽。

另外，提醒乳房发育不够丰满的女孩的是，应多吃一些含热量较多的食物，如蛋类、肉类、核桃、豆类等富含植物油类的食品。通过热量在体内的积蓄，使瘦弱的身体变得丰满，同时，乳房也会由于脂肪的积蓄而变得挺拔而富有弹性。

 养生百宝箱

　　支撑柔软胸部的是胸肌。如果胸肌运动不足，随着年龄的增长就会致使胸部下垂。你可以用运动来增强胸肌活力。

　　（1）双手在胸前合掌，相互用力合压。合压时，胸部两侧的胸肌拉紧，呈紧绷状态，约进行5秒钟后放松。重复10次左右。

　　（2）仰卧，头和臀部不离地，向上做挺胸动作，并保持片刻。重复6～8次。

　　你还可以在沐浴的时候交替用冷热水冲击胸部，增强血液循环，也能使得乳房更加有弹性。生活中要保持良好的习惯，姿势要正确，不要经常弯腰驼背，睡觉时不要卧睡，而是尽量采用躺睡或者侧睡的姿势。

轻松打造"V"形性感美人肩

性感美人肩也是美丽女人不可或缺的，所以在追求完美女人的道路上，不能忘记打造丰满、光洁的双肩，在这方面独特的方法就是肩部按摩。这个方法是不仅省钱、省时，还能健身。

由颈至肩这段缓和的线条，是表现女性美的地方。若这段线条出现和缓与柔美的特征，则全身也会显得动人。长时间伏案学习和工作的人，由于缺乏锻炼，以至肩部变得肥厚，使人没有优美的肩部线条，影响体态美。

经络按摩是解决肩部不美的最有效的方法，如果你想获得曲线柔美的肩部，现在就请你按照不同的穴位施行不同的指压法。

穴位1：三角肌前中央点

要领：将拇指充分弯曲，以第二指关节置于穴位上，用中等力量朝水平方向按压10秒。

穴位2：三角肌后中央点

要领：将拇指充分弯曲，按在三角肌后中央点上，食指和中指按在后中央点上，同时朝水平方向按压10秒。

穴位3：肩中间的点

要领：双手伸到脑后，抱住脖子，以食指、中指按住左右肩中间的穴位，用中等力量垂直下压 10 秒，反复做三次。

穴位 4：肩根点

要领：将双手拇指充分弯曲，将第二指关节置于左、右肩根点穴位上，用中等力量垂直下压 10 秒，反复做 3 次。

只要你能坚持做上面的按摩，你就会拥有对称、均匀、柔滑、光洁的双肩，你的魅力也会因此而增加。

此外，对于忙于工作的白领丽人，平时紧张的工作会使肩部酸痛，只要间隔一段时间做耸肩运动 20～30 次就可以有效缓解这种疼痛，并且还具有锻炼肩部肌肉的功效。

体寒女人的救美秘方——多多刺激阳池穴

中医认为，体寒是百病之源，尤其是对于年过 30 岁的女人来说更是如此。这是因为这个年龄段的女人身上的气血都被结婚、生育等问题耗得差不多了，而一旦血行不畅，就会感觉四肢冰冷，有的还会痛经。而受体寒影响，血液在血管里运行不畅，面部也会出问题。由于气血不能遍及全身，体内的能量就不能滋润皮肤，皮肤就会失去生气，就更容易出现衰老。

那么，除了采用食物调养之外，有没有更简单的方法来改变女性的体寒体质呢？许多中医大师都会推荐体寒女性多多刺激阳池穴。这是因为，"阳池"意味着囤聚太阳的热量，它是支配全身血液循环及荷尔蒙分泌的重要穴位。经常刺激这个穴位，可以振奋人体的阳气，能畅通血液循环，温暖身体。

阳池穴在人的手背手腕上，位置正好在手背间骨的集合部位。找穴时，先将手背往上翘，在手腕上会出现几道皱褶，在靠近手背那一侧的皱褶上按压，在中心处会找到一个压痛点，此处就是阳池穴了。

刺激阳池穴，一定要慢慢地进行，时间要长，力度要缓慢。最好是两手齐用，先用一只手的中指按压另一手的阳池穴。再换过来用另一只手的中指按压这只手上的阳池穴。这种姿势可以自然地使力量由中指传到阳池穴内，还用不着别人帮忙。如果指力不够，可以借助小工具，比如，圆滑的笔帽、筷子等。另外，再配合按揉涌泉穴、劳宫穴、气冲穴，拍打肾俞穴，赶走体寒就会变得更容易了。

 养生百宝箱

体寒的女人每天还可以进行以下两种锻炼：

（1）下蹲练习。将两腿打开与肩同宽，两手在头后交叉，脚尖微微向外侧打开。将背部的肌肉拉伸，一边吸气一边下蹲，并尽量把姿势做开，然后再一边呼气一边回复原来姿势。5～10 次为一组，休息一分钟后再做 5 组。

（2）手指拉伸。手指在胸前钩起，用力约 7 秒钟，两手向外拉伸。之后放松。在拉伸的时候注意不要在肩部过多用力，这样重复几次就可以使血液循环渐渐变得流畅。

第七篇

天天用点拉筋拍打法，全家老少健康不求人

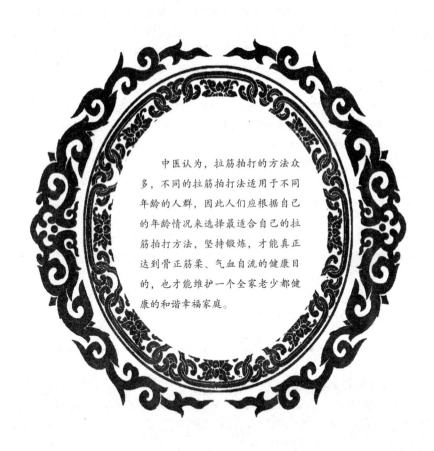

中医认为，拉筋拍打的方法众多，不同的拉筋拍打法适用于不同年龄的人群，因此人们应根据自己的年龄情况来选择最适合自己的拉筋拍打方法，坚持锻炼，才能真正达到骨正筋柔、气血自流的健康目的，也才能维护一个全家老少都健康的和谐幸福家庭。

第一章 拉筋拍打，激发孩子体内的天然大药

从孩子手指就可以看出五脏的健康状况

　　心经、肝经、脾经、肾经等每个经络都有自己的循行路线，若孩子的某个脏器出了问题，父母是不是必须找出相应的经络循行路线来给孩子按摩呢？

　　当然不是，孩子的手指可以透露出五脏的健康。在中医里，"脏器"写成"藏器"。中医所说的"藏"，是内藏的意思。有内藏，就有外象。中医认为，一根手指上就会有五藏。为什么这么说？人的手上是有皮毛的，中医理论里，肺主皮毛。所以皮毛的问题都跟肺气有关，像皮肤病，就跟肺气有关。那么皮毛里边裹的是什么呢？是肉，肉跟脾有关，脾主肌肉。肉里面有血，心主血脉。肉里面还有骨头，骨头是肾所主，骨头是最收敛的，是最固敛的一个东西。还有一个东西就是筋，身体要想活动都要由筋来连缀。那么，筋的好与坏跟哪个脏器有关呢？中医认为它跟肝有关，跟肝气有关。肝气实，则手能握，屈伸灵活；肝气虚，则手指软或硬。从小小的手指，中医就可以看出心、肝、脾、肺、肾五藏来。

　　那么五指和五脏又有怎样的对应关系呢？心经对应中指面，脾经对应大拇指面，肝经对应食指，肺经对应无名指，肾经对应小指。

　　在孩子健康的时候，给孩子按摩经络可以起到保健的作用；当孩子生病了，心、肝、脾、肺、肾的状况全都体现在 5 个手指头上，哪个脏腑出问题了，就推相应的手指头，举手之间就能治病。

给孩子按摩经络前，父母要懂得"因时之序"

　　心经、脾经、肝经、胆经等十二正经是孩子一身最重要的经络，并且每条经都有它当令的时间，也就是值班时间。如果父母能在这个时间帮助孩子按摩相应的经络，保健与治病的效果是最好的。

1. 子时，按摩胆经以避免头痛

　　胆经是儿童体内循行线路最长的一条经脉，它从人的外眼角开始，沿着头部两侧，顺着人体的侧面向下，到达脚的小趾和小趾旁倒数第二个脚趾（次趾），几乎贯穿全身。

　　如果孩子的胆经不通畅，就会出现下列症状：皮肤无光泽、口苦，喜叹气，心胁痛不能转身，头痛，腮痛，腋窝肿，脚面外侧发热，胸、胁、肋、大腿外侧、小腿和膝外侧、外踝前及关节都痛，足次趾和小趾不能活动等。

　　胆经的当令时间在子时，也就是夜里的 23 点到凌晨 1 点，在这段时间里，如果父母能给孩子按摩胆经，则可避免出现上述症状。

2. 丑时，肝经当令要保证孩子睡眠

　　肝经起于大脚趾内侧的趾甲缘，向上到脚踝，然后沿着腿的内侧向上，在肾经和脾

经中间，绕过生殖器，最后到达肋骨边缘止。

凌晨 1 点到 3 点，即丑时，是肝经的值班时间。在这段时间内父母一定要保证孩子的睡眠，以使孩子的肝气畅通。此外，父母还可以在晚上 19 ～ 21 点的时候，帮孩子按摩心包经，因为心包经和肝经属于同名经，此时按摩心包经也能起到刺激肝经的作用。

3. 寅时，肺经当令，多多按摩不咳嗽

肺经是儿童经络中非常重要的一条经脉，它在寅时当令，也就是凌晨 3 ～ 5 点。孩子一旦肺热或肺寒，气机运行就会受阻，身体就会出现不适，最典型的症状就是咳嗽。因此，肺经是主治孩子咳嗽的经络之源，肺经上的穴位都治咳嗽。不过，孩子偶尔的咳嗽是在清除肺部痰浊，以宣畅气机，但久咳伤肺，会破坏肺脏的正常生理结构。这时，作为父母，就需要及时修补孩子受损的肺脏，最便捷的方法就是在肺经当令之时，按摩刺激它。

4. 卯时，大肠经当令宜排便

大肠经值班是在卯时，也就是早晨 5 ～ 7 点之间，这个时候一般也是孩子上厕所排便的时间。因为早晨 5 ～ 7 点之间，天就亮了，也就是天门开了，与天门相对应的是地门，即人的肛门也要开，所以就需要排便。

孩子便秘与大肠经有密切的关系。大肠经有一个很重要的功能，就是生"津"，这个"津"就是一种向外渗透的力量。之所以发生便秘就是津的力量过于强大，把大肠中的液都渗透出去了，里面的宿便就变得干硬，形成便秘。相反，如果津的力量很弱，液积存的过多，孩子就会拉稀。所以当孩子便秘或拉稀时，父母可以在早上 6 ～ 7 点钟帮孩子按摩大肠经。

5. 辰时，胃经当令，必吃早饭

胃经有两条主线和四条分支，是儿童经络中分支最多的一条，主要分布在头面、胸部、腹部和腿外侧靠前的部分。胃经在辰时当令，就是早晨 7 ～ 9 点之间。一般这段时间父母都非常忙碌，赶着送孩子去上学，自己去上班，但是不管怎么忙，一定要吃早饭，也一定要让孩子吃早饭。因为这个时候，太阳升起来了，天地之间的阳气占了主导地位，人的身体也是一样，处于阳盛阴衰之时，应该适当补充一些阴，而食物就属阴。

6. 巳时，脾经当令按摩脾经治流口水

脾经的循行路线是从大脚趾末端开始，沿大趾内侧（脚背与脚掌的分界线），向上沿内踝前边，上至小腿内侧，然后沿小腿内侧的骨头，与肝经相交，在肝经之前循行，上膝股内侧前边，进入腹部，再通过腹部与胸部的间隔，夹食管旁，连舌根，散布舌下。

孩子胃痛、腹胀、大便稀、饭后即吐、流口水等都和脾经不通有关。父母可以从脾经去治，在脾经当令的时候，即上午 9 ～ 11 点，按摩孩子脾经上的几个重点穴位：太白、三阴交、阴陵泉、血海等。

7. 午时，心经当令宜午睡

心经在午时当令，也就是 11 ～ 13 点这段时间，这段时间是上下午更替、阳气与阴

气的转换点。所以说，中午吃完饭后一定要让孩子午睡一会儿。因为我们的身体不可能扰乱天地阴阳的转换，最好还是以静制动、以不变应万变，这样对孩子的身体才有好处。中医讲究顺时养生，不仅是顺应四时，也要顺应一天里的十二个时辰。

8. 未时，小肠经当令

13 ~ 15 点（未时）是小肠经当令的时间，这段时间小肠经最旺，它的工作是先吸收被脾胃腐熟后的食物的精华，然后再进行分配，将水液归于膀胱，糟粕送入大肠，精华输入脾脏。因此中医里说小肠是"受盛之官，化物出焉"。小肠有热的孩子，这时则会咳而排气。小肠经当令时，人体主要是吸收养分，然后重新分配，以供下午的消耗。因此，父母应在 13 点给孩子用餐，而且午饭的营养要丰富，这样小肠才能在功能最旺盛的时候把营养充分吸收和分配。

9. 申时，膀胱经当令宜督促孩子学习

在中医里，膀胱经号称太阳，是很重要的经脉，它从足后跟沿着后小腿、后脊柱正中间的两旁，一直上到脑部，是一条大的经脉。15 ~ 17 点为申时，这是膀胱经当令的时段。

在申时，膀胱经很活跃，它又经过脑部，所以此时气血也很容易上输到脑部，所以此时应该督促孩子学习。古语说"朝而授业，夕而习复"，就是说在这个时候温习早晨学过的功课，效果会很好。如果孩子这个时候出现记忆力减退、后脑疼等现象，就是膀胱经出了问题。

10. 酉时，按摩肾经治心烦

在日常生活中，我们会发现孩子志向远大，他们会憧憬着长大了当科学家、发明家，孩子之所以会有这么大的志向是因为其肾精充足。如果自己的孩子小小年纪就萎靡不振，甘于平凡，那可能是肾经不通，父母要及时帮孩子按摩肾经。

肾经的具体循行路线是：由足的最小趾开始，经足心、内踝、下肢内侧后面、腹部，止于胸部。孩子的肾经如果有问题，生理上通常会出现口干、舌热、咽喉肿痛、心烦、易受惊吓等症状。另外，还有心胸痛、腰、脊、下肢无力或肌肉萎缩麻木、脚底热、痛等症状。每天的 17 ~ 19 点，也就是酉时，是肾经当令的时间，如果孩子有上述症状，父母可以考虑在肾经当令之时，帮孩子按摩肾经。

11. 戌时，按摩劳宫穴帮孩子找回自信

心包经是从心脏的外围开始的，到达腋下三寸处，然后沿着手臂阴面中间的一条线，止于中指。在心包经上有一个很重要的穴位——劳宫穴。这个穴位很好找，让孩子自然握拳，其中指所停留的那个地方就是劳宫穴。

19 ~ 21 点，即戌时，是心包经当令的时间。如果孩子在一些场合觉得紧张，手心出汗、心跳加快、呼吸困难，这时父母不妨帮孩子按按左手的劳宫穴，它可以帮助孩子找回从容自信的感觉。

12. 亥时，敲三焦经防治孩子肥胖

三焦经围着耳朵转了一圈，孩子的耳朵出现疾病通常找它。现在大多数胖人三焦经

是阻塞的，而且这种阻塞的情况通常都在他没有真正肥胖的时候就出现了。由于三焦经阻塞，使得经络中的组织液流动出现了障碍，导致垃圾的堆积，长时间的垃圾堆积最终导致了肥胖。

21～23点（亥时），这段时间是三焦经当令。如果孩子有耳部疾病或者是小胖墩，那么父母不妨在此时帮孩子敲打三焦经。

激发孩子体内的天然大药，用推、拿、揉、捏四手法

经络是隐藏在孩子体内的天然大药，那么父母该如何做，才能让孩子体内的天然大药发挥出应有的功效呢？推、拿、揉、捏！

推、拿、揉、捏是按摩儿童经络穴位的四种常用手法，针对不同情况给孩子施与不同的按摩方式，可以让孩子体内的"大药"更好地发挥作用。

1.推法

推法又包括直推法、旋推法和分推法。所谓直推法，就是用拇指指腹或食指、中指指腹在皮肤上做直线推动；旋推法是用拇指指腹在皮肤上作螺旋形推动；而分推法是用双手拇指指腹在穴位中点向两侧方向推动。

2.拿法

用大拇指和食指、中指，或用大拇指和其余四指对称用力，提拿一定部位和穴位，进行一紧一松的拿捏，称为拿法。

3.揉法

用指端、大鱼际或掌根，在一定部位或穴位上，做顺时针或逆时针方向旋转揉动，即为揉法。

4.捏法

用拇、食、中三手指捏拿肌肤，称为捏法。

在经络按摩中，除了以上四种，还有按法、摩法、掐法等，用指尖、指腹或掌心，直接按压在穴位上，施以压力，按而留之，称为按法。用手掌掌面或食、中、无名指指面在经络治疗部位上，作环形的有节律的摩转，称摩法。掐法是用指甲或牙签刺激穴位，这类手法通常在成年人身上使用，给儿童按摩一般很少用到。

按摩拍打穴位，提高孩子的抗病能力

所谓穴位，就是经络在体表上的一些点。如果说经络像一条驶往脏腑目的地的公共汽车线路的话，穴位就是中间的停靠站点。父母经常帮孩子按摩经络穴位，可以保持孩子各个脏腑功能的平衡、和谐，使气血畅通，从而提高孩子对外来疾病的抵抗力。

经络穴位是孩子身上的财富，只有它们好好工作，孩子才会健康。所以，父母平时要多给孩子做按摩拍打，不要等孩子生病了，再忙着求医问药。

一般来说，给孩子按摩拍打常用的穴位有26个，下面给大家一一列举。

1. 头部的7大名穴：攒竹、坎宫、太阳、人中等

（1）攒竹，也叫天门，位于两眉中间至前发际成一直线。在孩子感冒、发热、头痛、精神不好时，父母可给孩子推攒竹。

（2）坎宫，自眉头起沿向眉梢成一横线。孩子外感发热、惊风、头痛时，父母可帮孩子推坎宫。

（3）太阳穴，位于眉后凹陷处。孩子发热、头痛、惊风、目赤痛时，父母可给孩子揉太阳穴。

（4）人中，位于嘴唇和鼻子中沟上中间点。当孩子出现惊风、昏厥、抽搐（主要用于急救）等症状时，可以掐人中。

（5)迎香穴，位于鼻翼中点旁的鼻唇沟中(约13厘米处)，孩子鼻塞流涕时可揉此穴。

（6）百会，头顶正中线与两耳尖连线的交点。孩子头痛、惊风、遗尿、腹泻等时可揉此穴。

（7）天柱骨，位于颈后发际正中至大椎穴成一直线。推天柱骨，可以帮助孩子改善头痛、呕吐、发热、咽痛等症状。

2. 胸、腹、腰、背部的6大名穴：膻中、中脘、天枢等

（1）膻中，位于胸骨上，两乳头连线的中点。孩子有胸闷、咳喘、呕吐等症状时，父母可帮孩子推膻中。

（2）中脘，位于脐上约10厘米外。摩中脘可以治疗孩子因脾胃失和而致的腹胀、食欲不振等。

（3）天枢，位于脐旁约5厘米外。揉此穴可解决孩子腹胀、便秘、腹泻等问题。

（4）肚角，位于脐下旁开约5厘米外。适应于孩子腹痛、腹泻，常用手法是拿法，此法为抑制各种原因引起的腹痛的要法。

（5）七节骨，位于第四腰椎至尾骨端成一直线。推孩子的七节骨可治腹泻、便秘。

（6）龟尾，位于尾椎骨端。揉龟尾可治孩子腹泻、便秘、遗尿等。

3. 手部的11大名穴：板门、三关、天河水、劳宫等

（1）四横纹，位于掌面食指、中指、无名指、小指第一指间关节横纹处。可治小儿的腹胀、腹痛、气血不畅、消化不良等症。

（2）小横纹，位于掌面、食指、中指、无名指、小指掌指关节横纹处。可治小儿的腹胀、烦躁不安等症。

（3）板门，位于手掌大鱼际平面。可治小儿的食欲不振、呕吐、气喘等症。

（4）内劳宫，位于掌心中，屈指时中指尖所指处。揉内劳宫可治小儿的发热、烦渴、口舌生疮等。

（5）小天心，位于掌根大鱼际与小鱼际交接处。可治小儿的烦躁不安、夜啼、斜视等症。

（6）内八卦，位于手掌面以掌心为圆心，以圆心至中指根横纹约2/3为半径所形成的圆圈，对掌横纹中点为坎，对中指为离，分为乾、坎、艮、震、巽、离、坤、兑八卦。顺运八卦，可治小儿的咳嗽、气喘、呕吐、肠胃不适等症。

（7）外劳宫，位于手背第三、第四掌骨中间凹陷处，与内劳宫相对。可治小儿的头痛、风寒感冒、肠胃不适、咳嗽、气喘等症。

（8）一窝风，位于手背腕横纹正中凹陷处。可治治小儿伤风感冒、肠鸣腹痛等症。

（9）三关，位于前臂靠拇指侧至肘部成一直线。推三关对小儿的病后体虚、伤风感冒有很好的疗效。

（10）天河水，位于前臂正中内侧、腕横纹至肘横纹成一直线。清天河水可治小儿的发热、怕冷、烦躁不安等症。

（11）六腑，位于前臂靠小指侧，由肘尖至腕部。推六腑可治小儿的高热不退、大便干结、喉咙痛等症。

4.脚部的2大名穴：足三里和涌泉

（1）足三里，位于肢膝眼下三寸约7.5厘米外，两筋间。可治小儿的消化不良、呕吐等。

（2）涌泉，位于足掌心前1/3处。可治小儿的发热、夜啼、烦躁、肠胃不适等。

 养生百宝箱

生活中，对于任何一种身体外伤，我们本能的反应就是去按揉拍打疼痛的地方，这就说明按摩是人类使用的一种重要的康复技术。对孩子而言，按摩拍打不仅能提高他们的免疫力、增强食欲、促进生长发育、保护视力，生病时，父母给孩子正确的按摩拍打，还可以增强孩子自我康复的能力。

按摩拍打的疗效独特而神奇，但这一切都建立在恰当、正确的基础之上。为此，建议父母在给孩子按摩时先掌握以下六点：

（1）孩子身体状况正常时，在两餐之间，既不疲劳也不饥饿的时候是给孩子按摩拍打的最佳时间。如果孩子生病了，家长应在孩子不哭不闹、情绪稳定的时候进行按摩拍打，在孩子哭闹之时，则要先安抚好孩子的情绪，再进行按摩。

（2）父母在为孩子进行按摩拍打时，如果是按腹、揉臂或拍打腹部、臂部时，千万不能在饭后马上进行，以免引起孩子吐奶，或腹部不适。

（3）孩子皮肤娇嫩，父母按摩拍打的力道要轻，即使不断重复揉擦拍打孩子的穴位，不要抓破皮肤。尤其在夏季，孩子哭闹、皮肤有汗时，更应注意手法的轻重快慢。

（4）给孩子按摩拍打时，要使用油膏或爽身粉等介质，以防按摩拍打时皮肤破损，也可用葱蒜捣汁来散寒解毒，通经助阳。

（5）如果给刚出生的孩子按摩拍打，而家中还有其他孩子，父母绝不可以因为新宝宝的诞生而忽视他们。通常小孩子是非常乐于"帮助"进行按摩拍打的，所以家长不妨让你的孩子们也加入到按摩拍打新宝宝的行列，这样既不会让孩子感到一种被忽略或抛弃的感觉，还能让新宝宝从中受益。

（6）给孩子按摩拍打，关键在于循序渐进，持之以恒，如果做到了这些，孩子一定能健康成长。

不同体质的孩子有不同的按摩方法

给孩子进行保健按摩时要注意，不同体质的孩子应该有不同的按摩方法。

1. 虚型

这种类型的孩子易患贫血和呼吸道感染。此外，面部发黄、少气懒言、神疲乏力、不爱活动、汗多、饭量小、大便溏软是这种类型的孩子的典型症状。给这类孩子常用的按摩手法是推法，具体来说，就是在孩子的5个手指面分别按顺时针方向旋转推动，以补其五脏。

2. 湿型

一般来说，这种类型的孩子特别喜欢吃肥甘厚腻的食物，形体多肥胖，动作迟缓，大便溏稀。所以父母要让他们多食扁豆、海带、白萝卜、鲫鱼、冬瓜、橙子等有健脾、祛湿、化痰功效的食物。按摩手法上要用捏法和推法，具体来说就是每天捏脊5次，推板门200次。

3. 寒型

此类孩子身体和手脚冰凉，面色苍白，不爱活动，吃饭不香，食生冷食物容易腹泻，大便溏稀。父母应每天给孩子捏脊5次，按揉内劳宫100次。对这类孩子饮食调养的原则是温养胃脾，宜多食辛甘温之品，如羊肉、鸽肉、牛肉、鸡肉、核桃、龙眼等，忌食寒凉之品，如冰冻饮料、西瓜、冬瓜等。

4. 热型

这类孩子的典型症状是形体壮实，面赤唇红，喜欢凉的东西，口渴时常爱喝凉水，烦躁易怒，贪吃，大便秘结。这类孩子易患咽喉炎，外感后易高热。平时给孩子清天河水，天河水在孩子前臂内侧正中线，自腕至肘呈一直线，父母用食、中二指沿那条线从孩子的腕推向肘，每次推200次。饮食调养的原则是以清热为主，宜多食甘淡寒凉的食物，如苦瓜、冬瓜、西瓜等。

5. 健康型

这类孩子身体壮实，面色红润，精神饱满，吃饭香，大小便正常。饮食调养的原则是平补阴阳，营养均衡。这样就能使孩子继续保持健康。

总之，父母要根据孩子的体质施与不同的按摩手法，让孩子能更加健康地成长。

改善孩子体质可用摩腹和捏脊

生活中，经常遇到这样的情况：两个孩子吃了同样的东西，一个生病，而另一个却没事。之所以出现这种情况，是因为孩子体质有差异，作为父母，首先要增强孩子的体质。

中医认为，"脾胃为后天之本""百病生于气"，要提高小儿防病抗病能力，就需重视调理气机和脾胃功能。而摩腹和捏脊便可以调理脏腑，改善小儿消化功能，大大提高孩子的体质。

1. 摩腹

摩腹起源于唐代孙思邈的养生之道，他在《千金要方》中说："摩腹数百遍，可以无百病。"摩腹，实际上就是对肚脐的一种按摩。肚脐附近的"丹田"，是人体的发动机，是一身元气之本。经常给孩子按摩肚脐，能刺激孩子的肝肾经气，达到祛病的目的。

【具体方法】

在孩子进食30分钟后开始摩腹，顺时针进行，注意力量一定要轻柔，稍微带动皮肤就可以了。速度不要太快，每分钟30圈就可以了。但要注意的是，孩子腹泻时就要改变摩腹的方向。

2. 捏脊

孩子的身心健康、生长发育是父母最关心的问题。捏脊是促进孩子生长发育、防治多种疾病的妙法。

【具体方法】

龟尾穴开始边捻动边向上走至大椎穴止。

孩子取俯卧位，父母用双手的拇指、中指和食指指腹捏起脊柱上面的皮肤，轻轻提起，从龟尾穴开始，边捻动边向上走，至大椎穴止。从下向上做，单方向进行，一般捏3～5遍，以皮肤微微发红为度。

捏脊能很好地调节脏腑的生理功能，特别是对胃肠功能有很好的调节作用，可提高孩子抵抗疾病的能力。但给孩子捏脊时一定要注意以下几点：

（1）应沿直线捏，不要歪斜。

（2）捏拿肌肤松紧要适宜。

（3）应避免肌肤从手指间滑脱。

坚持给孩子做摩腹和捏脊，一段时间后，你就会发现孩子胃口好了，身体也变得强壮起来。

捏三提一，有效治疗孩子的厌食症

厌食是大多数孩子的"通病"，父母应耐心对待。然而现在不少年轻的父母在孩子不愿吃饭时，就吹胡子瞪眼，把饭菜在孩子面前一放，凶神恶煞般地命令孩子必须在一定时间内吃完，否则休想吃别的东西，然后像监工一样守在旁边。结果出现两种不愉快的情况：一种是孩子说什么也不愿吃饭，另一种是孩子含着泪水，委屈咽下饭菜。其实，有一点家长忽视了，在吃饭方面的"斗争"中，孩子比家长更富有持久性。

纠正儿童厌食，家长应有充分的思想准备，要经过一个过程，有计划地分步实施。

家长应弄清孩子厌食的原因，若确实是食欲不佳，应通过变换口味鼓励孩子适当进食，经过一两顿调整后，孩子的胃口会逐渐恢复。若是孩子习惯问题，家长更应有足够的耐心去纠正，就餐时不宜过分催促，更不能责骂。若孩子的厌食是因为脾出现问题，那这个时候每天给孩子"捏三提一"就可以了。

"捏三提一"是捏脊的一种，从龟尾穴开始，用双手的拇、中、食三指捏起脊柱上面的皮肤，边捻动边向上走，至大椎穴止。捏脊时，捏三下，向上提一次，称为"捏三提一"。

【具体方法】

让孩子俯卧在床上或大人的大腿上，脱去上衣，暴露整个背部。对从未进行过捏脊的孩子，建议家长先按摩孩子背部，使孩子适应一下，肌肉达到放松状态，当孩子感觉舒适时即可进行捏脊。捏脊时沿脊椎两旁二指处，用两手食指和拇指从尾骶骨（长强穴）开始，将皮肤轻轻捏起，然后将皮肤慢慢地向前捏拿。就这样一边捏一边拿，一直推到颈下最高的脊椎部位（即大椎穴）算作一遍。由下而上连续捏拿 3～5 遍，此才算一次。第二或第三遍时，每捏三下必须将皮肤向斜上方提起一下。如提法得当，可在第二至第五腰椎处听到轻微的响声。推捏最后，再用双手拇指在腰部两侧的肾俞穴（在第二、三腰椎棘突之间旁开 1.5 寸）上揉按一会儿。此法最好在晨起进行，每日一次。

捏脊可以改善孩子的体质，增强孩子的脾胃功能，加快胃肠蠕动，促进消化吸收，可以很好地纠正孩子厌食。但要注意的是，每天对厌食的孩子做一次"捏三提一"的捏脊法就行了，不宜多做。因为捏脊本来就可以很好地改善孩子的脾胃功能，而且见效较快，但是做多了刺激量太大，就会起反作用。

此外，纠正孩子厌食，父母切忌与孩子讨价还价，不要以送礼物等形式作为交换条件，否则会引起更难纠正的新问题。

孩子假性近视不用愁，每天多揉三穴

排除遗传近视的原因，大部分的近视原因都是因为孩子不注意用眼卫生，比如灯光照明不良、坐姿不良、常躺着看书、在颠簸的车上读报、课程负担过重、印刷品质量太差、看电视时间过长或距离太近等，也可能因为营养不良、微量元素的缺乏、龋齿等因素造成近视，这些都是近年来近视率不断上升的"罪魁祸首"。

由眼的调节器官痉挛所引起的近视，称假性近视。假性近视一般不需要配戴眼镜。经过及时治疗和注意保护，使睫状肌放松，视力可以恢复正常。但是，如果在假性近视阶段不引起重视，继续发展下去，就会变成真性近视，就必须用配戴眼镜来矫治。

所以，当孩子刚开始出现视力下降的症状时，家长们首先要做的是帮助孩子矫正假性近视，而不是急于给孩子配眼镜。手穴疗法治疗假性近视效果较好，具有养血安神、明目定志、消除痉挛的作用。

这种方法主要是通过按摩或针刺手部特定穴位，经感觉神经传导至内脏和大脑等器官，以达到防治疾病的独特疗法。双手一年四季暴露在外，取穴、按摩或针刺不受季节条件限制，具有方便、灵活的优势。针刺手部穴位治疗假性近视，较为疼痛，有的人不易接受；而采用手穴按摩，基本无痛苦，刺激却能传导到眼部和肝脏，具有标本兼治、见效快的特点，且人人能做，方便适宜。针对假性近视，人们常采用以下手法来治疗。

【具体方法】

（1）先找到治疗假性近视的有效穴位：掌面无名指第一、二节指骨间关节处的肝穴，掌面手心附近、心包区内的劳宫穴，以及手背侧小指走向下行的腕骨穴。

（2）当过度用眼而导致视力下降时，可轻缓地揉压这三个穴位，每日早、中、晚三次，每次连续揉压108下，最后一下按压10秒左右。

（3）在实践中，遇到"眼睛感觉特别舒服"的时候，要稍加精心揉压、细细体会。

总之，只要坚持不懈，视力就会慢慢得到恢复。

孩子夜啼不用愁，揉揉按按解烦忧

不少孩子白天好好的，可是一到晚上就烦躁不安，哭闹不止。这就是夜啼的症状，多见于3个月以内的幼小婴儿，小孩子夜啼一般有以下几种情况：

1. 生理性哭闹

孩子的尿布湿了、裹得太紧、饥饿、口渴、室内温度不合适、被褥太厚等，都会使小儿感觉不舒服而哭闹。对于这种情况，父母只要及时消除不良刺激，孩子很快就会安静入睡。此外，有的孩子每到夜间要睡觉时就会哭闹不止，这时父母若能耐心哄其睡觉，孩子很快就会安然入睡。

2. 环境不适应

有些孩子对自然环境不适应，黑夜、白天颠倒。父母白天上班他睡觉，父母晚上休息他"工作"。若将孩子抱起和他玩，哭闹即止。对于这类孩子，父母应该把休息睡眠时间调整过来，必要时请医生做些指导。

3. 白天运动不足

有的孩子白天运动不足，夜间不肯入睡，哭闹不止。对这样的孩子白天应增加活动量，因为疲惫晚上自然能安静入睡。

4. 午睡时间安排不当

有的孩子早晨睡懒觉，到了午后2～3点才睡午觉，或者午睡时间过早，以致晚上提前入睡，半夜睡醒，没有人陪着玩就哭闹。对于这样的孩子早晨可以早些将其唤醒，将其午睡时间进行适当调整。

5. 身体不适

有些脾虚、心热型孩子经常会在夜间哭闹，父母要知道孩子啼哭的原因，并学会相应的按摩手法。

如果是由身体不适引起的，父母可以对孩子施行一点按摩手法，能有效止住孩子夜啼的症状。

【具体方法】

（1）补脾经、清心经、清肝经各 200 次。

（2）孩子取仰卧位，父母用掌心顺时针摩腹、揉脐各 3 分钟。

（3）按揉足三里穴 1 分钟。

此外，根据孩子夜啼症状的不同，父母要采取不同的按摩治疗方：

1. 脾虚型

脾虚型孩子的表现症状为夜间啼哭、啼哭声弱、腹痛喜按、四肢欠温、食少便溏、面色青白、唇舌淡白、舌苔薄白等。

【具体方法】

（1）揉板门 300 次，推三关 50 次。

（2）掐揉四横纹 10 次。

（3）摩中脘穴 3 分钟。

2. 心热型

心热型孩子的表现症状为夜间啼哭、哭声响亮、面红目赤、烦躁不安、怕见灯光、大便干、小便黄、舌尖红、苔白等。

【具体方法】

（1）清天河水，推六腑各 200 次。

（2）清小肠 300 次。

3. 惊恐型

惊恐型孩子的表现症状为夜间啼哭、声惨而紧、面色泛青、心神不安、时睡时醒、舌苔多等。

【具体方法】

（1）按揉神门、百会穴各 1 分钟。

（2）揉小天心 100 次，掐威灵 5 次。

（3）掐心经、肝经各 50 次。

4. 食积型

食积型孩子的表现症状为夜间啼哭、睡眠不安、厌食吐乳、腹胀拒按、大便酸臭、舌苔厚腻等。

【具体方法】

（1）揉板门、运内八卦各 100 次。

（2）清大肠 300 次。

（3）揉中脘 3 分钟。

推七节骨，让孩子夜里不再"画地图"

一般来说，两周岁以下的孩子容易出现尿床现象，两周岁以上的孩子尿床的情况就逐渐减少了。但如果如果孩子过了五周岁，晚上还要尿床，就是遗尿，引起遗尿现象的原因有以下三种：

（1）睡眠过深。遗尿的儿童晚上都睡得很深。由于睡得太深，以致大脑不能接受来自膀胱的尿意，因而发生遗尿。

（2）心理因素。亲人突然死亡或受伤、父母吵架或离异、母子长期分离、黑夜恐惧受惊等原因均可导致孩子遗尿。

（3）脾胃虚弱。孩子脾胃虚弱，功能紊乱，导致膀胱气化功能失调，从而引起遗尿。

针对遗尿这种情况，父母可采取以下治疗方法：

（1）帮助孩子建立合理的作息时间。不让孩子白天玩得太累，中午睡1～2个小时，晚饭少喝汤水，睡前让孩子小便一次，夜间可叫醒两次，让孩子起来小便。坚持一段时间，形成条件反射，也就养成了习惯。

（2）解除孩子的精神负担。一般来说，孩子3岁以后就开始懂事了，父母应该对孩子劝说、安慰，使孩子知道这是暂时性的功能失调，可以治愈，从而解除精神负担，建立治愈的信心。

（3）如果是脾胃虚弱引起的遗尿，父母就要从健小孩的脾胃做起，前面提到的摩腹和捏脊均有健脾胃的功效。父母还可以用食指和中指自上而下推孩子的七节骨，这也可以有效治愈孩子遗尿。

总之，父母在对待尿床这个问题上不要过多地对孩子斥责、打骂，而应给予体贴和帮助，帮助他逐步学会控制身体，最终解决尿床问题。

小儿流口水，拍打经穴来根治

流口水，也叫流涎，经常发生在3岁以下的孩子身上。刚出生的宝宝是不会流口水的，因为他们的唾液腺不发达，分泌的唾液较少，宝宝嘴里没有多余的唾液流出，加上此时宝宝的主食是奶，对唾液腺的刺激不大。

宝宝流口水常发生于断奶前后。婴儿长到六个月以后，身体各器官明显地发生变化，此时婴儿所需营养已不能局限于母乳，要逐步用米糊、菜泥等营养丰富、容易消化的辅食品来补充。有些母亲用母乳喂养孩子到15个月以上才断奶，断奶后再喂辅食，这样的孩子脾胃就比较虚弱，容易发生消化不良，这时候小儿流涎发生率最高。

此外，宝宝长牙或患口腔黏膜炎症时，也特别容易流口水。因此父母应注意观察宝宝的表现，找出流涎原因，如果是因长牙或口腔黏膜炎症引起的流涎，父母可不必太担心。如果孩子经常流口水，父母就要注意了。

中医认为经常流涎，易耗伤孩子的津液，孩子常因先天不足、后天失调、脾胃虚弱而发病。如果父母给孩子补脾经、肺经、肾经各300次，推三关300次，摩腹3分钟，捏脊3～5遍，效果会很好。

在给孩子按摩的同时，父母还要注意从饮食上给孩子加以调整。下面两款食疗方对治疗孩子流涎效果很不错。

1. 赤小豆鲫鱼汤

【材料】赤小豆100克，鲜鲤鱼1条约500克。

【做法】将赤小豆煮烂取汤汁，将鲤鱼洗净去内脏，与赤豆汤汁同煮，放黄酒少许，用文火煮1小时。取汤汁分3次喂服，空腹服，连服7日。

2. 米仁山楂汤

【材料】米仁100克，生山楂20克（鲜的更好），水650毫升。

【做法】文火煮1小时，浓缩汤汁分3次服食（1日），空腹服，连服7日。

治疗小儿咳嗽，多多拍揉这些穴位

小儿脏腑娇嫩，因此极易受到外感、内伤等的侵袭而使肺脏受伤，时常引发咳嗽症状。而孩子咳嗽总好不了，做父母的不免揪心，但医学上尚未研发出治疗咳嗽的一吃就灵的特效药，于是常常会很心疼。这时，父母不妨学习一套经络拍打法，自己在家就可以治好孩子的咳嗽。

一般来说，孩子咳嗽分为外感咳嗽和内感咳嗽，它们的症状不同，所使用的经络拍打方法也有所不同。

1. 外感咳嗽

主要症状有咳嗽有痰、鼻塞、流涕、恶寒、头痛。若为风寒者，兼见痰、涕清色白，恶寒重而无汗。若为风热者兼见痰涕黄稠、汗出、口渴、咽痛、发热。

【具体手法】

治疗应健脾宣肺，止咳化痰。

（1）推坎宫：眉收至两眉梢成一横线为坎宫穴。操作时，术者用两拇指自眉心向两侧眉梢做分推，30～50次。有疏风解表、醒脑明目的作用，常用于治疗外感发热、头痛等。

（2）下推膻中：膻中穴位于两乳头连线中点，胸骨正中线上，平第四肋间隙。操作时，术者用食指、中指自胸骨切迹向下推至剑突50～100次。具有宽胸理气、止咳化痰的功效，适用于治疗呕吐、咳嗽、呃逆、嗳气等疾病。

（3）揉乳根：操作时，术者以拇指螺纹面按揉两侧乳根穴各30～50次。具有宣肺理气、止咳化痰的功效，适用于治疗咳嗽、胸闷、哮喘等疾病。

（4）揉肺俞：肺俞穴位于第三胸椎棘突下，督脉身柱穴旁开1.5寸。操作时，于两侧的肺俞穴上按揉50次左右。具有益气补肺、止咳化痰的功效，能调肺气，补虚损，止咳嗽，适用于一切呼吸系统疾病。

（5）揉丰隆：丰隆穴位于外踝尖上8寸，胫骨前缘外侧，胫腓骨之间。操作时，揉50次左右。具有和胃气、化痰湿的功效，适用于治疗痰涎壅盛、咳嗽气喘等病症。

若是风寒者可加推三关，风热者可加清天河水，痰多者可加揉小横纹。

2. 内伤咳嗽

主要症状有久咳不愈、身微热、干咳少痰，或咳嗽痰多、食欲不振、神疲乏力、形体消瘦。

【具体手法】

治疗应健脾养肺，止咳化痰。

（1）补肺经：肺经穴位于无名指末节螺纹面。操作时，术者以拇指螺纹面旋推患儿此穴100～300次。具有补肺气的功效，可治虚性咳喘、自汗、盗汗等症，常与补脾土合用。

（2）运内八卦：内八卦位于手掌面，以掌心为圆心，从圆心至中指根横纹2/3为半径，所作圆周。操作时，术者以拇指顺圆周推动，100～500次。具有宽胸理气、止咳化痰、行滞消食的功效，主要用于治疗痰结咳嗽、乳食内伤等病症。

（3）揉乳根、乳旁：乳旁穴位于乳头外旁开0.2寸。揉两侧此穴30～50次。能宽胸理气、止咳化痰，可治胸闷、咳嗽、痰鸣、呕吐等症。

（4）揉中脘：中脘穴位于前正中线，脐上4寸。操作时，患儿仰卧，术者以掌根揉此穴100～200次。具有健脾和胃、消食和中的功效，可治脾胃升降失调所致诸症，如呃逆、胃痛、腹胀等。

久咳体虚可加用推三关、捏脊，痰吐不利可加用揉丰隆。

此外，父母还应注意多给孩子吃清淡的食物，切忌喂食一切寒凉、甜酸的食物或是鱼、海鲜等发物，以免加重咳嗽症状。

治疗小儿秋季腹泻，捏捏他的脊部经络

每到天气转凉的季节，比如夏天转秋天、秋天转冬天的时节，许多孩子都会因受凉而引发小儿腹泻。一经检查，就会发现，此时的小儿腹泻多由轮状病毒引起，其临床多表现为：大便次数较多，每日五六次，甚则十几次，大便呈蛋花汤样便，或水样便，或溏稀便，或夹黏液。小儿腹泻严重者，常因大量水样便而出现脱水情况，治疗不及时，亦可出现死亡。

中医认为，小儿腹泻是脾胃功能失调或外感时邪所致，这是因为孩子的脾胃很脆弱，承受不住一点侵害，所以很容易腹泻。临床可分为伤食泻、惊吓泻、风寒泻、湿热泻和脾虚泻，小儿秋季腹泻以脾虚泻最为多见。

中医采用推拿捏脊疗法治疗小儿秋季腹泻时，可酌情选用补脾土、揉板门、揉外劳、运内八卦、揉脐、摩腹、按揉足三里等推拿手法，捏脊疗法中运用推拿的推、捻、捏、提、按、抹等手法，配合其他推拿手法与穴位，治疗小儿秋季腹泻有较好的疗效。

【具体方法】

补脾土：脾土穴在拇指桡侧边缘，医者用左手食、拇指捏住小儿大拇指，用右手指腹循小儿拇指桡侧边缘向掌根方向直推。

揉板门：板门穴在手掌大鱼际平面，医者用右手拇指指腹旋揉小儿手掌大鱼际。

揉外劳：外劳宫穴在小儿手掌背正中，医者用右手食指腹按揉小儿手掌背中心的外劳宫穴。

运内八卦：内八卦穴在手掌面，以掌心为圆心，从圆心至中指根横纹约 2/3 处为半径做圆，内八卦穴为一圆圈。医者用左手捏住小儿手指，用右手拇指在小儿掌心做圆圈运动。

揉脐：脐即肚脐，医者用中指指腹或掌根揉之。

摩腹：腹指小儿腹部，医者用四指指腹或全掌放在小儿腹部做圆周运动。

按揉足三里：足三里穴在膝下三寸外侧一寸，医者用拇指或中指指腹在足三里穴做按揉。

捏脊：捏脊时，主要将手法作用于小儿后背的脊柱及两侧，脊柱属中医督脉，主一身之阳，捏脊可调理阴阳，健脾补肾。操作时，医者以双手食指轻抵脊柱下方长强穴，向上推至脊柱颈部的大椎穴。同时双手拇指交替在脊柱上做按、捏等动作，共做六遍。第五遍时，在脾俞、胃俞、膈俞做提捏手法。六遍结束后，用两手拇指在小儿的肾俞穴轻抹三下即可。捏脊疗法在每日晨起或上午操作效果最佳。

因为小儿腹泻时损耗了身体大量水分，因此父母要注意为小儿补充水分，可用口服补液盐给孩子冲水喝，还要忌一切寒凉、厚味的食物，更要忌暴饮暴食。父母最好能带领孩子参加适当的体育锻炼，帮助孩子增强体质，以抵抗病毒的侵袭。

孩子生了鹅口疮，试着揉揉这些经穴

鹅口疮又名"白口糊"，是由白色念珠菌感染引起的。鹅口疮主要发生于长期腹泻、营养不良、长期或反复使用广谱抗生素的婴幼儿。也可经消毒不严被污染的食具如奶瓶、奶嘴感染而得病。临床表现为口腔黏膜附着一片片白色乳凝状物，可见于颊黏膜、舌面及上颌等处，有时可蔓延至咽部，不易擦掉，强行揩去，容易出血。如病变累及食道、气管、支气管、肺泡时，会出现吞咽困难、恶心呕吐、咳嗽、呼吸困难、声音嘶哑等症状。

中医认为，脾开窍于口，口部的疾病多由脾功能失调引起。所以孩子得了鹅口疮，父母可以给孩子清天河水 300 次，推六腑 300 次，清肝经 300 次，清心经 300 次，清胃经 50 次，揉板门 50 次。然后，从横纹推向板门 20 次，按揉大椎穴 1 分钟。这也是治疗孩子鹅口疮的常用手法。

如果孩子有如下症状：口腔黏膜布满白屑，白屑周围红晕较甚，伴心烦口渴、面赤、口臭、大便干结、小便短赤、舌尖红、苔黄，则说明孩子心脾郁热，按摩时要用常用手法加清脾经 200 次，清心经加至 500 次，推下七节骨 300 次，按揉心俞、脾俞各 1 分钟。

如果孩子有如下症状：口腔黏膜布满白屑，周围红晕色淡，伴面色白、身体瘦弱、四肢欠温、口唇色淡、大便溏薄、小便清长、舌质淡、苔白腻，则是脾虚湿盛，按摩时要用常用手法加摩中脘5分钟，补脾经300次，揉板门加至100次，按揉脾俞、胃俞穴各1分钟，按揉足三里穴1分钟。

此外，父母还要注意孩子的口腔卫生，喂母乳的妈妈，喂奶前把乳头擦洗干净，食具应严格消毒。多让孩子饮水，不要给其食用过冷、过热及过硬的食物，以减轻对口腔黏膜的刺激。

小儿发热别着急，拍揉经络祛邪火

小儿发热是婴幼儿十分常见的一种症状，许多小儿疾病在一开始时就表现为发热。发热是机体的一种防卫反应，它可使单核吞噬细胞系统吞噬功能、白细胞内酶活力和肝脏解毒功能增强，从而有利于疾病的恢复。因此，对小儿发热不能单纯地着眼于退热，而应该积极寻找小儿发热的原因，治疗原发病。

中医认为，小儿发热的原因主要是由于感受外邪，邪郁卫表，邪正相争所致。治疗小儿外感发热，一般多采用清肺经、揉太阳、清天河水、推脊等推拿方法。

肺经位于无名指末节，推拿时采用清法，即由手指末端向指根方向直推，连续200～300次；太阳穴位于眉梢后凹陷处，推拿时采用揉法，即以双手中指端按揉此穴，连续30～50次；天河水位于上肢前臂正中，推拿时用食指和中指，由腕部直推向肘，连续100～200次；推脊是指用食指和中指在脊柱自上而下直推，连续100～200次。通过这些手法，可以疏通经络，清热解表，从而达到退热目的。

对小儿长期低热，中医认为是由于久病伤阴而产生的虚热。治疗可采用揉内劳宫、清天河水、按揉足三里、推涌泉等推拿方法。内劳宫位于手掌心，推拿时采用揉法，连续100～200次；清天河水方法同上；足三里穴位于下肢胫骨前嵴稍外处，推拿时用拇指端在该穴按揉，连续50～100次；涌泉穴位于足掌心前正中，推拿时用拇指向足趾方向直推，连续50～100次。通过这些推拿方法，可以调节脏腑功能，引热下行，清退虚热。

推拿方法简便，患儿没有痛苦，没有任何副作用，家长可以自己操作。在小儿发热时，建议家长不妨试一试。

远离噎食威胁，做孩子最好的急救师

孩子发生噎食时，不少家长首先会想到去医院，殊不知，如果噎食造成窒息，四分钟内不解决往往会因严重缺氧、心跳停止而死亡。因此，家长掌握急救方法，第一时间进行急救更有效。

1.3岁以内的婴幼儿发生噎食时

【具体方法】

（1）拍击背部5次

把宝宝脸朝下放在你的一只胳膊上，保持宝宝的头低于他的身体，用手指支撑宝宝的下颌，用掌根部连续拍击宝宝的背部中央 5 次。检查宝宝的嘴，取出食物。

（2）按压胸部 5 次

如果拍击背部失败，就要把宝宝转过来，头部依旧保持低位。把两个手指放在胸骨上，恰好位于乳头之间的虚线下，向上按压 5 次。

2. 3 岁以上的孩子发生噎食时

【具体方法】

（1）拍击背部 5 次

让孩子向前倾斜，用掌根部连续拍击孩子肩胛骨之间的部位 5 次。如果孩子比较小，可以让他坐在你的大腿上，保持头低于身体的位置，拍击他的背部。检查孩子的嘴，取出食物。

（2）按压胸部 5 次

如果呼吸道依旧堵塞，就用一只拳头抵在孩子的胸骨下半部，用另外一只手握住拳头，用力向内向上推压。每间隔 3 秒钟推压一次，一共重复 5 次。检查孩子的嘴，取出食物。

（3）按压腹部 5 次

如果孩子依旧无法呼吸，握紧拳头抵在孩子的上腹部中央，用另外一只手握住拳头，用力向内向上按压 5 次。检查孩子的嘴，取出食物。

（4）重复以上 3 个步骤的动作

如果腹部按压也失败了，就要重复背部拍击、胸部按压和腹部按压 3 次，并立刻叫急救，一直重复这个循环动作直到救护车到达。

第二章　天天用点拉筋拍打法，女人健康少烦恼

解决妇科问题，从拉筋开始

中医认为，任何疾病的治疗着重在调整全身功能，临证时必须运用四诊八纲认真地进行辨证分析，分清脏、腑、气、血、寒、热、虚、实，然后确定治疗原则。治疗妇科疾病时要注意，妇女以血为主，血赖气行，脏腑是气血生化之源。由于妇女生理上数伤于血，以致气分偏盛，性情易于波动，常影响于肝；饮食失调，忧思劳倦，易伤脾胃；素禀不足，早婚多产，房事不节，常损伤肾气。因此，脏腑功能失常，气血失调，便引发诸多妇科疾病。

找一张人体解剖图来仔细看，你就会发现人体的五脏六腑等内脏器官都挂在脊椎上，而脊椎的任何一节出现筋缩或者错位，与其相应的脏腑就会出问题，身体相应部位就会出现酸、痛、麻、胀等不适症状。如果从中医经络图上看，脊椎骨正中是督脉，其两侧是膀胱经，从上到下分布着脏腑俞穴，如肺俞、心俞、肝俞、胃俞、脾俞、肾俞、膀胱

俞等，如果督脉和膀胱经上的某部分出问题，与此关联的脏腑就会出问题，反之亦然。十二筋经的走向与十二经络走向相同，凡筋缩和错位之处则相应经络也不通，所以用拉筋法治疗筋缩和错位完全符合中医理论。

由此可知，拉筋法治疗妇科病并非空穴来风，而是卓有成效的保健方法。从医学的角度来看，妇科病患者的问题主要出自腰椎、骶椎的筋缩及错位，一旦错位，则与其关联的心、肾、肝、脾四条经络受阻，相应的子宫、卵巢、膀胱等生殖和泌尿系统也会有问题。如果患者每天拉筋二十分钟，令骶椎、腰椎乃至盆腔区的筋被拉松、错位的骨节复位，则被堵的经络自然打通，相应病症就会减缓或消失。

但要注意是，对于轻微的不适症状，人们可在家里或办公室通过练习一些拉筋保健方法来缓解、治疗，但对于一些错位严重的筋伤症状，则要找受过专门正骨培训的人复位，并配合相应的饮食治疗。

经期头痛按摩三穴补充气血

经前期出现头痛，为经前期紧张综合征的症状之一。经前期紧张综合征的常见表现有——头痛、乳房胀痛、手足或面部水肿、注意力不集中、精神紧张、情绪不稳，重者有腹胀、恶心或呕吐等症状。症状可在经前 7 ~ 14 天开始出现，经前 2 ~ 3 天加重，经期内症状明显减轻或消失。经期出现头痛的原因是气血亏虚、经络不畅，因为本身体质较差，经前或经后气血会更虚，头脑营养跟不上，所以就会出现头痛。可见，要想避免经期头痛，最根本的办法就是补充气血。而补充气血最好是按揉足三里、太阳穴和印堂。

足三里是阳明胃经的合穴，其矛头直指头痛，只要每天坚持按揉足三里就能达到制止头痛的目的。除了按揉足三里，还要按揉太阳穴和印堂部位。

建议你每天早上 7 ~ 9 点按揉或艾灸两侧足三里 3 分钟。月经前 7 天开始，分别推前额，按揉太阳穴和印堂 2 分钟，直至月经结束，在这段时间内最好不要吃生冷食物。

中医认为，公鸡、螃蟹、虾等食物能动风而使肝阳上亢加剧头痛发作，所以饮食要力求清淡、新鲜，避免辛辣、刺激之物，学会控制自己的情绪，保证充足的睡眠，防止过度劳累，这对预防该病的发作有重要作用。

此外，要防止经期头痛，就要避免吃含奶酪丰富的食品，如牛奶、冰激凌、腌制的肉类，以及咖啡、巧克力等，因为这些食物均能诱发头痛，还要避免过度运动或劳累，以防经血过多、经期延长或闭经。

善用拍打法，女人闭经不再是难题

月经，又称月经周期，是每个女人都会遇到的问题，是性成熟女子的一种正常的生理现象，因多数人是每月出现 1 次而称为月经，它是指有规律的、周期性的子宫出血。但若女子年龄超过 18 岁，仍无月经来潮（除暗经外）；或已形成月经周期而又中断达 3

个月以上者（妊娠或哺乳期除外），则是患上了闭经。主要表现为形体瘦弱、面色苍白、头昏目眩、精神疲倦、腹部硬满胀痛、大便干燥、忧郁恼怒等。

中医将闭经称为经闭，多由先天不足，体弱多病，或多产房劳，肾气不足，精亏血少；大病、久病、产后失血，或脾虚生化不足，冲任血少；情态失调，精神过度紧张，或受刺激，气血不畅；肥胖之人，多痰多湿，痰湿阻滞冲任等引起。现代女性由于生活、工作压力过大等，也可引起月经不调，甚至闭经。

女性在闭经后，千万不要紧张，只要每天坚持按揉关元、气海、三阴交、足三里、血海等穴位就可以把病治好了。

【具体方法】

1. 病人仰卧位

（1）点按关元、气海、三阴交、足三里、血海，每穴约1分钟。

（2）摩法。医者两手掌指相叠，以肚脐为中心，沿着升、横、降结肠，按顺时针方向按摩5分钟，以腹部有热感为宜。

（3）拿提法。医者两手掌指着力，分别置于腹部两侧，自上而下、自外向内沿任脉将腹部肌肉挤起，然后两手交叉扣拢拿提，反复施术7次。

2. 病人俯卧位

（1）点按肝俞、肾俞、膈俞、胃俞，每穴约5分钟。

（2）推揉法。医者两手指掌分别置于背、腰骶部膀胱经和督脉上，边推边揉反复施术3分钟。

（3）擦法。医者两手交替进行，一手全掌着力置于腰骶部及八髎穴处，反复擦摩至皮肤微红、有热感为宜。

经穴按摩治疗功能失调引起的闭经，效果尚佳，但必须与早期妊娠鉴别。

需要注意的是，如果患者是由严重贫血、肾炎、心脏病、子宫发育不全、肿瘤等引起的闭经，则不宜采取以上手法治疗，而应咨询专业医师进行相应的专业治疗。

多多拍打带脉，不再烦恼带下病

一般来说，女性自身的泌雌性激素会分泌白带滋润阴道，正常的白带应该是透明、色微白、无异味，一般在月经结束后的量比较大，且不会使女性产生任何不适的感觉。但如果女性阴道分泌物明显增多，色黄、气味腥臭，则是白带异常的表现，极可能患上了带下病。带下病是女性健康的"晴雨表"，如不及时治疗会引发多种妇科炎症，如盆腔炎、宫颈炎、附件炎、子宫内膜炎等。

中医认为，带下病多是由饮食不节，劳倦过度，或忧思气结，损伤脾气，或房事不节，年老久病，损伤肾气，脾肾不能运化水湿，带脉失约，以及恣食厚味酿生湿热，或情志不畅、肝郁脾虚，湿热下注，或感受湿毒、寒湿等引起。因此在治疗时主张根据不同病症表现选取不同的组穴，按压穴位以健脾益肾、清热利湿的目的。当然，不管引起带下病的原因是什么，在治疗时都离不开带脉和足太阴经穴。

1. 湿热下注

带下量多，色黄绿如脓，或挟有血液，或混浊如米泔，臭秽；阴中瘙痒，口苦咽干，小便短赤；舌红苔黄，脉滑数。

选取穴位：中极、阴陵泉、下髎。

2. 肾阳亏虚

带下清冷，量多，色白，质稀薄，终日淋漓不断；小腹冷，大便溏薄，小便清长，夜间尤甚；舌淡苔白，脉沉迟，尺脉尤甚。

选取穴位：肾俞、关元、命门、次髎。

3. 脾虚湿困

带下量多，色白或淡黄，质黏稠，无臭味，淋漓不断；伴面色暗黄，纳少便溏，精神疲倦，四肢倦怠；舌淡苔白腻，脉缓弱。

选取穴位：气海、脾俞、阴陵泉、足三里。

4. 阴虚挟湿

带下量不甚多，色黄，质黏稠或有臭气；阴部干涩不适，或灼热感，五心烦热，腰膝酸软，头晕耳鸣，失眠多梦；舌红，苔少或黄腻，脉细数。

选取穴位：肾俞、太溪、次髎、阴陵泉。

总之，只要女性养生良好的卫生习惯，做好自身的清洁工作，并避免不洁性行为，定期进行妇科检查，就能有效预防带下病。

治疗不孕症，按压穴位就能让你如愿以偿

当育龄妇女结婚2年以上，丈夫生殖功能正常，夫妇同居有正常性生活且未采取避孕措施，仍然不见怀孕迹象，就可能是女性患上了不孕症，主要是因为女性卵巢功能低下或卵巢内分泌障碍、黄体功能不全，以及下丘脑、垂体、卵巢之间内分泌平衡失调所致。中医认为不孕症与肾的关系密切。肾虚不能温煦胞宫，或肾虚精血不足、肝郁气血不调，皆致胞脉失养而致不孕。

按压疗法可根据不同病症表现选取组穴。

1. 肾阳亏虚

婚后不孕，月经后期或闭经，经量少色淡，腰脊酸软，形寒肢冷，小腹冷坠，头晕耳鸣。舌淡苔白，脉沉迟。

按压穴位疗法：取任督脉、足少阴肾经经穴进行治疗。

按压手法要求：力度逐渐加大，动作平稳和缓，按患处或穴位深处，每穴按压时间要稍长，可持续按压30~60秒，并可逆时针揉动，穴下刺激感要小，以达补虚祛病之效。

选用穴位：肾俞、气海、关元、命门、阴交、曲骨、太溪、照海。

2. 肝郁血虚

婚后不孕，经行先后不定期，经血紫红有块，量少，面色暗黄，胸胁乳房胀痛，情

志不畅。舌淡苔薄白，脉细弦。

按压穴位疗法：取足厥阴肝经、足太阴脾经、足阳明胃经穴进行治疗。

按压手法要求：力度逐渐加大，动作平稳和缓，抵患处或穴位深处，每穴按压时间要稍长，可持续按压30～60秒，并可逆时针揉动，穴下刺激感要小，以达补虚祛病之效。

选用穴位：关元、气户、子宫、太冲、肝俞、中极、足三里、三阴交。血虚身热加血海；头晕心悸者，加百会、神门。

3. 瘀滞胞宫

经期错后，经行涩滞不畅，小腹隐痛，经血夹有紫块。舌质暗或有紫斑，苔薄黄，脉滑或涩。

按压穴位疗法：取任脉、足太阴脾经、足阳明胃经穴进行治疗。

按压手法要求：用力适中，平补平泻，可按不同方向旋转揉动，每穴按压10～40秒，穴下要有一定刺激感，以产生治疗效果。

选用穴位：中极、气冲、丰隆、气海、血海。

总之，当女性怀疑自己患上不孕症后，应到专业的医院进行专业的检查确认，切不可妄下结论从民间搜集一些偏方来试用，更不可因身体不好而随便对身体进行一次大滋补。

更年期综合征，按压三阴交穴最可靠

更年期是女性生殖功能由旺盛到衰退的一个过渡阶段。这是一个雌激素水平下降的阶段，是生育期向老年期的过渡期。更年期妇女由于卵巢功能减退，垂体功能亢进，分泌过多的促性腺激素，引起植物神经功能紊乱，会出现月经变化、生殖器官萎缩、骨质疏松、心悸、失眠、乏力、抑郁、多虑、情绪不稳定、易激动等症状，称为更年期综合征。

在更年期，妇女可出现一系列的生理和心理方面的变化。多数妇女能够平稳地度过更年期，但也有少数妇女由于更年期生理与心理变化较大，被一系列症状所困扰，影响身心健康。因此每个到了更年期的妇女都要注意加强自我保健，保证顺利地度过人生的这一转折时期。自我保健的最佳方法就是按压三阴交穴位。

三阴交位于内踝上3寸处，胫骨后缘。女性朋友对于这个穴位应该予以高度重视，对它进行经常刺激，可以治疗月经不调、痛经等妇科常见病症。

在饮食上，对于更年期有头昏、失眠、情绪不稳定等症状的女性，要选择富含B族维生素的食物，如粗粮（小米、麦片）、豆类和瘦肉、牛奶。牛奶中含有的色氨酸，有镇静安眠功效；绿叶菜、水果含有丰富的B族维生素。这些食品对维持神经系统的功能、促进消化有一定的作用。此外，要少吃盐（以普通盐量减半为宜），避免吃刺激性食品，如酒、咖啡、浓茶、胡椒等。

外阴瘙痒症——按压穴位让你的阴部舒服清爽

当女性的外阴部或阴道内出现瘙痒，甚则痒痛难忍的症状，却又没有原发性皮肤损害，这就是外阴瘙痒症，属中医"阴痒""阴门瘙痒"等范畴。主要表现为阴部瘙痒，严重者会波及会阴、肛门甚则大腿内侧，患者常伴有精神疲惫、憔悴、情绪急躁、高度神经质。外阴白斑所致者更是奇痒难忍，并伴有皮肤及黏膜变白、变粗或萎缩，较易引起癌变。中医认为本病发生的病因病机，主要是肝、肾、脾功能失常，常见的如肝经湿热症。

按压疗法可根据不同病症表现选取组穴。

1. 肝经湿热

阴部瘙痒，胸闷不舒，口苦咽干，带下量多，色黄稠，烦躁失眠，小便黄赤。舌红苔黄腻，脉弦数。

按压穴位疗法：取任脉、足太阴脾经、足厥阴肝经穴。

选用穴位：中极、蠡沟、曲泉、曲骨、阴陵泉、行间、水道。

2. 肝肾阴虚

阴部干涩奇痒，灼热疼痛，或带下量少，色黄腥臭，伴头晕、耳鸣目眩、腰酸、五心烦热、口干咽燥。舌红苔少，脉细无力。

按压穴位疗法：取任脉、足少阴肾经、足太阴脾经穴进行治疗。

选用穴位：中极、下髎、血海、阴陵泉、三阴交、太溪、冲门。奇痒者加神门、止痒穴。

要想预防外阴瘙痒症，女性在平时要注意维护外阴部的清洁卫生，使用专门的洗液清洗，而不要用肥皂清洗外阴。此外，在外阴瘙痒时切忌搔抓和摩擦患处，以免抓破皮肤引起细菌感染，同时还要在饮食方面忌辛辣，并保持平静的情绪。

按揉气海、关元和血海，治疗慢性盆腔炎最有效

当女性常常出现低热、易疲乏、精神不振、身体不适、失眠、下腹部坠胀、疼痛及腰骶部酸痛等症状，且持续时间较长，这可能是慢性盆腔炎的征兆，而且容易在劳累、性交后及月经前后加剧。此外，患者还可出现月经增多和白带增多。

慢性盆腔炎可以通过穴位特效疗法来缓解和治疗。

【具体方法】

患者仰卧，双膝屈曲，先进行常规腹部按摩数次，再点按气海、关元、血海、三阴交各半分钟，然后双手提拿小腹部数次。痛点部位多施手法。

患有慢性盆腔炎的女性在生活中还要注意几个方面：

（1）注意个人卫生。加强经期、产后、流产后的个人卫生，勤换内裤及卫生巾；避免受风寒，不宜过度劳累；尽量避免不必要的妇科检查，以免扩大感染，引起炎症扩散。

（2）多喝水，多吃清淡的食物。多食有营养的食物，如鸡蛋、豆腐、赤豆、菠菜等。忌食生、冷和刺激性的食物。

（3）经期避免性生活。月经期忌房事，以免感染。月经期要注意清洁卫生，最好用消毒卫生巾。

太冲和膻中穴是乳腺疾病的克星

近年来，随着乳腺疾病发病率的日益升高，越来越多的女性开始关注自身的乳房健康。一般来说，乳腺病都会有乳房包块的症状，但并非所有摸起来像包块的感觉都意味着患了乳腺疾病。青春期未婚的女子可能因发育尚未完成，因此导致乳腺的腺体和结缔组织有厚薄不均的现象，于是摸起来有疙疙瘩瘩或有颗粒状的感觉，这大多是正常的。而对于青春发育期后的妇女来说，如果乳房新长出了包块，就应及时去医院检查，以免延误治疗。

从中医的角度看，乳腺系统疾病都是肝经惹的祸。肝经经过乳房，当情绪不好，肝气郁结，气不通畅，影响乳络，各种乳腺病就发生了，比如乳腺炎、乳腺增生甚至是癌变等。因此，治疗乳腺疾病首先要疏通肝经，让心情好起来。下面我们就分别介绍一下乳腺炎和乳腺增生的经络疗法。

1. 患了乳腺炎，用太冲和膻中来治

做妈妈是女人一生莫大的幸福，但也经常会面临这样的情况：给宝宝喂奶一个月左右，乳头就开始皲裂、胀痛，感觉特别疼，不敢喂奶，一喂奶就感觉很疼，严重时都不敢碰，一碰就胀疼。其实这就是乳腺炎的症状，一般以初产妇较多见，发病多在产后 3~4 周。如不及时处理，则易发展为蜂窝组织炎、化脓性乳腺炎。

如果你不小心得了乳腺炎，一定要及时采用按摩和辅助疗法进行治愈，以防疾病恶化。

【具体方法】

坚持每天 15~17 点按揉太冲和膻中穴 3~5 分钟，然后捏拿乳房，用右手五指着力，抓起患侧乳房，一抓一松揉捏，反复 10~15 次，重点放在有硬块的地方，坚持下去就能使肿块柔软。

按摩之外，还有热敷疗法。将仙人掌或者六神丸捣碎加热后外敷 5 分钟。

女性朋友还要常备逍遥丸。感到乳房胀痛时，吃上一袋。平时用橘核或者玫瑰花泡水喝，也可以疏理肝气。

此外，哺乳时期的新妈妈要穿棉质内衣，因为很多化纤材料的内衣，易引起乳房炎症。

2. 按压行间和膻中，可有效防止乳腺增生

乳腺增生在成年女性中极为常见，多见于 25~45 岁女性，其本质上是一种生理增生与复旧不全造成的乳腺正常结构的紊乱，症状是双侧乳房同时或相继出现肿块，经前肿痛加重，经后减轻。在我国，囊性改变少见，多以腺体增生为主，故多称乳腺增生症。

很多患了乳腺增生的女士非常紧张，生怕和乳腺癌挂上钩。其实，大可不必这么紧张，由乳腺增生演变成癌症的概率极小，只要注意调整自己的情绪，舒缓压力，再配合一些按摩治疗，乳腺增生是不会威胁健康的。

【具体方法】

每次月经前 7 天开始，每天用手指按压两侧行间穴 2 分钟，或者从行间向太冲推，临睡前按揉膻中2分钟，或者沿着前正中线从下向上推。月经来后停止。可以解除乳房胀痛，防止乳腺增生。

此外，女性还应保持良好的生活习惯，适当发泄压力，改善心理状态，并注意防止乳房部的外伤，才能有效预防乳腺疾病的发生。

内分泌失调，从三焦经寻找出路

当女性身体常常出现肌肤干燥、暗淡无光、月经紊乱、带下异常、乳房松弛、局部肥胖、失眠多梦、情绪波动、烦躁忧虑等情况时，多是内分泌失调的表现，而内分泌失调不仅仅影响容貌，还可能威胁女性健康。

那如何让内分泌回归平衡状态呢？不妨揉揉自己的三焦经，三焦经是人体健康的总指挥，它主一身之气，是调气的一个通道。比如有人内分泌失调，但不能检查出具体患病原因和确切的结果，这时就可以调一下三焦经，以保证身体正常运行。三焦经的循行路线，是从无名指外侧指甲旁边1厘米开始，然后顺着手背、顺着胳膊的背部上头，到耳旁绕一圈，最后到眉毛旁边。下面就介绍几个容易操作的穴位。

1. 液门（荥水穴）

即津液之门，在无名指、小指缝间。此穴最善治津液亏少之症，如口干舌燥、眼涩无泪。"荥主身热"，液门还能解头面烘热、头痛目赤、齿龈肿痛、暴怒引发的耳聋诸症。此穴还治手臂红肿、烦躁不眠、眼皮沉重难睁、大腿酸痛等症。

2. 中渚（俞木穴）

此穴在手背侧，四、五掌骨间。俞主"体重节痛"，木气通于肝，肝主筋，所以此穴最能舒筋止痛，腰膝痛、肩膀痛、臂肘痛、手腕痛、坐骨神经痛，都是中渚穴的适应证。此穴还可治偏头痛、牙痛、耳痛、胃脘痛、急性扁桃体炎。此外，四肢麻木、腿脚抽筋、脸抽眼跳等肝风内动之症，都可掐按中渚来调治。

3. 外关（络穴）

此穴非常好找，在腕背横纹上2寸。外关即与外界相通的门户，胸中郁结之气可由此排出，外感风寒或风热可由此消散。此穴络心包经，因此外关可以引心包经血液以通经活络，可治落枕、肩周炎、感冒、中耳炎、痄腮、结膜炎。此穴更善调情志病，与胆经阳陵泉同用，有道逍遥丸之效。与胆经丘墟穴配伍，有小柴胡汤之功。此穴还能疏肝利胆、散郁解忧，可治月经不调、心烦头痛、厌食口苦、胸胁胀满、五心烦热、失眠急躁之症。若脚踝扭伤，用力点按外关穴，可即时缓解症状。平日多揉外关穴，还可以防治太阳穴附近长黄褐斑和鱼尾纹，以及青少年的假性近视。外关穴功效众多，且又是防止衰老的要穴，不可小视。

4. 支沟穴

此穴在外关上1寸，所以与外关穴的功用较为类似，也可疏肝解郁、化解风寒，同时还善治急性头痛、急性腰扭伤、胆囊炎、胆石症、小儿抽动症。古书皆言其善治便秘，但其最为特效是治疗"肋间神经痛"，俗称"岔气"。当岔气时，用拇指重力点按支沟穴，即时见效。

失调性子宫出血，这些穴位是重中之重

功能失调性子宫出血，是指内外生殖器无明显器质性病变，由于神经内分泌系统调节紊乱而致月经周期紊乱、经量过多、经期延长，甚至不规则阴道流血，属中医学"崩漏"范畴。主要表现为月经周期紊乱、经期延长、出血量多。经血量多，暴下如冲者为崩；经血淋漓不尽，持续出血者为漏。

中医认为其病因为虚、热、瘀。青春期女性先天不足，肾气稚弱；更年期肾气渐衰，房劳多产或不当之手术伤肾；久病及肾，肾气虚则封藏十司。其病机为冲任损伤，不能约制经血，按压疗法可根据不同病症表现选取组穴。

1. 气不通血

经血量多，骤然下血，或淋漓不断，色淡质稀红。伴神疲气短，面色光白无华，舌淡白，脉沉弱。

按压穴位疗法：取任脉、足太阴脾经穴进行治疗。

按压手法要求：力度逐渐加大，动作平稳和缓，抵患处或穴位深处，每穴按压时间要稍长，可持续按压30～60秒，并可逆时针揉动，穴下刺激感要小，以达补虚祛病之效。

选用穴位：关元、隐白、脾俞、足三里、三阴交。

2. 肾阴亏虚

经乱，血时少时多，色鲜红、质稍黏稠。伴头晕耳鸣，心悸失眠，五心烦热，舌红苔少，脉细无力。

按压穴位疗法：取任脉、足少阴肾经穴进行治疗。

按压手法要求：力度逐渐加大，动作平稳和缓，抵患处或穴位深处，每穴按压时间要稍长，可持续按压30～60秒，并可逆时针揉动，穴下刺激感要小，以达补虚祛病之效。

选用穴位：肾俞、关元、三阴交、太溪、阴谷、内关、次髎。

3. 血热内扰

经血量多，色深红或紫红，质稠。伴烦躁易怒，面赤头晕，口干喜饮，尿黄便结，舌红苔黄，脉数。

按压穴位疗法：取任脉、足厥阴肝经穴进行治疗。

按压手法要求：用力略大，时间要稍短，每穴按压时间约持续5～30秒。浅表处穴位可采用间歇按压法，即一压一放，各2～3秒钟，穴下要有较强的刺激感，可顺时针点压揉动。

选用穴位：关元、太冲、然谷、血海、水泉。

加减：血热甚者，发热恶寒，加大椎、曲池泻热。

4. 瘀滞胞宫

经血漏下淋漓，或骤然血崩，量少色暗有瘀块。伴小腹刺痛、痛有定处，舌紫暗，脉涩。

按压穴位疗法：取任脉、足阳明胃经经穴进行治疗。

按压手法要求：用力略大，时间要稍短，每穴按压时间约持续 5 ~ 30 秒，浅表处穴位可采用间歇按压法。即一压一放，各 2 ~ 3 秒钟，穴下要有较强的刺激感，可顺时针点压揉动。

选用穴位：关元、气冲、太冲、地机、交信。

加减：腹痛拒按者，加合谷、中极、四满。

除了穴位按摩外，要预防功能失调性子宫出血，就要避免精神过度紧张，保持情绪愉快，做到有劳有逸，既不可过劳，又要适当参加体育锻炼；饮食当富含营养、多样化，不可偏嗜过嗜，尤其是寒凉、辛燥、肥甘之品。

轻拍轻揉三大穴，妊娠期呕吐立刻停

大多数女性在怀孕 6 周后，都会有孕吐的症状，它也被称为"妊娠呕吐"或"妊娠反应"。一些女性的孕吐现象尤其严重，达到吃什么吐什么、不吃也吐，甚至吐出胆汁的程度。这主要是因为女性在妊娠的时候，为了肚子里的宝宝，孕妇的阴血都下行到冲任养胎，最后脾胃气血偏虚，胃气虚不能向下推动食物，反而会往上跑，所以不想吃东西，甚至厌食，营养跟不上就会发生头晕、浑身无力的症状。

针对女性严重孕吐的症状，除了咨询专业的医师外，还可采取经络拍打的方法来有效健脾胃，把胃气拉下来。而健脾胃最好的办法就是按揉足三里、内关和公孙穴。

足三里是胃的下合穴，跟胃气是直接相通的，按揉这里可以将胃气往下导。所以，平时用手指按揉足三里或者艾灸都可以了。

内关是手厥阴心包经的络穴，按揉它能使身体上下通畅。内关穴位于前臂内侧正中，腕横线上方两横指、两筋之间。公孙是足太阴脾经的络穴，按揉它能调理脾胃，疏通肠道，肠道通畅了，胃气也就跟着往下走了，另外，跟它相通的冲脉正是妊娠呕吐的关键所在。

公孙穴位于脚内缘，第一跖骨基底的前下方，顺着大脚趾根向上捋，凹进去的地方就是。

因此，我们建议每天早晨按揉足三里 3 分钟，下午 5 ~ 6 点按揉内关穴和公孙穴 4 ~ 5 分钟，长期坚持一定会得到很好的效果。

此外，为了减轻女性妊娠者孕吐的症状，宜为她们准备易消化、清淡的饮食，可多吃粥、豆浆、牛奶、藕粉、新鲜的蔬菜水果等富含碳水化合物、蛋白质、维生素的食物，并注意有规律地少食多餐。同时避免进食过于油腻、滋补的食物，以免增加对胃肠道的刺激。

第三章 男人补肾壮阳，用好拉筋拍打这个秘方

拉筋拍打，让男人活得更健康

许多男人一过了 35 岁，就感觉自己身体上会随之出现或多或少的一些毛病，如腰

膝酸软，经常感冒，一感冒最少也要半个月才完全好，也就是说，他们往往很难维持精、气、神俱佳的一种心理、生理状态。这其实就是人体内部经络堵塞，出现筋缩等衰老现象的征兆。针对这些症状，最好的治疗方法不是大肆补充饮食营养，而是要适当拉筋拍打，恢复经筋的韧性和经络的通畅，使体内气血畅通，精、气、神自然良好。

一般来说，对于近不惑之年的男人们来说，拉筋拍打的保健方法主要有以下几个功效：

1. 有效改善睡眠状态

许多不惑之年的男人们都存在较大的心理压力，因此容易出现睡眠质量差的情况，晚上总睡不踏实，一有响动就醒，严重者就整晚整晚地失眠，这严重影响他们的日常生活。此时，不妨在早上起床后练练扭腰功：将腰向左 20 转、向右 20 转，重复三次，稍微休息一下，再重复以上动作两次。只要坚持练习，失眠等睡眠问题就会自然消失。

2. 强健腰腿健康

不惑之年的男人们除了容易出现睡眠问题外，还容易出现腿脚酸软的毛病。许多人认为这是肾虚所致，于是大补特补，却效果不甚明显。其实，这是筋缩的典型症状，只要经常练习拉筋拍打的保健法，腿脚酸软的毛病往往会有明显改善。

3. 减少季节性感冒

不惑之年的男人们身体素质大多开始变差，于是便容易在季节转换罹患季节性感冒，而且恢复较慢。如果平时多注意拉筋保健，季节性感冒的困扰则要小得多。

4. 保持身体的暖度

不惑之年的男人们往往会觉得：人一上了年纪，身体就开始虚起来，一虚起来，就容易怕冷，尤其是在寒冷的冬天，即便披上棉被都他们也会觉得冷。这多是人体的经络出现了问题，比如，如果一个人左肩、左后脑、左大腿、左膝盖、左脚呈一条线式的畏寒，则多是身体的膀胱经出了问题。此时，人们要注意练习较长时间的拉筋，每天拉筋15分钟。同时，还要注意配合拍打，用手将自己的左半身从头后侧一直延伸到脚拍1.5 小时，重点拍左后脑、左肩、左大腿、左膝盖、左脚背，怕冷的症状就会逐渐消失。

5. 修复颈椎症状

不惑之年的男人们多有颈椎疾患，这是平时生活、工作压力大所致，可寻找专业医师进行相应的正骨按摩手法，就能有效修复颈椎症状。

6. 补肾壮阳

男人们可通过练习扭腰功、撞墙功等拉筋拍打方法有效补养肾阳。

如果说拉筋是地毯式的调理，那么拍打则是地毯式和重点相结合。只要经常练习拉筋拍打法，对身体进行较为全面的调理，自然能使人的精、气、神得到全面改善，消除亚健康或患病的状态。

壮肾补阳，男人就要多多拍打命门

命门穴位于后背两肾之间，第二腰椎棘突下，与肚脐相平对的区域。为人体的长寿大穴。其功能包括肾阴和肾阳两方面的作用。现代医学研究表明,命门之火就是人体阳气,从临床看,命门火衰的病与肾阳不足证多属一致。补命门的药物又多具有补肾阳的作用。

锻炼命门穴可强肾固本,温肾壮阳,强腰膝固肾气,延缓人体衰老。并对阳痿、脊强、遗精、腰痛、肾寒阳衰,四肢困乏、行走无力、腿部水肿、耳部疾病等症有良好的治疗作用。

一般来讲,命门穴的保健方法有两种:

一是用掌擦命门穴及两肾,以感觉发热发烫为度,然后将两掌搓热捂住两肾,意念守住命门穴约 10 分钟即可。

二是采阳消阴法:方法是背部对着太阳,意念太阳的光、能、热,源源不断地进入命门穴,心意必须内注命门,时间约 15 分钟。

丹田、关元和肾俞——冬季的补肾精穴

通常,尿频一个最明显的特征就是"量少次多"。中医学认为,当身体素质下降时,尤其是到了冬季天冷的时候,男性肾气出现虚亏,膀胱会表现出气化无力,膀胱平滑肌的肌纤维张力就会下降,使得膀胱的伸缩性降低,肾关不固,就像大门关不严,所以会出现尿频和尿失禁现象。

祖国传统医学认为,肾为先天之本,生命之源,有藏精主水、主骨生髓之功能,所以肾气充盈则精力充沛,筋骨强健,步履轻快,神思敏捷;肾气亏损则阳气虚弱,腰膝酸软,易感风寒,生疾病等。冬季肾脏机能正常,可调节肌体适应严冬的变化,否则,会使新陈代谢失调而引发疾病。所以,冬季注意对肾脏的保养是十分重要的,可采取一些按摩拍打穴位的方法来补肾。

(1)揉按丹田:两手搓热,在腹部丹田处按摩 30～50 次。丹田乃人之真气、真精凝聚之所,为人体生命之本。此法常用,可增强人体的免疫功能,提高人体的抵抗力,从而达到强肾固本的目的,有利于延年益寿。

(2)按揉关元、太溪和肾俞:每天晚上临睡前,先泡脚 1 小时,然后按揉两侧太溪穴,每穴 5 分钟,然后艾灸关元 5 分钟,再艾灸两侧肾俞 5 分钟。

冬天除了要坚持按摩护肾外,还要多吃益肾食品。因为肾虚有阴虚、阳虚之分,进补时对症用膳,方可取得显著效果。肾阳虚可服羊肉粥、鹿肾粥、韭菜粥等温肾壮阳之物;肾阴虚宜服海参粥、地黄粥、枸杞粥等滋补肾精之品。

此外,中医学认为,肢体的功能活动包括关节、筋骨等组织的运动,皆由肝肾所支配,故有"肾主骨,骨为肾之余"的说法。善于养生的人,在冬季更要坚持体育锻炼,以取得养筋健肾、舒筋活络、畅通气脉、增强自身抵抗力之功效,从而达到强肾健体的目的。

精神性阳痿找准肩外俞和手三里来拍打

男性往往被看作职场、家庭中的支撑力量,他们身上多背负着来自各方面的沉重压力,时常在不安、焦虑中生活,许多男人因此出现了精神性阳痿的症状。其主要表现为:

夫妇感情冷淡、焦虑、恐惧、紧张，对性生活信心不足，精神萎靡、性交干扰及过度疲劳等。

一般来说，患精神性阳痿者，城市远比农村要多，三四十岁的男人更易患此病，随着生活节奏的加快，许多20多岁的青年男性也有患精神性阳痿的。

从医学的角度来分析，人类各种各样的精神因素和心理因素问题都会干扰大脑活动中枢的正常反射过程。大脑皮质的高级神经中枢大部分时间处于抑制状态，以保证人的其他正常活动，如果大脑皮质抑制作用增强，可以累及性功能的全部环节，也可以只影响性功能的某一个特定的阶段和部位。若累及勃起中枢，就表现为阳痿。

因此，治疗精神性阳痿必须除去焦躁，使身体血液畅通无阻，使身体和精神都舒畅，指压肩外俞和手三里就可奏效。

肩外俞位于背部第一胸椎和第二胸椎突起中间向左右各4指处。指压此处对体内血液流畅、肩膀僵硬、耳鸣非常有效。指压要领是保持深吸气状态，用手刀劈。在劈的同时，由口、鼻吐气，如此重复20次。

手三里位于手肘弯曲处向前3指。指压此处除对精神镇定有效之外，对齿痛、喉肿也很有效。要领同前，重复10次。

另外，指压上述两穴时，最好先将手搓热，以便收到治疗精神性阳痿的效果。

性欲减退不用愁，只需拍揉仙骨穴

随着生活节奏的加快，许多男人往往承受着过重的精神压力，因此造成了现代的年轻男性普遍性欲减退的现状，尤其是那些有了孩子的夫妇们，他们的性生活由每周一次到两周一次，甚至到一个月一次，这种对性产生倦怠感的男性有许多。这是由于现代社会压力大、工作繁忙、人际关系复杂等原因所致，可以说是文明病的一种。

但是，如果这种情况持续扩大，夫妻之间必然会亮起红灯，这并不单是夫妇之间的问题，还势必会导致家庭内部混乱，并引发更多的问题。所以，夫妻间性生活的和谐对家庭的稳定、婚姻的美满具有非常重要的作用。

那么如何增强性欲呢？中医认为，提高性欲以指压仙骨穴最为有效。仙骨位于尾骨上方3厘米处，它能促进性荷尔蒙分泌，增强性欲。位于仙骨上方2厘米左右之处的穴位，只要加以指压，对消除疲劳有莫大功效。

指压仙骨穴时，一面缓缓吐气，一面强压3秒钟，如此重复10次，每日不间断，则必能使你精力复生。若想增强性欲，还要学会改变生活，如规律饮食，尽早消除疲劳，保持健康的情绪，等等。还可以配合着吃点金匮肾气丸和六味地黄丸。

此外，人们可通过缓解彼此的视觉疲劳来改善男性性欲减退的症状，比如，定期更换卧室内的壁纸、地毯、窗帘、床单等，营造一个全新的环境，有助于刺激性欲中枢，从而在一定程度上刺激性欲。

男性早泄，试着拍打气海和命门

中医学认为，早泄的原因虽然很多，不过最根本的原因还是虚损（肾、心、脾虚）

和肝胆湿热。当然，如果是心理性早泄，则不在这个范围之内，因此中医提倡的穴位疗法其实也是针对这些早泄的根本原因入手的。

家庭穴位按摩法主要包括以下几个方面：

（1）自我保健疗法：点按两侧三阴交，轮流进行，点按时做收腹提肛动作。每日 1～2 次，每次 30～40 分钟。

（2）坐式疗法：患者取坐式，闭目放松，取上星、百会、通天、肩井、中府、神门、劳宫等，手法采用点、按、揉、拿、震颤等手法，每次 30～40 分钟。

（3）俯卧式疗法：患者取俯卧式，腰带松开，闭目，全身放松。取穴为心俞、肝俞、肾俞、命门、阳关、环跳、昆仑、委中。手法应用点、按、揉搓、拍打、震颤等手法。每日治疗 30～40 分钟，每周 5 次，坚持治疗 1 个月。

（4）仰卧式疗法：患者取仰卧式，闭目，全身放松。取穴为中脘、气海、关元、中极、天枢、足三里、三阴交、涌泉。采取点按、点揉、搓拿、点切等手法。每次 30～40 分钟，每周 5 次，1 个月为 1 疗程。

早泄，无论是功能性的还是器质性的，治疗都重在预防。夫妻双方要加强性知识的教育，了解女性性高潮较男性出现较晚的生理性差异。偶然发生早泄，不要埋怨男方，夫妻之间要互相体谅，积极治疗。

另外，在日常生活中要积极参加体育锻炼，以提高身心素质；调整情绪，消除各种不良心理，性生活时要做到放松；切忌纵欲，勿疲劳后行房，勿勉强交媾；多食一些具有补肾固精作用的食物，如牡蛎、胡桃肉、芡实、栗子、甲鱼、文蛤、鸽蛋、猪腰等。但阴虚火亢型早泄患者，不宜食用过于辛热的食品，如羊肉、狗肉、麻雀、牛羊鞭等，以免加重病情。

 养生百宝箱

人们还可采取针刺穴位疗法来治疗早泄。

（1）针刺足少阴肾经的穴位和任冲二脉的穴位，比如涌泉、肾俞、气海、关元、三阴交、命门。由于针刺有比较明显的痛感，因此每日即可，也可以隔日 1 次，每次留针 30 分钟。以上穴位可轮流应用，10～14 次为 1 疗程。

（2）耳针疗法。耳针可取肾、神门、精宫、内分泌等穴，每次选用 2～3 穴，用皮内针埋藏，3～5 天更换 1 次。耳针早泄疗法不如第一种有效，不过也推荐早泄患者尝试。

当然，必须在专业医师处，由其进行针灸。

治疗遗精，多多按摩丹田和肾俞

许多男性都遭遇过遗精的情况，它是指男子不因性交而精液自行泄出的症状，成年未婚男子或婚后夫妻分居者，每月遗精 1～2 次属正常生理现象。但是，若未婚青年频繁遗精，或婚后在有性生活的前提下仍经常遗精，或中老年男子白日滑精，那就是病态了。频繁遗精会使人精神萎靡不振，头昏乏力，腰膝酸软，面色发黄，影响身心健康。

遗精又有梦遗与滑精之分。梦遗是指睡眠过程中有梦，醒后发现有遗精的症状。滑精又称"滑泄"，指夜间无梦而遗，甚至清醒时精液自动滑出的病症。

经络疗法对增强体质、调整神经功能、治疗遗精有独特的功效。

【具体方法】

1. 按摩丹田和肾俞穴

用双手手指分别依顺时针与逆时针方向反复轻轻按摩丹田穴和肾俞穴，通过按摩这两个穴位，可以帮助调整和改善性功能。

2. 常做提肛运动

每天晚上临睡前，不妨做收缩肛门的动作，酷似强忍大便的样子，每次做48～64次。收缩时吸气，放松时呼气，动作宜柔和，缓慢而富有节奏，用力均匀。持之以恒，长期坚持下去必有效果。

3. 练练站桩的功夫

众所周知，站桩是练习武术的基本功，可以锻炼腿部力量，但是站桩能治病恐怕有些人就不知道了。下面就教给大家具体的练习方法：挺胸直腰，屈膝做1/4蹲（大腿与小腿之间的弯曲度为120°～140°），头颈挺直，眼视前方，双臂向前平举，两膝在保持姿势不变的情况下，尽力向内侧夹，使腿部、下腹部、臀部保持高度紧张，持续半分钟后走动几步，让肌肉放松后再做。如此反复进行6次。每天早晚各做一回。随着腿力的增强，持续时间可逐渐延长，重复次数亦可逐渐增加。

此外，为了防治遗精，人们还应建立起良好的生活习惯，尽量做到戒除手淫、早睡早起、用热水洗脚、内裤要宽松、不要憋小便等，同时要坚持锻炼身体，多吃清淡的水果。

治疗慢性前列腺炎，按压前列腺体就行

慢性前列腺炎是一种发病率非常高（4%～25%）的疾病，接近50%的男子在其一生中的某个时刻将会遭遇到前列腺炎症状的影响，尤其在一些特殊人群如酗酒者、过度纵欲者、性淫乱者、汽车司机、免疫力低下者中存在高发现象。由于其病因、病理改变、临床症状复杂多样，并对男性的性功能和生育功能有一定影响，严重地影响了患者的生活，使他们的精神与肉体遭受极大的折磨，甚至有人丧失治愈的信心。

其实，此病并非不可治愈，下面就向大家介绍一种操作简便的按摩疗法，以求促进患者病体早日康复。

【具体方法】

1. 他人帮助按摩

便后，清洁肛门及直肠下段即可行按摩治疗。患者取胸膝卧位或侧卧位，医生用食指顺肛门于直肠前壁触及前列腺后，按从外向上、向内、向下的顺序规律地轻柔按压前

列腺，同时嘱患者做提肛动作，使前列腺液排出尿道口，并立刻小便。

2. 患者自我按摩

患者取下蹲位或侧向屈曲卧位，便后清洁肛门及直肠下段后，用自己的中指或食指按压前列腺体，方法同前，每次按摩 3 ~ 5 分钟，以每次均有前列腺液从尿道排出为佳。按摩时用力一定要轻柔，按摩前可用肥皂水润滑指套，以嗑药减少不适。每次按摩治疗至少间隔 3 天以上。如果在自我按摩过程中，发现前列腺触痛明显，囊性感增强，要及时到专科门诊就诊，以避免病情加重。

此外，要防治慢性前列腺炎，人们在饮食上宜清淡易消化，并少食多餐，还应注意多吃富含维生素的食品，比如新鲜蔬菜和水果，忌食烟酒及刺激性食物。

第四章 老人养生靠经络，善用拉筋拍打更长寿

最适合老人的"三一二"经络保健锻炼法

有些老年人尽管七八十岁了，但身体依然很健康，耳不聋、眼不花，腰腿硬朗，爬山比小伙子爬得还快，他们中的许多人都得益于"三一二"经络保健锻炼法，这是一种健康、长寿、健身兼顾的养生方法，非常符合中医"内病外治"的医学原理。只要坚持练习"三一二"经络保健锻炼法，老年人们就能吃饭香、睡觉香，腿脚有劲，天天都健康。

【 具体方法 】

第一步：每天按摩"三"个穴位。

按经络学说原理，按摩合谷、内关、足三里这三个穴位。我们知道，合谷是大肠经上的原穴，内关是心包经上的络穴，而足三里是胃经的要穴，也是人体重要的保健大穴，经常按摩这三个要穴，可以激发相关经络，促进五脏六腑健康运转，有病治病、无病防病。每天早晚坚持按摩这三个穴位，直至穴位有酸、麻、胀的感觉。每次按摩后，会觉气血通畅，浑身舒适。

第二步：每天进行"一"次腹式呼吸，即意守丹田的腹式呼吸锻炼法。

腹式呼吸除了活跃小腹部的九条经络、充实先天后天之气外，还增加肺泡通气量和直接对腹腔的自然按摩作用，从而促进这些脏器的经络气血的活动，增强这些脏器的功能。进行腹式呼吸锻炼时宜取坐位，全身放松，舌舐上颚，双目微闭，鼻吸口呼，排除杂念。每分钟呼吸 5 次左右，坚持 5 ~ 10 分钟。然后缓缓睁开双目，双手搓面数十次。长期坚持，定会觉得浑身轻松舒畅。

第三步：多参加以"二"条腿为主的体育锻炼。

进入中老年后，最好采取一种以两条腿为主的适合于个人的体育活动，使人体维持

健康水平。因为人的两腿各有足三阴、三阳六条正经运行。这12条经脉，加上奇经八脉，包括主管人体活动的阴跷和阳跷，主管阴阳平衡的阴维和阳维等。两条腿的活动，自然地激发了这近20条经脉的经气。另外，腿部的肌肉运动也必须通过神经的反射作用引起上肢躯干和全身运动，并刺激心血管呼吸中枢，增加心脏的输出量和肺的通气量，使全身气血的畅通，脏腑的功能达到一种产析的平衡。

老年人可根据自己的体力和爱好选择太极拳、各种健身武术、跑步、散步以及各种室内健身运动，如中老年迪斯科、各种保健操等，都可以达到强身健体的目的。

 养生百宝箱

老年人在日常生活中应该做到"七少"，只有这样才能够健康长寿，颐养天年。

少食：老年人不能每顿饭都吃得很饱，因为吃得过饱，就会使血液长久地集中于肠胃上，导致其他脏器相应缺血和处于抑制状态，人就会产生困倦感，甚至会诱发胆囊病、糖尿病、肥胖病，导致早衰。

少怒：在七情中，怒是最强烈的一种情绪，发怒会使气机不畅，出现气逆和气滞，引起心脑血管病。

少坐：俗话说"久坐伤肉"，长时间保持坐着的姿势，就会使脉络瘀滞，气血不畅，导致下肢萎缩、肿胀、脉管痉挛而出现皮肤青紫、行走困难等。

少言：少言并不是说要老年人不要说话，而是不要大声说话或者喋喋不休，如果长时间大声说话，就会使人中气不足，影响呼吸器官的功能，不利于健康。

少欲：在生活中，我们每个人都会有物质上、精神上的需要和追求，但我们必须从实际出发，切勿脱离主、客观条件，甚至想入非非，那样我们最终会因失望而产生痛苦，导致忧思成疾而影响健康，所以老年人应该减少个人私欲。

少色：这就要求老年人在生活中要寡欲以养精，如果好色纵欲，不但会引起性机能衰退，使人精疲力竭，还会造成机体的内分泌紊乱，导致多种疾病的发生。

少卧：保证充足的睡眠有利于身体健康，但是在睡眠时间上也要有节制，如果长时间卧床休息，就会损伤阳气，肠胃消化力减弱，身体的抵抗力随之衰减，而容易得病。

甩手——简简单单的拉筋妙方

对于老年人来说，甩手运动是一种便于操作的保健方法。甩手运动的特点是"上虚下实"，也就是要求人们在甩手时动作柔和，精神集中，两手摇动。这样可以改变体质上盛下虚的状态，使下部兼顾，上身轻松，疾病自去。正如"甩手歌"里所唱："脚踏实肩下沉，上三下七有恒心，能去头重脚轻病，精力充沛体轻松。"

要想甩手有拉筋的功效，必须要遵守一定的原则，正如"甩手十六诀"中所要求的："上宜虚，下宜实，头宜悬，口宜随，胸宜絮，背宜拔，腰宜轴，臂宜摇，肘宜沉，腕宜重，手宜划，腹宜质，胯宜松，肛宜提，跟宜稳，趾宜抓。"

下面，我们就来具体介绍甩手功的动作要点：

（1）身体站直，集中精神，眼睛向前看，两脚分开，与肩同宽，左右肩轻松自然，双手自然下垂。

（2）整个脚底平贴地面站立，脚趾抓紧地面，如太极拳之马步。

（3）上身尽可能地放松，然后使用腕力，将手掌轻轻地张开，慢慢上举至与肩同高，再用力向后甩，高度尽可能高。

（4）开始甩手可先做 20 ~ 50 次，以后逐渐增加次数。速度要缓，以保持呼吸顺畅。

甩手运动不局限于老年人，任何人都可操作。当然，对老年人和久坐伏案者更适宜。

在甩手过程中，能积极活动肩、肘关节，促使手臂振动，活动筋骨，有助于人体经络气血的循环与通畅，对心肺健康十分有益。甩手还能增进记忆力、消除精神压力，可起到镇静、安神、稳定情绪的功效，有益于人体内的阴阳平衡。

老年人可持之以恒加以锻炼，每日 1 次或 3 次皆可，甩手的数量也可多可少，视每个人的体力而定，量力而行。

 养生百宝箱

为了健身益寿，老年人常用跑步等方式锻炼身体，但这些户外运动容易受到天气或场地条件的限制，下面介绍一种既简便又不受限制的健身办法——抖动法。

这种方法的基本姿势是站立，挺胸，两眼微闭，双脚分开与肩同宽，全身放松，排除杂念，以脚跟和膝盖为轴，带动浑身上下各部位的肌肉和内脏的抖动。抖动频率和时间可因人而定，一般可做 20 分钟，最长不超过半小时。只要没有不适之感，抖动快慢和持续时间长短，都不会产生副作用。

早晚散散步，也是老年人的一种松筋方

散步是一种非常适合老年人的健身方法，适当的散步，可以起到延年益寿、舒经活络的作用。一般来说，老年人散步主要有以下几种方法：

（1）普通散步法：其速度每分钟 60 ~ 90 步，每次 20 ~ 40 分钟。此法适合于有冠心病、高血压、脑溢血后遗症和呼吸系统疾病的老年人。

（2）快速散步法：其速度每分钟 90 ~ 120 步，每次 30 ~ 60 分钟。此法适合于身体健康的老人和有慢性关节炎、胃肠疾病、处于高血压恢复期的患者。

（3）反臂背向散步法：即行走时把两手的手背放在两侧后腰部，缓步背向行走 50 步，然后再向前走 100 步。这样一倒一前反复走 5 ~ 10 次。此法适合于有轻微老年痴呆症、神经疾病患者。

（4）摆臂散步法：走路时两臂前后做较大幅度的摆动。每分钟行走 60 ~ 90 步。

此法适合于有肩周炎、上下肢关节炎、慢性气管炎、轻度肺气肿等疾病的老年人。

（5）摩腹散步法：步行时两手旋转按摩腹部，每分钟30～50步，每走一步按摩一周，正转和反转交替进行，每次散步时间3～5分钟。此法适合于有肠胃功能紊乱、消化不良等胃肠疾病的老人。

需要注意的是，散步健身必须持之以恒，长年坚持，方能显效。既可以晨起散步，也可以在每日晚餐后半小时以后去散步，从缓步前行中获得健康和快乐。

常打太极拳，松活筋骨又延年

太极拳适合任何年龄、性别、体形的人练习，它对人体健康的促进作用是综合而全面的。长期坚持练习太极拳，对于防病抗衰、益寿延年有着不可估量的作用。

练太极拳，必须懂得很多基本功，做到"放松""气道通畅"。肺主一身之气，肺气调则周身气行，故练功必须令肺气顺，不可使气道结滞，所以说练拳不可闭气、使力，要以放松、沉气为主，并配合呼吸、开合等。这些要求使得练太极拳的人们在练拳过程中注意放松并调整呼吸，每次练习后心情舒畅、精神饱满，而且身体微微出汗，促进体内新陈代谢，起到祛病强身的健身功效。具体而言，太极拳有以下功效：

（1）腰为一身之主宰，两足有力，下盘稳固，虚实变化，皆由腰转动，故曰："命意源头在腰际。"练太极拳时，腰的转动幅度大，带动胃、肠、肝、胆、胰做大幅度转动。同时，深、长、细、匀的呼吸，横膈肌活动范围的扩大，对于肝、胆起到按摩作用，可以消除肝脏瘀血，可改善肝功能。同时，加强胃肠的蠕动，促进消化液的分泌，进而改善整个消化系统，对治疗胃肠方面的慢性疾病，效果非常明显。

（2）太极拳是哮喘患者治疗和康复的最好方法之一。用太极拳治疗哮喘时，锻炼者两臂、手腕、肩、背、腹等全身肌肉都放松，柔和的动作会使人感到轻松愉快、心情舒畅，从而使哮喘病人情绪稳定；神经系统的兴奋和抑制过程得到很好的调节，有助于减轻或避免哮喘发作。常打太极拳对保持肺组织的弹性、胸廓的活动度、肺的通气功能，以及氧与二氧化碳的代谢功能均有积极的影响。

（3）太极拳加大人体下部运动量，有利于避免上盛下衰的"现代病"。人一旦年过四十，肝肾易亏，犹如根枯而叶黄。浇水灌肥应从根部着手，滋肝补肾，乃是养生保健的秘诀。除了服用一些食品和药物外，重要的是加强人体丹田部位和下肢的运动。因为人体丹田与命门之间（即小腹部位），正是人体吸收的各种营养转化为精血最关键、最根本的部位，所以增强小腹、腰、裆部位及下肢运动正是促进人体消化吸收和气血循环运行的最基本的环节。腰脊和腿部强健，自然血脉流畅，精神旺盛，长久不衰，从而消除或避免"上盛下衰"诸症。

所谓"上盛下衰"是中医术语，指的是老人肝肾两亏、阴虚阳浮而出现的血压升高、心虚失眠、畏寒怕冷、四肢发凉、食滞便秘等症候群。患者看上去红光满面，并无病容，但因下元虚亏，两脚发软，走路时间一长，足后跟痛，膝关节发硬，腰酸背疼，浑身乏力。

此外，练太极拳还有利于人的心理健康，能够消除烦闷、焦虑、孤独和忧郁，对有心理障碍的人来说是一味难得的良药。

老年人练气功可减少疾病的发生

无论是预防还是治疗，或者只是日常的保健，比起有毒副作用的药物来讲，气功不失为老年人的首选。

1. 练气功能延缓人体脏器的衰老

人到中年脏器开始衰老，人到老年脏器老化或发生病变，其中一个主要原因是血液循环受阻。例如胆固醇高、血脂高、血液黏稠度高、血管粥样硬化等均可造成动脉硬化、血循环不畅等，这些都属于祖国医学中气滞血瘀的范围。练气功可以降低人的血液黏稠度、降低胆固醇、血脂，可以增强人体内脏的功能，延缓人体脏器的衰老。

2. 练气功能提高人的免疫能力

练气功到一定程度，口中津液增加，唾液中含多种免疫细胞，能增强人的免疫力。经过科研检测发现，练气功的人与不练气功的人相比，血液中各种免疫细胞增加，人体免疫能力增强。这些实验可以证明，人通过练气功能减少感冒、感染和老年疾病发生是有科学根据的。

3. 练气功能通经络排病气

不少练气功者都有过气冲病灶的反应，例如有头痛的患者，练功中气通经络时会感到病处有胀、跳等感觉，经络通时有人会明显感到一股暖流沿经络走向通过，从此头痛症消失了。长期练功的没有疾病的人在用仪器（经络探测仪）测试时比不练气功者或有病的人经络要畅通得多，这说明练功可以使经络更畅通。有病的人经络不畅通的部分多，通过练功可以逐步使经络逐渐畅通，这样人就会痊愈。

小小一分钟，保健好轻松

老年人在早晨苏醒后不必立即起床，可闭目养神，在床上慢慢做一些保健动作，不仅可有效预防心脑血管疾病，而且能增强各器官功能。

（1）手指梳头一分钟：用双手手指由前额至后脑勺，慢慢梳理，可增强头部的血液循环，增加脑部血流量，防脑部血管疾病，使发黑又有光泽。

（2）轻揉耳轮一分钟：用双手指轻揉左右耳轮至发热舒适，因耳朵布满全身的穴位，这样做可使经络疏通，尤其对耳鸣、目眩、健忘等症，有防治之功效。

（3）转动眼睛一分钟：眼球可顺时针和逆时针运转，能锻炼眼肌，提神醒目。

（4）拇指揉鼻一分钟：轻叩牙齿和卷舌，可使牙根和牙龈活血并健齿。卷舌可使舌活动自如且增加其灵敏度。

（5）伸屈四肢一分钟：通过伸屈运动，使血液迅速回流到全身，供给心脑系统足够的氧和血，可防急慢性心脑血管疾病，增强四肢大小关节的灵活性。

（6）轻摩肚脐一分钟：用双手掌心交替轻摩肚脐，因肚脐上下是神阙、关元、气海、丹田、中脘等各穴所在位置，尤其是神阙能预防和治疗中风。轻摩也有提神补气之功效。

（7）收腹提肛一分钟：反复收缩，使肛门上提，可增强肛门括约肌收缩力，促使血液循环，预防痔疮的发生。

（8）蹬摩脚心一分钟：仰卧以双足根交替蹬摩脚心，使脚心感到温热。蹬摩脚心后可促使全身血液循环，有活经络、健脾胃、安心神等功效。

（9）左右翻身一分钟：在床上轻轻翻身，活动脊柱大关节和腰部肌肉。

若要老人安，涌泉常温暖

我国现存最早的医学著作《黄帝内经》中说："肾出于涌泉，涌泉者足心也。"意思是说：肾经之气犹如源泉之水，来源于足下，涌出灌溉周身四肢各处。所以，涌泉穴在人体养生、防病、治病、保健等各个方面都显示出了它的重要作用。经常按摩这个穴位，能活跃肾经内气，引导肾脏虚火及上身浊气下降，具有补肾、疏肝、明目、颐养五脏六腑的作用。可以防治老年性哮喘、腰腿酸软无力、失眠多梦、神经衰弱、头晕、头痛、高血压、耳聋、耳鸣、大便秘结等多种疾病。

正所谓："若要老人安，涌泉常温暖。"利用刺激涌泉穴养生、保健、防病治病的方法有很多，归结起来可分为三类：一是用药物烘烤、熏洗，二是用灸疗、膏贴，三是用各种按摩手法或其他的物理性方法。

下面是几种临床常用的治疗方法：

（1）用热盐水浸泡双侧涌泉穴。热水以自己能适应为度，加少许食盐，每日临睡觉前浸泡 15～30 分钟。

（2）用艾灸或隔药物灸，每日一次，至涌泉穴有热感上行为度。

（3）用按摩手法推搓、拍打涌泉穴。这个方法需每晚用热水洗脚后坐在床边，将腿屈膝抬起放在另一条腿上，膝心歪向内侧，先用右手按摩左脚心，再用左手按摩右脚心，转圈按摩，直到局部发红发热为止。按摩时动作要缓和连贯，轻重要合适，刚开始时速度慢一点，等适应后逐步加快和加长时间。另外，也可以将双手搓热，然后搓两脚心，横搓、竖搓均可以，搓 80～108 下，也可更多一些。哪怕在洗脚或睡觉时两脚脚面与脚心交叉搓摩，也有一定的作用。

当然第一种最正规的方法收效最好。但无论用哪种搓法，都要注意两脚按摩次数的适度和程度的均衡。

老年人保健要从"头"做起

人到老年，皮脂腺萎缩，尤其是头部，由于和外界环境接触最多，因而不少疾病都是从"头"而生的。所以老年人养生应从"头"做起。

头发："发，血之梢也"，经常梳头有益于促进头部血液循环，增加头发的营养，平时应多吃含铁较多的食物。此外，老年人皮脂分泌相对减少，平时一星期洗一次头就可以了，不宜使用碱性过多的肥皂。

面部：经常用双手按摩面部，可促进血液循环，增加机体的抵抗力。最好每天早、中、晚各以双手按摩面部一次，这样持之以恒，可以减少面部皱纹的产生。

口腔：老年人应每天早晚各刷牙一次，每天上下叩齿15次左右。

鼻部：每天用双手大拇指按摩鼻翼，一天两次，每次50下左右，坚持不懈，可防感冒或减轻感冒症状。

眼部：经常将眼球向上下左右转动，坚持眨眼，可使视力衰退延缓。在室外可以凝视远处，有目的地观察某一景物。

耳部：内层和外层都要轻轻揉捏，久而久之，可保持听力，并增加防冻能力。

骨质增生，拍打肾经加热水泡脚

骨质增生是中老年的常见病和多发病，40岁以上的中老年人发病率为50%，60岁以上为100%，也就是说，每个人进入老年阶段基本上都将罹患此病。而且，近年来骨质增生发病趋向年轻化，30岁左右的青年患有骨质增生的也为数不少。

严格说来，骨质增生不是一种病，而是一种生理现象，是人体自身代偿、再生、修复和重建的正常功能，属于保护性的生理反应。单纯有骨质增生而临床上无相应症状和体征者，不能诊断为骨质增生症。只有在骨质增生的同时，又有相应的临床症状和体征，且两者之间存在必然的因果关系，才可诊断为骨质增生症。

骨质增生症属中医的"痹证"范畴，亦称"骨痹"。

中医认为"肾主藏精，主骨生髓"，若肾经精气充足则身体强健，骨骼外形和内部结构正常，而且不怕累，还可防止小磕小碰的外伤。而"肝主藏血，主筋束骨利关节"，肝经气血充足则筋脉强劲有力，休息松弛时可保护所有骨骼，充实滋养骨髓；运动时可约束所有骨骼，避免关节过度活动屈伸，防止关节错位、脱位。如果肾经精气亏虚，肝经气血不足，就会造成骨髓发育不良甚至异常，更严重的会导致筋脉韧性差、肌肉不能丰满健硕。没有了营养源泉，既无力保护骨质、充养骨髓，又不能约束诸骨，防止脱位，久之，关节在反复的活动过程中，便会渐渐老化，并受到损害而过早、过快地出现增生病变，所以防治骨质增生就要常敲肝肾两经。

骨质增生是肾经所主的范围，肾经起点在足底。中医认为热则行，冷则凝，温通经络，气血畅通，通则愈也。敲肾经及热水泡脚就可以产生温通经络、行气活血、祛湿散寒的功效，从而达到补虚泻实、促进阴阳平衡的作用。所以敲肾经及热水泡脚是预防和辅助治疗骨质增生的好方法。

另外，除了常敲经络，平时还要注意避免长期剧烈运动。因为，外伤是造成人体组织增生的重要因素。人体有了外伤，其外伤部位的软骨组织同样会受到伤害，并有可能导致软骨组织的病变或坏死，致使骨端裸露而增生。

走路是预防骨质增生症的主要举措，走路可以加强关节腔内压力，有利于关节液向软骨部位的渗透，以减轻、延缓关节软骨组织的退行性病变，以达到预防骨质增生症的目的。但应避免做以两条腿为主的下蹲运动，对于老年人膝关节来说摩擦力太大，易于使骨刺形成，骨刺刺激关节囊，很容易引起关节肿胀。

还要注重日常饮食，平衡人体营养的需要。专家认为，阴阳平衡、气血通畅是人体进行正常生理性新陈代谢的基础。人体正气虚弱，经络不畅，势必导致气血凝涩而成病变。

此外还要预防寒凉，《黄帝内经·痹论》说："风寒湿杂至，而为痹也……以冬遇此病为痹也。"所以，保暖对预防骨质增生也是非常重要的。

痛风困扰，适当拍揉外关、脾俞、阳陵泉三穴

痛风，是新陈代谢异常性的疾病，由于血液里的尿酸过高，引起尿酸盐聚积而沉淀在关节、泌尿道及软组织等地方所引起肿痛的病症。一般情况下，男性发病率高于女性；此病主要侵犯男性和老年女性，多数患者有家族史。临床特征为急性或慢性痛风性关节炎，反复急性发作。

中医学认为：脾位于中焦，其生理功能主要是运化、统血、主肌肉和四肢。脾为"后天之本"，主运化水谷精微，人身的肌肉四肢皆赖其煦养，清阳之气靠脾气的推动以布达，所以脾脏的功能健旺与否，往往关系到肌肉的壮实与否。所以，关节炎、脚趾痛等均为疾病的症状或称为表象，而不是病因，脾脏患病才是痛风疾病的病因所在。在治疗时重点在于治疗脾脏，恢复脾脏的运化功能，使其经脉滑利、气血流畅、代谢加快，促使病情逐渐好转。同时还要对其他脏腑的经络做全面调整，避免并发症的发生，有利于痛风病症的恢复。这时外关、脾俞、阳陵泉就成了首选穴位。

外关穴位于前臂背侧，当阳穴池穴与肘尖的连线上，腕背横纹上2寸，尺骨与桡骨之间。它是三焦经的络穴，又是八脉交会穴之一，交阳维脉。具有联络气血、补阳益气的功效。阳维脉主要维系、联络三阳经，主一身之表，外关穴也是以治表证为主。

阳陵泉，又名筋会、阳陵、阳之陵泉，在小腿外侧，当腓骨头前下方凹陷处。属足少阳胆经，是五输穴之合穴，八会穴之筋会，为筋气聚会之外，具有疏肝利胆、强健腰膝、促进血液循环的功效。故阳陵泉是治疗筋病的要穴，特别是下肢筋病，临床较为常用。适当拍揉外关、脾俞、阳陵泉三穴，可参照以下做法。

【具体方法】

每天用手指指腹或指节向下揉压脾俞穴和阳陵泉，并以画圆的方式按摩；用拇指的指腹向下按压外关穴，并以画圆的方式按摩，左右手交替进行。

痛风是一种疑难杂症，发病的原因是多方面的，在治疗上的难度非常大。但是，当你学会了穴位疗法，也就不用再害怕它了。

另外，痛风疾病的患者除及时治疗外，在日常生活中应做好一些预防性的工作，把住"进口关"。

（1）在饮食上，要少吃高蛋白食物，如牛羊肉、牛奶、鸡蛋、鸭蛋、皮蛋等，还要少喝酒。

（2）注意经常性的治疗。痛风绝不是一朝一夕就能治愈的，除注意日常饮食外，关键是要注意治疗的及时性。发现病症要及时治疗，当病症开始出现时，关节腔内就已经存有结晶体，通过治疗将晶体溶化入血，再排出体外是一个过程，需要一定时间。晚

治不如早治，能坚持经常性治疗，使疾病在没有发生时就得到有效的控制，防患于未然。

（3）防止并发症的发生。痛风病若不及时治疗就会波及其他脏腑，出现动脉硬化、冠心病、脑血管意外、肾衰竭等症状。因此，痛风患者一定要注意夜尿的次数，当尿酸盐结晶损伤了肾小管、肾脏的浓缩功能时，可导致液尿增多，使病情加重。但一些特殊情况应加以区别，如睡觉前饮水，水果吃得过多、失眠等。

头面、五官、俞穴常拍打，预防老年痴呆不再难

老年痴呆症是一种进行性发展的致死性神经退行性疾病，临床表现为认知和记忆功能不断恶化，日常生活能力进行性减退，并有各种神经精神症状和行为障碍，比如出现人格异常，变得自私、冷漠，甚至会丧失自尊、道德感和责任感，最后可能完全失去工作与生活能力。这种病的可怕之处就在于它会逐渐吞噬人的记忆、情感、理智等。

其实，要预防老年痴呆并不难，只要在日常生活中多做一些点穴推拿，平时注意饮食的摄取，就能收到很好的效果。

预防老年痴呆的点穴推拿，主要分为头面、五官及俞穴3个部分。

（1）头面推拿比较简单，按摩时以双手揉脸、用手指梳头、用巴掌拍后颈及轻摩前额等，都可以收到按摩效果。每次以指代梳梳头32下，能够直接刺激脑部神经，降低患上痴呆症的可能。

（2）五官按摩则主要是利用双手的拇指或食指，挤压或点按五官上的迎香及眼睑等穴位，促进面部血液的循环，刺激脑神经。

（3）俞穴点按主要是刺激全身的数个大穴，包括：百会、太阳、内关、合谷、足三里、三阴交及涌泉等穴位。

这些方法，主要能刺激脑神经，使其活跃，促进血液循环，并可提供更多氧气给大脑，这些都有利于预防或延缓老年痴呆症。在进行操作时，力度要拿捏得非常好，以达到刺激穴位及经络的功用，但又不至于出现疼痛。

老年人也可以通过一些轻柔和缓的运动，如散步、慢跑、打太极等方式来延缓大脑衰老及防止患上老年痴呆症。

另外，老年人在饮食上，应多吃含不饱和脂肪酸及微量元素的食物，如核桃、芝麻、松子、瓜子、杏仁等，这些食物能够延缓人体器官的老化速度，同时也含有大量人体需要的营养，有助于预防老年痴呆症。

老人得了心肌炎，按摩心俞穴疗效好

老人得了心肌炎，轻者可能无明显病状，重者可并发严重心律失常，心功能不全甚至猝死。急性期或亚急性期心肌炎病的前驱症状，病人可有发热、疲乏、多汗、心慌、气急、心前区闷痛等。

老年人身体虚弱、免疫功能下降，患感冒后病毒侵入心肌，导致心肌炎，甚至出现心绞痛、心衰等致命疾病。若抢救不及时，就会危及生命。这时，只要快速按摩心俞穴，

就可起到缓解病情的良好疗效。

前面讲了，心俞穴是膀胱经上的重要穴位，主治心肌炎、冠心病引起的心绞痛、心内膜炎、心膜积液、心包炎、胸痛等疾病。因此，患心肌炎时按摩此穴是对症施治的。

患者脱掉上衣后，趴在平板床上，双下肢并拢，双上肢放入肩平横线上。术者或家属可利用双手大拇指直接点压该穴位，患者自觉局部有酸、麻、胀感觉时，术者开始以顺时针方向按摩，坚持每分钟按摩80次，坚持每日按摩2～3次，一般按摩5次左右，可起到明显疗效，再按摩2～3天可起到治疗效果。

对于老年心肌炎患者，应坚持每晚用热水泡脚25分钟左右，以促进身体早日康复。另外要多吃新鲜蔬菜、水果、豆制品及海产品，忌烟酒及任何辛辣刺激性食物。

穴位按摩对治糖尿病

糖尿病是继恶性肿瘤、心血管病之后又一危害人类健康的重大疾患，是由于胰岛功能减退而引起碳水化合物代谢紊乱的代谢障碍性疾病。主要症状是血糖过高、糖尿、多尿、多饮、多食、消瘦、疲乏等。糖尿病治疗时间长，并发症多，对身体危害极大。

目前，全世界各个国家的糖尿病患病率都在明显上升，在中国这一问题尤为严重。如何让困扰人们的糖尿病得到及时和行之有效的治疗是人们所关注的问题。药物降糖和饮食降糖虽有一定的作用，但受到药量、种类的限制，而且多数降糖药有不同程度的毒副作用。因此，人们很自然地倾向于非药物疗法，而自己可以操作的自我按摩疗法，则越来越被人们所认可。

通过自我按摩可达到调整阴阳、调和气血、疏通经络、益肾补虚、滋阴健脾等功效。

【具体方法】

（1）抱腹颤动法：双手抱成球状，两个小拇指向下，两个大拇指向上，两掌根向里放在大横穴上（位于肚脐两侧一横掌处）；小拇指放在关元穴上（位于肚脐下4个手指宽处）；大拇指放在中脘穴上（位于肚脐上方一横掌处）。手掌微微往下压，然后上下快速地颤动，每分钟至少做150次。此手法应在饭后30分钟，或者睡前30分钟做，一般做3～5分钟。

（2）叩击左侧肋部法：轻轻地叩击肋骨和上腹部左侧这一部位，约为2分钟，右侧不做。

（3）按摩三阴交法：三阴交穴位于脚腕内踝上3寸处，用拇指按揉，左右侧分别做2～3分钟左右。

泡脚和泡腿配合的话按摩效果会更好，可以加强按摩的作用。以上疗法每天做1～2次。只要能长期坚持就能有效防治糖尿病。

另外，糖尿病患者平时要注意控制饮食，忌暴饮暴食，忌高糖、油腻、辛辣之品，适当减少碳水化合物的进食量，增加蛋白质进食量。另外，还要保持良好情绪，切忌情绪波动，反复无常。

第八篇
用拉筋拍打，启动身体大药房

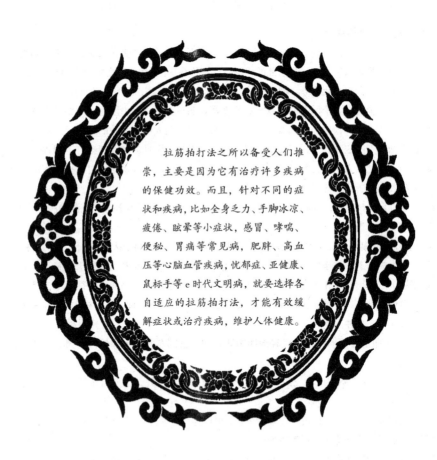

拉筋拍打法之所以备受人们推崇，主要是因为它有治疗许多疾病的保健功效。而且，针对不同的症状和疾病，比如全身乏力、手脚冰凉、疲倦、眩晕等小症状，感冒、哮喘、便秘、胃痛等常见病，肥胖、高血压等心脑血管疾病，忧郁症、亚健康、鼠标手等e时代文明病，就要选择各自适应的拉筋拍打法，才能有效缓解症状或治疗疾病，维护人体健康。

第一章 常见小症状的拉筋拍打方

全身乏力的拉筋拍打方

全身乏力的情况相信很多人都遇到过，也许有的人还因此去过医院，结果从头到脚检查一遍，却发现什么问题都没有，许多西医大夫在治疗的时候，由于找不到病因，也会无从下手。但是对于患者来说，全身乏力，做任何事都提不起精神，也是一个不小的困扰。

中医认为全身乏力是由于脾气不足、清阳不升、气血运行不畅引起的。通过拉筋拍打的方法，可以促使气血运行，经络通畅，这全身乏力的毛病也就自然而然慢慢消失了。

【具体方法】

全身的拍打就是对付乏力的最好方法，按照从头到脚、从左向右的方向，逐渐拍打全身，在背部的拍打要适当增加力量，而其他的部位，只要能够感到血液运行加快，全身发热即可。

全身的拍打也可以借助一些器具，对局部进行重点拍打，但是应当注意的是，纠正全身的乏力，不用局限在一个部位，可以拍打四肢，也可以拍打胸腹，尽量将拍打的范围扩大。这样使全身的气血循环加快，精神也就会加倍。

 养生百宝箱

中医认为人体的阳气是主宰气血运行最重要的物质，解决全身乏力的最好时间就是在清晨刚刚起床的时候，反复地进行拍打的运动，不用很大的力量就会让一天精神百倍，不会出现乏力的情况。

手脚冰凉的拉筋拍打方

四肢循环不良，就会造成血脉不通，在末梢部位的手脚就会出现冰冷的现象，也就是手脚发凉。这种情况常见于女性的身上，无论是夏季还是冬季，都会感到手脚长时间的处于冰冷的状态，究竟怎样才能不出现这种恼人的冰凉呢，找一些暖手暖脚的工具也不会解决问题，反而会出现手汗和脚汗，其实真正的原因是身体的内部一方面血液出现了亏虚，供血有些不足，另一方面就是血液的循环变慢。

【具体方法】

（1）将双脚打开，可以微微劈腿，用右手拉住右脚尖，然后用左手拍打左侧的后腰部位，相对于肾脏的位置，大约持续2分钟后交替操作。如果无法够到脚尖的话，可以微微屈膝，只要将全身都伸展开就可以达到很好的效果。

（2）将双脚打开，可以微微劈腿，然后用右手拉住右脚尖，用左手拍打在腿部内侧的部位，大约持续2分钟，交替进行。位于人体大腿内侧的部位是肾经循行的部位，拍打这个部位能起到补气血的作用，可以让身体内部的血液变得充足。

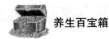

在进行拍打的前后可以做一些活动，来帮助身体的各个部位都活动开，使全身的气血都迅速运行，这样拍打的效果就会达到最佳，每次拍打觉得身体发热了即可。

头痛的拉筋拍打方

头痛可以发生在不同的部位，也会因为各种原因引起，可以说任何一个人都会出现头痛，也很难把头痛作为一种很严重的疾病。但是反复的头痛确实会影响人的日常生活，尤其是年纪比较大的朋友就会感觉到，随着年龄的增长，头痛出现更加频繁，通常位置也会不固定。有可能是前额疼，或者是后头痛，还有头顶或者两侧疼痛，严重就会感觉整个头部很疼痛。而疼痛的感觉也会不一样，有人是胀痛，有人则是刺痛，有的情况是间歇性质，而还有一些是持续性的头痛。总之头痛会非常困扰大家，非常有必要掌握一些自我治疗头痛的方法。

【具体方法】

（1）采取俯卧的姿势，操作者从上至下地反复拍按整个背部，力量要能渗透到深层的肌肉。然后操作的人在大椎、大杼、膏肓、神堂等穴位处轻轻拍打2分钟，直到这些部位出现酸胀的感觉最佳。

（2）采取端坐的姿势，分别找到足三里和合谷穴，用手指在穴位处进行按压，出现酸胀的感觉即可，然后轻轻地在穴位周围进行拍打，持续1分钟。

（3）找到头痛的部位，用手指轻轻按压，也可以用手指在疼痛的部位进行拍打，自我调整姿势，大约2分钟即可。

头痛与情绪的关系非常密切，所以经常出现头痛的人调整自我的情绪，改善不快的心情，头痛也会减轻。另外要保证日常的体育锻炼以及充足的睡眠。这些都会帮助头痛迅速消失。

另外，注意饮食的均衡，尽量清淡饮食，多吃水果和蔬菜。忌食酒、咖啡、巧克力等会让人兴奋的食物。

视疲劳的拉筋拍打方

随着电脑应用的普及，一些人开始因视疲劳、眼干涩、视力下降到医院就诊。长时间伏案，近距离工作，过度用眼，都会加重视疲劳。尤其对于长期用眼者，应高度重视眼保健。

视疲劳的症状有眼疲劳、眼干涩、异物感、眼皮沉重感、视物模糊、畏光流泪、眼胀痛及眼部充血等，严重者还可出现头痛、头昏、恶心、精神萎靡、注意力不集中、记忆力下降、食欲不振、颈肩腰背酸痛和指关节麻木等全身症候群，青少年还可能出现近视眼或原有近视加深的情况。

【具体方法】

坐在地上，将小腿屈起，尽量抬高，然后在小腿的外侧进行敲打，尽量使整个腿部都发生震动，如果小腿的肌肉过于紧绷，可以握拳进行敲打，尽量用拍打的动作让肌肉和血脉都加强循环。

用手掌形成空掌，然后在头部后侧开始轻轻地拍打，慢慢向下，一直延伸到颈部，然后向两肩拍打，可以适当增加力量，使整个颈部的肌肉得到放松，这样能深度减轻视疲劳的现象。

 养生百宝箱

> 解除视疲劳最好的办法依次是：运动、做眼保健操、远眺、滴抗疲劳眼液。平时要保证充足睡眠，劳逸结合，平衡饮食，多吃谷类、豆类、水果、蔬菜及动物肝脏等，生活要有规律。有眼病和其他全身性疾病时应及时诊治，注意眼的调节和保护。

胸闷的拉筋拍打方

经常有人会感到身体疲惫，总觉得心里和胸中堵着东西，闷得慌。然后就会下意识地用手去按胸口或者肚子，精神也会不集中。这就是心肺功能太差引起的，这样的人经常也会睡眠不好，总觉得心口有一块大石头压着，要试着深喘一口气，但是又觉得没有任何改善。在进行一定的活动的时候，很快就会气喘吁吁，体力也没办法坚持。

这类问题就是心脏的功能弱，当然循环也非常不好。再加上肺脏功能下降，呼吸的深度和质量都不够，所以供氧就会很差。因此这些人的面色基本上都有些晦暗。

【具体方法】

首先要以坐着的姿势，全身放松，腰背挺直，闭合双眼，用手按揉膻中穴，先顺时针按揉100下，再逆时针地按揉100下。然后深呼吸几次后，就会感到胸口的憋闷消失了。这是因为膻中穴是管理人体的气血的枢纽，它就在双乳中间，中医认为膻中穴能够疏通人体的气机，这样气机通畅后，血脉的运行也就顺畅了，心脏的输血和肺脏的呼吸也就会变得轻松许多。如果自己进行按摩的话，可以在后背用硬物顶住，在对应膻中的位置，人体的后背处是至阳穴，它也有调理气血的作用，但是一般可以不进行揉按，一方面是因为不方便，另一方面是因为按揉膻中时会对应地刺激到至阳穴。

这样的方法可以使身体放松下来，然后提高气血运行的推动力量。接下来就要按摩双手，人的双手是最灵巧的工具，所以在双手上就有连接大脑和心脏的血脉。想要提高心脏的功能，就要将双手抬起，与心脏的高度一致，然后互相去按压拇指下端大鱼际的位置。在按压的时候要结合推揉的动作，使作用深透进内部。一般按揉到100次左右的时候，就会感到非常舒服。

人的双手非常灵活，神经和血管的分布比较复杂，并且关节都比较小，所以每天适当地活动双手可以起到调节气血的功能，这是因为手掌既是末梢循环，又是连接心脏比较近的地方。例如每天稍微活动一下指关节和腕关节，手掌微屈，均匀地拍打身体，或者双手拍掌，这就是对手掌最好的活动。若每天都能持续一段时间，就让心脏的供血有所提高，如果能坚持比较长的一段时间，那么就会发现肺脏的呼吸比原来更有深度了。

脸部水肿的拉筋拍打方

如果脸部水肿，不但会给人一种肥胖的感觉，而且往往还说明身体内部出了问题。有的人只是眼睑有点肿，这不一定是健康有问题，但如果逐渐发展到整个面部全都肿胀，甚至连身上也肿了，那身体一定出了毛病。如何通过拉筋拍打的方法来治疗呢？

1. 按压穴位

从额头开始对面部的穴位进行简单的按压刺激，可以使面部的血液循环加速，从而改善面部水肿的症状。常用的穴位有太阳穴、迎香穴、颊车穴、天突穴等。

2. 推揉法

从面部中央开始进行对面部的推按，先从迎香穴开始沿鼻翼向下颌螺旋式按摩，从下颌上至耳下、耳中至太阳穴附近，再沿眼、眉际向发鬓处推按，延伸至耳后，对双耳进行轻度的按揉，使耳部感觉微热，沿耳后再推揉至下颌，在下颌腺处轻轻压按2~3次，最后沿颌下向天突穴处推按。

3. 按摩穴位

在推按后对头部其他穴位的按压能够很好地辅助瘦脸的效果，并且能够预防水肿再次出现。常用的穴位有百会穴、睛明穴、下关穴等。

4. 提按法

用手捏住鼻根固定，再用手按到鼻翼的深窝里，然后向脸颊最高点拉直线按摩。力度不要太大，避免拉伤肌肉与皮肤。然后一手四指握拳，拇指按住耳下，一手四指紧贴着颈部最上缘，拇指用力向下滑动到腮部不动，四指手向下按摩颈部肌肉到锁骨上。再直接用双手的大鱼际从两鬓开始向下按摩，经过两颧骨，落在嘴角旁，手一直要包住脸，按摩掉多余的肥肉，最后再张开嘴，活动嘴巴周围的肌肉。舌尖尽量水平伸出，再向上伸出，尽量往鼻尖的方向拉伸，然后再向下沿下巴的方向拉伸。所有这些动作下巴都要用上力气，这样才能锻炼嘴巴周围的肌肉，防止松弛。

5. 瘦脸操

托脸颊：适当地涂上按摩霜后，轻轻地按摩皮肤，其指腹须朝内侧。由颊骨部分往上推托，并进行摩擦式的按摩。每个动作慢慢进行，持续1分钟。

抓脸颊：适当涂上按摩霜之后，在颊骨的部分纵拉赘肉，并向外拉开。然后位置慢慢向下移，到鼻翼为止。一次动作约5秒，持续进行1分钟。

吐舌头：伸出舌头这个小动作，是令下巴和脖子之间的皮肤保持不松弛的方法，这样就可以防止形成双下巴，或者让形成的双下巴减轻。你还可以把舌头用力顶下颚的牙肉，同样可以收到收紧颈部肌肤的功效，减轻双下巴。

脸部出现水肿可能是由多种情况引起的，避免出现水肿首先要保证睡眠的质量，尽量有充足的睡眠和稳定的入睡时间。如果是电脑工作者，每天长时间面对电脑，也会引起面部出现水肿，这时就要保证工作一定时间后就进行一定的运动，让四肢尤其是手臂得到很好的伸展，这样就可以消除水肿现象。

体力下降的拉筋拍打方

　　体力下降并不是由于年纪的增长，而是跟人整个的身体状况有很大的关系，与长时间不从事适当的活动有密切的关系。现代不规律的生活导致很多人都出现体力下降的趋势，慢慢地进行一些消耗体力的活动都可能会引起体力逐渐下降，从中医的角度看，体力与肾气的关系密切，如果肾脏出现问题，就会引起腰部的力量不够，相应的体力也会下降。所以加强体力必须要强腰助肾。

　　【具体方法】

　　（1）双脚自然打开，稍宽于两肩的宽度，身体微微向前倾，用左手后背拍打右肾的对应位置，大约5秒钟，用右手拍打左肾的对应位置，双手交替轮换，大约2分钟即可。然后双手同时由上向下地推按腰部，使腰部的皮肤感到发热。

　　（2）向前弓步站立，保持一脚在前一脚在后的姿势，然后弯腰双手轮流敲打在前的一只腿，使大腿部位受到拍打，1分钟左右双脚交换，再用双手去敲打腿部。在敲打的过程中注意手要保持空拳，敲击的频率不要过快。使腿部的肌肉受到均匀的打击。

 养生百宝箱

　　体力锻炼是我们日常必需要做的保健运动，经常锻炼不仅能让体力有所提高，也会对疾病产生抵抗力，体力一旦下降非常容易出现患病的情况。所以要保证每天都有一定的运动量，另外还要保持均衡的饮食，不要因为饮食不均衡引起身体营养的缺乏，而使体力下降。

步子沉重的拉筋拍打方

　　有很多人都会感到走路非常吃力，往往莫名的就出现了步伐缓慢，无法迅速抬腿走路的现象，就仿佛是双腿附带了千斤的重量。而身体往往并没有其他的症状，这就是由于体内血液的推动力量不足，致使血液在双腿的循环不畅，也就造成了过量的代谢垃圾堆积到了双腿和双脚，下肢的微循环越来越差也就引起身体慢慢出现各种疾病，慢慢地，心脏的动力也会下降。所以一旦出现走路步子变沉重就要立刻采取措施，改善这样的情况。

　　【具体方法】

　　（1）首先采取仰卧的姿势，将双脚相对，尽量举起，然后用双手在大腿内侧进行拍打，持续1分钟后将双脚放下，休息一下，然后再重复拍打，每次进行5~7次。每天进行一组这样的拍打就可以使双腿的沉重感减少。

（2）采取端坐的姿势，用双手沿着腰部开始向下推按，用缓慢的速度逐渐推按，按照前、外、后的顺序反复进行推按，保持双腿的循环畅通无阻。

（3）采用坐姿，一手向后支撑整个身体，另一只手握空拳，直接敲打大腿内侧肌肉肥厚的地方，向两侧逐渐展开，扩大敲打的范围。

 养生百宝箱

> 改善腿部的三条阴经，就能够纠正挤压在腿部的压力，使循环变得顺畅，身体内的垃圾也不会堆积在腿部，慢慢就会觉得脚步轻盈，沉重的感觉消失。

关节紧绷的拉筋拍打方

关节缺乏润滑的组织液，肌肉变得僵硬，就会让人感觉关节失去了灵活性，不再任由我们做各种动作了，而且还可能会引起一些疼痛，所以很多人都会不自主地自己敲打关节的部位，但是敲打又不会产生很大的作用，这种紧绷的感觉依旧在困扰着大家。其实无论是大关节还是小关节，都可以进行自我推按，避免过度的紧绷，引起关节部位的疾病。

【具体方法】

（1）以膝关节为例，将膝关节略微弯曲，呈前后的弓步站立，如果是右脚在前，就用右手扶住膝关节，左手从后方拍打膝关节以及关节周围的穴位，持续2分钟。稍作休息后交换左右进行拍打。

（2）如果是肩关节或者是肘关节的紧绷，可以先双手相握，进行反方向的拉伸，将肩关节和肘关节尽量拉伸，然后做关节周围的拍打，选择关节周围重要的穴位进行按压。

 养生百宝箱

> 关节最忌用大力去击打，也不能用蛮力进行拉伸。在进行自我按摩时，先要进行适当的拉伸，这时开始就要用比较轻的力，然后逐渐增加力度，只需要使关节能够展开即可。

疲倦的拉筋拍打方

容易疲倦是现代人比较常见的症状，但是大多数人都会认为是工作过度紧张，或者过度娱乐，其实出现疲倦症状代表身体已经超过了所能承载的负荷，慢慢地就会积累疾病，再过一段时间可能就会出现各种更麻烦的病症。也有很多人的疲倦是跟双腿有关的，平时可能并不觉得疲倦，但是只要一走路就会感到非常劳累。

【具体方法】

（1）保持站立的姿势，身体自然向前倾，双脚自然分开，保持与肩同宽，然后屈腿，抬起一条腿，用手拍打腿的内侧和外侧，然后将腿抖一抖，再交换双腿。每次进行3分钟。

（2）采取站立的姿势，先抬起左腿，保持膝关节与臀部同高，膝关节向内侧弯曲，用对侧的手去拍打大腿，膝关节向外侧弯曲，用同侧的手拍打大腿，反复进行 20 次。

（3）采取站立的姿势，将双臂伸直，抬腿，让对侧手与脚相接触，如果实在无法触及的话，也要尽量去接触。交替进行，分别做 20 次。

 养生百宝箱

容易疲劳的人注意纠正腿部的胆经，采用敲胆经的方法能很好地改善疲劳的状态，胆经在腿部的循行部位非常容易出现僵化和粘连，也就会使双腿首先感到疲劳，经常拍打胆经就是解决疲劳最好的方法。拍打胆经越熟练，人就会越有精神。

赖床的拉筋拍打方

特别多的人都喜欢早上赖床，尤其是年轻人，入睡的时间比较晚，到了早上就赖床不起。这种不正常的生活规律会引起很多的疾病，而且很多年轻人弯腰驼背、喝非常凉的水，这些都会引起身体出现不适，久而久之很容易出现头痛、头晕等，影响身体健康。

【具体方法】

（1）旋转拍打：双脚自然站立，与肩同宽，然后做甩打的动作。掌心拍打后背和腰部，对应肾脏的位置进行重点的拍打。注意旋转的速度不要太快，否则会引起头部的不适。

（2）进行劈腿和倒立的练习，可以由其他人协助做劈腿和倒立的动作，这样可以促进腿部的血液回流，提高心脏的供血能力，对大脑的供血也会加强，这样清晨头脑不清醒的情况就会减少。

（3）做适当的跳跃动作，幅度需要很小，跳跃的同时拍打双腿，让全身都运动起来，跳跃可以是原地跳跃，也可以向前向后跳跃。

 养生百宝箱

早睡早起是一个良好的习惯，相对来说，赖床就是必须要避免的情况。这对年轻人来说，尤其要杜绝晚睡赖床，因为长期赖床可能会导致身体各个器官休息不好，正常的体力也会大打折扣。一些常见病也可能会慢慢产生，所以说想要自我保健就一定要养成早睡早起的习惯，避免赖床。

腰酸背痛的拉筋拍打方

腰痛，一般来说有 3 个原因，一是由于寒湿邪气阻滞经络，这种腰痛是慢性的，遇到阴雨天更为明显；二是因为肾虚，中医讲"腰为肾之府"，这种腰痛起病缓慢，隐隐作痛，连绵不已；三是因为扭伤。当然，腰上寒湿凝滞、气血不通的人或者肾虚的人，更容易扭伤腰；反过来，扭伤了腰部或腰部气血不通也会对肾造成伤害；肾虚或腰扭伤的人也更容易气血不通，因此，这三个病因有时候是夹杂交错的，互为因果，互为影响。

肘部和腿弯处就是现成的治疗各类腰痛的穴位。但凡腰部的疾病，都可以在双手和双膝上寻找治疗的穴位。比如，腰椎病可以在双臂肘后侧部和双腿弯后中部各取一个点进行按压。但不管是什么原因引起的腰痛，都可以用同一种方法选取人体的反射区来调治。但凡腰部的疾病，都可以在双手和双腿上寻找，比如，腰椎病可以在左右臂肘后侧中部和左右腿弯后中部各取一个点进行按压。不通则痛，腰痛最直接的原因就是腰部气血出现阻滞，所以在按压反射区的时候，要边按压边揉动。这是一般性腰椎病的取穴治疗方法。如果是肾虚或腰肌劳损引起的慢性腰病，则选择在四、五手指和脚趾后，相当于手背与脚背1/2交界处的中点。如果是急性腰扭伤，就在双手手背和双脚脚背的中间部位上取穴，以压痛感最强处为准。肾在腰部，与之相对应的肘部和膝部的穴位大多能养肾。如肺经上的尺泽就是补肾要穴，按压尺泽穴当然也可以治疗腰痛。

1. 按压腰阳关

对于腰痛有一个效果很好的穴位——腰阳关。它就好像是腰部的一个咽喉要道，找到腰阳关就找到了治疗腰痛的重要战略要地，腰阳关位于髂骨的位置上。髂骨就是系腰带的地方，用手从腰向下摸，在腰下方的那块骨头就是髂骨。然后拇指按在髂骨边缘，食指向后交会在背上中点就是腰阳关穴了。因为腰阳关是督脉上的一个穴位，所以腰部的所有疾病都有不错的效果，例如坐骨神经痛、腰的急性扭伤等都能明显缓解。

2. 手疗法

可以分成5个方面来区分，对症治疗：

（1）能伸不能弯，以"伤气"为主的腰痛，要重在调督脉：胸椎、腰椎、骶椎各向心推按50次，加腰椎手部牵引，同时活动腰部，牵引左手腰椎反射区时腰部向左转10圈，牵引右手腰椎反射区时腰部向右转10圈，两肾分离按揉72次，肝逆时针按揉49次，脾顺时针按揉64次，腘窝滚动3分钟。

（2）能弯不能伸，以"伤血"为主的腰痛，重在调任脉：中指下方手掌中心上敏感点用重力点按24次，骶椎离心推按50次，再加骶骨反射区牵引，疼痛点再按揉81次，两肾相对按揉72次，肝逆时针按揉49次，脾顺时针按揉64次，大腿内侧向心推按50次。

（3）腰肌劳损引起的腰痛：胸椎、腰椎、骶椎各向心推按50次，同时让前俯后仰10次，腰椎两侧离心推揉64次，两肾点按72次，肝逆时针按揉50次，脾顺时针按揉64次。

（4）妇科病引起的腰痛：脑垂体点按81次，肾上腺点按81次，两肾向心推揉72次，子宫顺时针按揉120次，骶骨向心推按59次，同时加骶椎牵引，并在骶椎疼痛敏感点按揉，肝逆时针按揉49次，脾顺时针按揉64次。

（5）下肢肌肉酸痛：脑垂体点按81次，肾上腺点按81次，甲状腺捻揉5分钟，两肾相对按揉72次，肝逆时针按揉49次，脾顺时针按揉72次，腿部捻揉5分钟，然后用指背从腿根到脚部拍打5分钟。

养生百宝箱

手部按摩对于腰椎是大有裨益的。其中，手背上有合谷、后溪等穴位，还有对应腰的反射区，手掌上则是内合谷、内后溪、腰点的反射区。这两组完全是里外对应的，所以组合起来使用，用一只手的拇指和食指去捏另一只手的内外两个穴。按捏的次序按照合谷与内合谷，后溪与内后溪，腰的反射区。按捏的时间可以适当长一些，力度以有酸痛感为宜。这样按捏过后，手会发红发热。最后，十指交叉，第二指关节相交，这样就是在按压手指上的整个头部的反射区了。因为刺激大脑就是在刺激脊髓，所以按压可以增强脑髓、脊髓和骨髓的活性，能健脑强腰。

失眠的拉筋拍打方

失眠主要是不易入睡，少睡或者是睡后易醒，严重的会出现彻夜难眠。如果睡眠不足或者睡眠的质量很低，就会导致精神萎靡，注意力不集中，或者还会出现耳鸣、健忘、多汗、易怒、没有胃口等各种情况。一旦出现失眠等情况就会很麻烦，很难使失眠彻底消除。

【具体方法】

（1）采取端坐的姿势，手握空拳，直接敲打颈部的两侧，逐渐向肩部扩展，坚持3分钟，以肩颈部出现酸胀的感觉最佳。

（2）采取端坐的姿势，快速拍击两肩和背部，反复进行3分钟。

（3）采取端坐的姿势，用手指按压百会、风池、太阳等重要的穴位，每个穴位1分钟。

（4）用双手轻轻地按揉整个头部，使头部放松下来。

 养生百宝箱

在准备入睡的时候就应该让大脑休息，不要想事情，可以采用听轻音乐和用温水泡脚的方式催进睡眠，提高睡眠的质量。另外，不要喝咖啡和茶等有刺激性的饮料。

心脏衰弱的拉筋拍打方

许多人因为先天原因，或是后天调养不当的关系，心脏很容易衰弱，容易出现超负荷的情况，经常动不动就流汗，或出现焦虑症状，而且心脏越弱的人越容易产生焦虑。

针对这种症状，可以通过拍打手上的内关穴附近部位来增添心脏活力。拍打时，手必须高于心脏，这样才能让血液轻松到达头部，提高睡眠质量，20下左右就会觉得心跳加速，脑部就不会缺氧，记忆力也不会减退。

【具体方法】

（1）双手高过头顶，尽量抬高。

（2）一手虎拳向后打，一手五指张开向前撞击。

（3）换手操作。

 养生百宝箱

心脏不好的人不宜运动量太大，可以根据个人的情况进行适量的运动，如果心脏出现不适应立即停止任何运动。做运动的时候也要注意幅度不要太大，力量尽量和缓轻柔。

脱发的拉筋拍打方

人人都希望自己聪明，但是很少有人会希望自己"聪明绝顶"，很多人由于头发大量脱落而产生不尽的烦恼。到底是什么原因无法让人留住一头乌黑的头发呢？

中医认为，头发与人体肾中的精气和血脉充盈有很大的关系，通过头发可以判断出人体的健康水平，在《黄帝内经》中记载有"肾者，其华在发"，说的也是这种含义。在人体的成长和衰老的过程中，肾中精气从充盛到虚少就表现在头发的变化之中。而中医理论中还有"发为血之余"的说法，如果精亏血少，无法营养头发就会出现发质枯黄、没有光泽，而头发也极容易脱落，相反的，精血充盈，能够很好地营养发质和促进头发的生长，就会使头发乌黑亮泽，也不容易出现掉发的现象。因此，要想美发，就要补肾养血，如何通过拍打按摩的方法来补肾养血呢？

【具体方法】

1. 按摩穴位

太溪穴是肾经的原穴，古法通过诊太溪以候肾中精气，所以经常按揉太溪穴就可以达到益肾填精的作用，而精气生则血液就会获得充盈。每日用手指点按穴位处，出现酸胀并麻痛的感觉，每次3分钟，不久即可收到效果，您的头发将变得越来越乌黑亮泽。

涌泉穴为全身俞穴的最下部，是肾经的首穴。《黄帝内经》中记载："肾出于涌泉，涌泉者足心也。" 意思就是说：肾经之气犹如源泉之水，来源于足下，涌出灌溉周身四肢各处。而现代经常把足部比喻成人体的第二心脏，涌泉穴就相当于足底的心脏，所以按摩涌泉穴能够使人强健。每晚睡前在穴位处按压3分钟就可以达到益肾补血的作用，这样就可以让你的头发从最根本处发生改变。

2. 拍打头顶

用双手直接在头顶进行拍打，力量一定要温柔适度，不要对头部猛打猛拍。按照从前向后的顺序逐步拍打，然后用手指进行抓按的动作。

 养生百宝箱

首先要保证充足的睡眠。尽量做到每天睡眠不少于6个小时，中午可适当休息10～30分钟，养成定时睡眠的习惯。

其次，要避免过多的直接损害。现代女性经常染发、烫发等对头发都会造成一定的损害。染发、烫发间隔时间至少3～6个月，夏季要避免日光的暴晒，游泳、日光浴更要注意防护。

另外，要注意饮食营养，女性朋友最好常吃富含蛋白质及微量元素丰富的食品。同时，多吃青菜、水果，少吃油腻含糖高的食品。

咳嗽的拉筋拍打方

咳嗽一般是因为上呼吸道感染等疾病，引起肺部的不适，可能会伴有痰多、头疼、发热等症状，也可能会有饮食减少，口渴等消化系统的症状出现。咳嗽在身体不适的时候非常容易出现，尤其是在秋冬的季节，很多人都会出现咳嗽的症状。

【具体方法】

（1）采取俯卧的姿势，操作的人进行推拍脊柱的两侧，从上至下，由左向右，每侧拍打2分钟，观察背部的皮肤出现潮红发热为佳。

（2）采取俯卧的姿势，操作的人选用拍颤法在背部拍打大椎、肺俞、大杼、膏肓、神堂等穴位，也可以用手指在穴位处进行按压。

（3）采取端坐的姿势，用手按压天突穴1分钟。

（4）采取俯卧的姿势，在背部由上向下进行拍打，拍打时要从颈部开始，速度可以稍快，双手交替进行逐渐加力的拍打。

 养生百宝箱

咳嗽一般都会跟季节相关，对于气温的变换要注意观察，及时防护。长时间在室内居住，就要保持室内空气的流通，以免引起咳嗽或者加重咳嗽。

中暑的拉筋拍打方

中暑主要是因为天气过于炎热或者长时间在高温下工作，出现头晕、头痛、口渴、胸闷烦躁、恶心呕吐、疲劳无力等症状，甚至会有神志不清、心烦气短、双眼发黑、突然昏倒等情况。中暑是夏季我们都应当注意的一个表现，一定要及时采取避暑的措施。

【具体方法】

（1）采取俯卧的姿势，操作者用重力拍打脊柱的正中线，从上向下，进行5次。

（2）采取端坐的姿势，用手或者器具去拍打大椎、百会、关元、头维、太阳等穴位，每个穴位1分钟。

（3）采取仰卧的姿势，用较轻的力量去拍打头部，保持3分钟。

 养生百宝箱

一旦出现中暑后，最重要的就是将人移到凉爽通风的地方，进行适当的休息。如果是体温过高的人，一定要采取物理降温的方法，例如用酒精擦拭身体。

呕吐的拉筋拍打方

呕吐的原因比较多，一般可能是因为饮食不洁，或者是脾胃功能变弱，也有是因为外感一些疾病或者是精神受到比较大的刺激之后出现的，呕吐的根本原因就是因为胃脏的功能受到损伤，继而出现了呕吐。所以能够引起胃部不适的情况一般都有可能引起呕吐。

【具体方法】

（1）采取俯卧的姿势，操作的人手握空拳，在背部的脾俞和胃俞的位置进行敲打，每个穴位2分钟。

（2）采取俯卧的姿势，操作的人在患者背后，找到大椎、大杼、膏肓、神堂穴位，采取拍抓相间的形式，在背部进行拍抓，如果皮肤变红即可。

（3）在腿部找到足三里、丰隆等穴位，自我点压和按摩穴位，每个穴位2分钟。

（4）在手臂找到内关、公孙穴，进行自我按压，每个穴位2分钟。

 养生百宝箱

虽然呕吐的原因都与胃脏有很大的关系，但是情绪上的精神因素也是影响呕吐的重要原因，呕吐的患者要注意不要受到精神刺激。饮食上忌吃辛辣和油腻的食品。

呃逆的拉筋拍打方

呃逆，俗称打嗝，是气逆上冲，喉间呃呃连声，声短而频，不能自制的一种症状。

打嗝，并不能算是疾病，但也经常会困扰大家。如果正在和别人说话的时候，出现打嗝，是一件很让人尴尬的事情。以前您遇到这种情况会怎么办呢？憋一口气？喝一口水？还是受到惊吓？相信大家一定试过很多方法，也相信这些方法并不一定十分好用，下面给大家介绍一个小偏方，希望能帮助大家化解尴尬。

【具体方法】

打嗝的时候要用手指用力按压眉头的攒竹穴。两侧同时按压，而且要用力。其实这个方法会有点疼，如果是自己按往往会下不了手。如果是别人帮着按，自己也会因为疼而往后躲。这是正常的，因为攒竹穴所在的位置正好是眶上孔的位置，按压这里会本能地躲避。这个穴位是治疗打嗝的特效穴，只要坚持一下，很快就会收到效果的。

如果是小朋友，往往会因为觉得太疼而没有办法配合，这时还有一个办法，可以求助于耳朵的膈的反射区。膈肌的痉挛是引起打嗝的原因，所以按摩膈在耳朵上的反射区——耳轮脚，效果一样很不错，而且不疼，很容易被人接受。自己打嗝的话，也可以选择这个方法来为自己按摩。按摩的时候，顺着耳轮脚延伸的方向来推按，适当用力，很快打嗝就会停止。

在耳朵上除了按膈反射区外，还可以拉耳垂。操作时，用双手的拇指和食指紧紧捏住左右耳垂，两手同时用力将耳垂向下拉，力度以耳垂根受到刺激为宜，动作要缓慢，以免拉伤耳垂。将此动作重复多次后，就可使打嗝停止。

也可以采用手部按摩疗法，先用拇指指腹推按手上的横隔膜反射区，推按时，拇指要紧贴皮肤，用力要稳，速度宜缓慢而均匀。然后用拇指指腹重力按压内关穴5~10分钟，如果依旧打嗝不止，可用牙签加强对内关穴的刺激打嗝自会停止。

打嗝时，将右手拇指放置于天突穴处，然后由轻渐重、由重到轻地揉按该穴0.5～1分钟，也可以治疗打嗝。

另外，当轻微打嗝时，可以仰面躺下，伸直双腿，然后将腿抬高，与地面成45度角，保持4秒钟后缓慢地将腿放下，如此反复做10次，便会达到止嗝的目的。

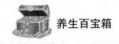

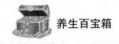 养生百宝箱

对于老年人打嗝，很多时候是因为正气不足，表现为打嗝声音低、不连续等，这时要注意扶助身体的正气，如果只是单纯地给予外部的强刺激，效果未必好。

需要注意的是，容易打嗝者，应少食生冷辛辣食品，保持情绪稳定。发生打嗝时，可专心做一些其他工作，以分散注意力。

眩晕的拉筋拍打方

眩晕就是头晕眼花，正常人都会出现一些轻微眩晕的情况，所以轻度的眩晕很快可以消失，不用太过在意，如果是比较重的眩晕，可能会感到眼前的所有物体都旋转不定，严重会无法站立，还会伴有耳鸣、恶心、冷汗等症状。眩晕的情况不同处理的方式不太相同，但是一般来说有以下这些方法。

【具体方法】

（1）采取端坐的姿势，放松身体，用手指点按太阳、翳风、印堂等穴位，每个穴位1分钟，如果有酸胀的感觉最佳。

（2）采用端坐的姿势，双手在前额进行推按和拍打，拍打力量要轻柔，不要用重力去拍打。

（3）采用俯卧的姿势，操作的人在患者背部沿着脊柱向下推按，反复5次以上，最好使皮肤变红。

（4）采取端坐的姿势，用手去拍打叩击百会、足三里、涌泉、三阴交、合谷、大敦、侠溪等穴位。

 养生百宝箱

严重的眩晕一定要到医院就诊。平时保持平稳的心态，尽量多休息，避免心情的波动，不要过度劳累。禁止食用烟、酒、浓茶等有刺激性的食物。

惊悸的拉筋拍打方

惊悸的意思是因惊而悸，也就是说因为受到惊吓而出现心悸。心悸这个名词可能有一部分人是不清楚的，简单地说心悸就等同于心慌。为什么说心悸等于心慌呢？因为心悸实际上是在形容心脏跳动加快的问题，心慌的时候也是如此。所以一旦是身体上出现心慌等症状，就要积极地调理一下，千万不要忽视这个小问题。

心慌偶尔出现可以不采取任何治疗措施，但要多注意观察心慌是否连续出现。也就是说心悸是心脏刚出问题的时候表现，所以出现心悸时候要区分是不是第一次出现，也要了解心悸会引起哪些不好的地方。首先心悸时间长了，可能冠心病、心绞痛就会出现，心脏都是从发慌开始出问题的。

对于心悸的综合调理需要按一下的几个步骤来进行。

【具体方法】

（1）要重点抓住左侧的反射区，无论是足底的还是耳朵上的。因为人体的心脏是偏向左侧的，所以反射在外部的反射区的时候都是在左侧为主。例如左脚的脚心，这是一个可以每天晚上睡觉前按摩的穴位，每次按摩上百下，既能调节心悸，还能帮助睡眠安稳。

（2）心悸要知道都有哪些穴位管理，那就是内关和神门。神门就在腕横纹的下边，它是调节体内神经的重要穴位，绝大多数心悸都是因为神经在局部出现了错乱。那么刺激神门就是在调节神经的状态，心悸的情况也就会很少出现了。

（3）心悸的人一定要保持心情的舒畅，情绪不好就肯定会影响到心脏功能。功能紊乱了，就会不时地出现心慌、心跳。所以保持心情平稳舒畅很重要。既不要过分悲伤，也不要过分欢喜。

实际上这样的步骤不一定要求大家都依照遵循，关键还是在根据个人的情况，以及心悸出现的频率来做出相应的调整。所以心慌并不可怕，即使是频繁地出现了心悸。可怕的是也许是大惊小怪，把心悸看得过分严重；或者是完全忽略了心悸的表现，出现心悸也认为很正常。

养生百宝箱

有很多人的心悸并没有对心脏产生过多的伤害，反而是由此而引起的紧张焦虑对心脏形成了负担。这样就非常容易形成恶性循环，加重心悸的症状。所以调整心情比进行心悸的治疗更加重要，或者可以说心情舒畅就是治疗心悸最好的灵丹妙药。

汗证的拉筋拍打方

出汗是人体的正常生理现象，在天气炎热、穿衣过多、饮用热饮、运动奔走之后都会引起出汗量增加，这属于正常现象。感冒生病之后，身体就会努力出汗，这是在驱赶邪气，帮助身体恢复正常。引起多汗的常见疾病有甲状腺功能亢进、感染、风湿病、低血糖等，我们在治疗前应首先明确有无这些疾病，然后再根据中医理论进行辨证论治。

同样是出汗过多，中医又把它分成自汗和盗汗两种。如果什么原因也没有，大白天就不停地出汗，如果稍微一动，就汗如雨下，中医把这种情况叫作"自汗"。盗汗是晚上睡着以后出汗量多，等醒来了汗就不出了。中医认为，自汗一般是由于气虚引起的。气虚的话，我们身体的第一道防线就失去防御作用，汗液外泄，所以汗多。盗汗一般是由于阴虚引起的。阴虚则内热，迫使身体里面的津液蒸腾于外，所以就表现出来多汗。

【具体方法】

肺气不足，卫外不固的患者一般比较容易感冒，出现自汗的话，取肺俞、风门、脾俞、关元、气海这些穴位，用手指点按，每个穴位3分钟左右，每天早晚各1次。长期坚持，不但能治好出汗的问题，还能增强体质，不再容易感冒生病。平时也可以用黄芪、白术和防风一起泡水喝，可以起到益气、固表、止汗的作用。

气虚是自汗的常见原因，但不是唯一原因。还有一种引起自汗的原因叫作"营卫不和"，表现出来就是多汗、怕风、周身酸楚、时冷时热，也可能就是半个身体或者身体局部出汗。一般年老体弱的人多见。这个在治疗时要调和营卫，主要是取膀胱经和督脉的穴位，比如肺俞、风池、风府、大椎、脾俞这些穴位来按摩。

捏脊法也可以用来治疗自汗。这是因为捏脊法从调整调节人体的脏腑功能，使阴阳保持平衡，自然也就可以益气、固表、止汗。

如果生病很久了，已经出现了神疲乏力的症状，说明气虚已经很明显了，这时就应该增加一些具有补益作用的穴位，如足三里、三阴交等，促进身体恢复。

盗汗最常见的原因就是阴虚火旺，除盗汗之外，一般还会有心烦失眠、两颧发红、手脚心热、下午潮热、口渴、想喝水、小便黄、大便干等伴随症状。既然是由阴虚火旺引起的，治疗就要滋阴降火来达到止汗的目的。选取然谷、中府、涌泉、太溪、照海等穴位，每天早晚按摩，按摩时最好穴位能有酸麻胀痛的感觉，或者感觉有气传导的感觉，这样效果会更好。这样的患者平时适合用生地、麦冬、五味子、党参、百合等来泡水喝，代替茶水，频频饮用。

还有一种盗汗的原因也比较常见，那就是身体里的湿热太重了，除了盗汗之外，还可能有面色红赤，烦躁，口苦，小便黄，眼睛巩膜黄，甚至连出汗都是黄的。这时治疗，就要清利湿热。湿热邪气的产生一般和脾胃肝胆有关，所以在按摩时也要选择这几条经脉上面的穴位，比如阳陵泉、阴陵泉、丰隆、条口、三阴交、内庭等。

不管怎么说，总出汗对人体来说也是一种损伤，所以在治疗多汗的时候可以选择配伍气海、关元、足三里等这些具有补益作用的穴位。

 养生百宝箱

汗出的时候，我们的毛孔都是张开的，这时很容易感受外邪。所以，自汗和盗汗的患者都应该注意避风寒，以防感冒。出了汗之后，要及时把皮肤擦干。有的人出汗量很大，甚至衣服和被子都湿了，这时应该及时更换，以避免受凉和保持清洁。

第二章 常见病的拉筋拍打方

感冒的拉筋拍打方

感冒是经常出现的一种疾病，患了感冒就会出现鼻塞、流涕、咳嗽、怕冷、发热、头痛身痛等症状，一般在气候多变，冷热失常，温差比较大的时候就容易引发感冒。虽然感冒比较常见，但是反复多发，也会引起肺部等产生疾病。

【具体方法】

（1）采取仰卧的姿势，全身放松，从上向下进行拍打前胸和腹部，拍打使皮肤变得潮红为佳。

（2）采取端坐的姿势，用左手放在右肩上，向后抓取，进行 10 次交换右手进行。

（3）采取俯卧的姿势，操作的人在患者的后背脊柱中央的位置，从上至下进行推拍的动作，进行10次左右。

（4）采取端坐的姿势，分别在大杼、大椎、风门、风池等穴位处进行按压刺激。

（5）用力拍打合谷穴和列缺穴，力量可以稍微大一些。每个穴1分钟。

 养生百宝箱

感冒的时候要禁食油腻和辛辣的食物，要防止流行性感冒的传染，在季节交替或者流行性感冒爆发的时候要积极防护。

哮喘的拉筋拍打方

哮喘多发于老年人，它与肺功能下降有一定的关系，经常在夜间或者清晨发作的时候，会感到胸闷、窒息、咳嗽、喉中痰鸣等症状。能够引起哮喘的原因很多，如外感风寒、内伤饮食、情志不畅等。

【具体方法】

（1）采取俯卧的姿势，操作者在患者的背部进行抓拍，反复进行10次，由上向下，当皮肤变红为佳。

（2）采取俯卧的姿势，操作者在定喘、肺俞、神堂、膏肓、大椎、大杼、风门、列缺等穴位处进行按压，出现酸胀的感觉最佳，每个穴位1分钟。

（3）采取端坐的姿势，在合谷、鱼际、肾俞、丰隆以及足三里穴位处进行按压，每个穴位1分钟。

（4）采取端坐的姿势，全身放松，拍打胸前和后背的部位，力量要适中。

 养生百宝箱

有哮喘的病人要避免引发哮喘的原因，要远离过敏源。在哮喘的缓解期要进行适当的体育锻炼，增强体质。饮食上哮喘的病人不要吃辛辣和过咸的食物。

泄泻的拉筋拍打方

大便的次数增多，难以成形，这恐怕是困扰很多人的一个不大不小的问题。因为即便是去了医院，便溏也不会做一个单一的疾病来治疗的。如果不采用一些方法加以制止的话，人的精神状态、体力就会受到影响，睡眠也会出现问题。

中医认为，大便次数增多，粪质清稀甚至有如清水，谓之"泄泻"，又称"腹泻"。如果单是大便次数增多，不一定是泄泻。泄泻一定要以大便清稀为诊断依据，因为也有一日解大便多次之习惯者，如果粪质不稀，肚子也没有什么不舒服的话，就不能算是泄泻；也有的人一天可能只大便1～2次，但是粪质清稀或水样，这样就应该算是泄泻了。中医认为泄泻的原因多由外感寒邪，饮食不善，或情志内伤等因素而诱发。西医的急慢性肠炎、溃疡性结肠炎等疾病，可以参考本病治疗。

【具体方法】

一指禅推法：患者仰卧位，操作者以一指禅推法，由中脘穴开始，缓慢向下，移至气海、关元等穴，须沉着缓慢，反复操作3～5分钟。

背部擦摩法：患者俯卧位，操作者沿脊柱两旁滚揉腰背部肌肉，重点按揉脾俞、胃俞、大肠俞、长强等穴，6～10分钟。再在左侧背部用擦法治疗，以透热为度，6～10分钟。

摩腹法：用双手掌（或叠手）绕肚脐摩腹，逆时针，中度力道，摩50周，然后再用手掌横擦小腹，50次。

点揉法：点揉足三里、阴陵泉、三阴交等穴，各1分钟。

腹部提拿法：病人仰卧，操作者用双手提拿腹肌，力量缓和，但须达于深层，8～10分钟。

脾胃虚弱者加在气海、关元、足三里穴按揉，每穴各2分钟，同时配合胃脘部震颤法，3～5分钟。脾肾阳虚者加擦摩背部督脉，横擦腰部肾俞、命门穴及骶骨部八髎穴，6～8分钟。肝脾炽盛者加揉章门、期门穴，各2分钟。湿邪侵袭者加揉神阙、气海穴，以腹内热胀感为度，按压足三里、内关穴，各2分钟。

 养生百宝箱

如果泄泻严重，或伴脱水者，立即去医院治疗。平时应忌食生冷、刺激、多脂等食物以及不易消化的食品。另外要注意保暖，不要过劳，做到生活规律，讲究卫生。

长时间出现腹泻的问题就必须加以认真对待。不要因为现代人更多地出现便秘的现象，忽略了腹泻产生的危害就会让身体缺乏营养。尤其对老年人无论是便秘还是腹泻，都要立即寻找原因进行治疗，以为可以忍受就先不进行治疗是对自身的不负责。

便秘的拉筋拍打方

便秘之类的病症通常是不被人们所重视的，除非已经持续半个多月了还没能正常排便，才会想起来看医生。平时，很多人会买一些常见药物，如牛黄解毒片之类的药物来医治自己。其实，产生便秘的原因各有不同，只有对症下药，才能产生疗效。是药三分毒，如果随便乱吃药，很可能会增加体内的毒素，一病不好，再生一病。

有很多人都是已经形成了顽固性便秘，常年大便不通，自己也感到非常难受。那么究竟怎样能彻底解决常年的老毛病，让身体的毒素都排泄出去呢？

【具体方法】

在推荐治疗便秘的方法之前先介绍一个小技巧，每天沿着食指的根部向食指尖的方向进行推按，达到几百次的时候，就会发现肠蠕动好像变强了。这个手部的反射治疗可以帮助改善便秘的情况，但是一般需要多次进行推按，还要每天都推。所以有便秘的人一定要注意，经常的双手互相推一下食指。

治疗便秘一个重要的方法就是揉肚脐。人体肚脐这个位置是神阙穴的位置，神阙穴对于人体相当重要，被认为隐含着先天的信息，而且对于治疗方面神阙穴是不允许用针刺的。所以在日常时候，多揉一揉肚子，点一点神阙穴。具体的方式是在肚脐的上边盖一层薄布，用手指一上一下点按，然后轻微地揉动，绕着肚脐，按照逆时针方向慢慢揉动。随着点按和揉推，便秘就会有所改善。

另外在肚子上选择几个穴位进行点按也是有帮助的，例如天枢和中脘。其实天枢穴可以说是最好的排便药，在临床上是治疗消化系统疾病的常用要穴之一，有调中和胃、疏调肠腑、理气健脾的作用。所以适当地在穴位处按压，以神阙穴为中心，这就是排出便秘的最佳方法。

需要注意的是，便秘患者平时应该多吃富含纤维素的食品，特别是要养成良好的大便习惯，定时排便。如果便秘是由于其他疾病引起的，那么一定要去医院积极治疗原发病。

中风的拉筋拍打方

中风是很多中老年人非常惧怕的一件事情，总会担心自己某一天是不是会出现中风的现象。其实任何一种病症出现在身体上都是有迹可循的，只不过太多的人都不了解中风是怎样一回事，当然就更不知道中风先兆都有些什么。这些都是让普通人无法预防中风的因素，所以下边关于中风先兆的每一项都要能明白并且记住，当然预防中风也就能真正地做起来了。

【具体方法】

1. 中风中经络

（1）采取俯卧的姿势，全身保持放松，握虚掌在大椎穴处进行拍按，反复进行30次。然后用手指去按压穴位，感到酸胀为佳。

（2）采取俯卧的姿势，全身放松，操作的人用双手拇指去按压两侧的天柱穴，进行30次。

（3）采取端坐的姿势，用手指在印堂和神庭位置进行按压，每个穴进行30次。

（4）采取端坐的姿势，用拇指点按合谷和足三里穴位，每个穴位30次。

（5）采取端坐的姿势，用手指在太溪穴、太冲穴位置进行拍打。

2. 中风中脏腑

（1）采取端坐的姿势，用拇指点按百会穴，坚持30次。

（2）采取端坐的姿势，用手的中指定位在脑后的风池穴，一起按压。

（3）采用仰卧的姿势，手掌微虚，叩打关元穴、气海穴，每个穴位30次。

（4）用手指和手掌拍打足三里穴，坚持30次。

3. 中风后遗症

（1）采取端坐的姿势，全身放松，用拇指点按百会穴以及两侧的涌泉穴，每个穴位30次。

（2）采取端坐的姿势，用拇指点按双侧的劳宫穴，每个穴位30次，

养生百宝箱

掌握中风先兆就相当于把中风拒之门外，及早地发现身体的一些变化，采取前期的有效治疗，通常都有不错的收效。所以与其寻找解决中风的办法，不如了解一下中风先兆，或许这会更加有效。

对于中风的病人无论是前期还是后期的调理，都要注意细致，就是要把所有能影响到身体的部位都进行按摩，重要的穴位和反射区要多按摩。但是要掌握好力度，不要再添加额外的损伤。这样会大大提高中风患者的生活质量，也会提高恢复的程度，即便是卧床不起的病人也会延长寿命。

面瘫的拉筋拍打方

面瘫也叫面神经麻痹，一般都是突然出现，会表现出早起后一侧的面部松弛，口角下垂，向一侧歪斜，眼睑闭合不全，额纹消失，鼻唇沟也变浅，可能会流泪、流涎等，不能够做皱眉、闭目、鼓腮等动作，下额角或者耳后会疼痛。

【具体方法】

（1）采取端坐的姿势，全身放松，用手指点按风池穴。

（2）采取俯卧的姿势，操作者用拇指按压大椎穴，进行30次。

（3）采取端坐的姿势，双手点按四白穴、地仓穴、合谷穴，每个穴位30次。再点按曲池穴30次。

（4）采取端坐的姿势，用中指点按外关穴，百会穴，每个穴位30次。

（5）采取端坐的姿势，用掌根的位置去侧击足三里穴、翳风穴、颊车穴，每个穴位1分钟。

（6）采取端坐的姿势，在承浆、下关、迎香穴，每个穴位30次。

 养生百宝箱

做拍打的动作前，可以适当地活动一下，保持肌肤和穴位的灵活性，在急性期，也就是刚刚发作时要抓紧治疗，避免留下过多的后遗症。

胸痹的拉筋拍打方

心脏病是多种心脏疾病的总称，包括风湿性心脏病、先天性心脏病、高血压性心脏病、冠状动脉粥样硬化性心脏病、心肌炎等各种心脏病。心血管疾病是我国人口死亡的主要原因之一。随着人口的老龄化，心脏疾病发病的低龄化，越来越多的人都感受到了它对自身健康的威胁。

【具体方法】

临床实践表明，手部按摩是预防和治疗心脏病极为有效的辅助方法。如风湿性心脏病患者出现心功能不全时，按摩手部穴位可以改善四肢末端的血液循环状态，加强心脏功能；肺源性心脏病出现严重水肿时，按摩基本反射区就可以利尿消肿，改善心功能；冠心病患者长期按摩手部穴位，有利于改善心肌的缺氧、缺血状态，减少或防止心绞痛、心肌梗死的发生。但是，需要强调的是，对于任何心脏疾病，手部按摩只是辅助方法，而不是主要的治疗手段，更不是治愈的方法。

1. 手部按摩治疗法

按揉内关、大陵、神门、少海、曲泽等穴位，每穴100次；按揉或推按肾、输尿管、膀胱、肺、心、胸部淋巴结、胸腔呼吸器官区、胸椎、心点、胸痛点、心悸点、心肺穴各 200 ~ 300 次。

要是仅仅有心慌的感觉，而无明显心脏病迹象，只需重点按揉心反射区及内关穴即可。心脏病人如果是自己做手部按摩，不要选穴过多。坚持每天按摩 1 次或隔天 1 次即可，按摩时手法不要太重。

2. 足部按摩治疗法

取心、肺、胸部淋巴结、内肋骨、肾、肝、上身淋巴结反射区进行重点刺激。其中，心、胸部淋巴结、内肋骨、上身淋巴结反射区用拇指点按 30 ~ 40 次，按揉 1 分钟左右，以局部酸胀微痛为度。肺、肝反射区用拇指推法，由外向内，推 10 ~ 20 次，肾反射区用拇指推法，由上至下，推 10 ~ 20 次。在治疗前后，要注意对足部进行放松活动。

3. 耳部疗法

先在心、神门这两个反射区（点）施以点掐手法，反复 10 次，力度以患者可以耐受为度。继而在耳尖、内分泌反射区（点）施以点按手法，可持续 5 ~ 6 分钟。反复 3 ~ 4 次，至双耳红润为度。

也可以用王不留行籽在上述区域贴压，每日按压即可。

4. 经穴按摩法

选择肺俞、心俞、膈俞、厥阴俞、屋翳、渊腋、脾俞、胃俞、肾俞、内关、足三里、太溪等穴位进行按摩。心俞、肺俞等背部的俞穴需要别人的帮忙才能完成。自己可以按揉其他穴位。按摩时，每个穴位按 1 ~ 3 分钟即可。

心脏病发作期间，应以药物治疗为主，以手部按摩为辅。治疗过程中要时刻注意病人的表情和反应，以免发生危险。

 养生百宝箱

患者平时应注意从以下这几方面预防：应少食脂类食物，控制食盐摄入量，保证睡眠，心情舒畅，不要暴饮暴食，避免情绪剧烈波动，戒烟、酒，运动要适量，避免剧烈运动。气候变化时，要注意保暖。

胁痛的拉筋拍打方

胁痛也就是两侧或者一侧的胁肋疼痛，这种疼痛可能是固定在一处的，也可能会上下移动，另外有一些胁痛会与情绪有很大的关系，一旦出现情绪波动很大的时候，疼痛就会加重。产生胁痛的主要原因有情绪的因素，内部的一些炎症，以及跌打损伤。避免胁痛的出现就要避免这些影响的因素，究竟该如何拍打呢？

【具体方法】

（1）采取俯卧的姿势，操作者反复抓拍整个背部，按照从上至下的顺序，一次进行抓拍，持续 5 分钟。

（2）采用俯卧的姿势，操作的人依次拍打大椎、大杼、膏肓、神堂等穴位，每个穴位1分钟，有酸胀的感觉最佳。

（3）采用侧卧的姿势，用手指按压期门、章门、日月各1分钟，一般侧卧的时候将疼痛的一侧朝上。

（4）保持全身放松，用手指点按内关穴，这是个调节胁痛非常重要的穴位，持续点压3分钟。

（5）采取端坐的姿势，全身放松，用中指点压太冲穴。持续3分钟。

 养生百宝箱

引起胁痛最主要的原因就是情绪的因素，所以一定要控制自己的情绪，保持稳定的心态。如果是由于肝胆的原因引起的胁痛，就要在饮食上加以注意，多吃一些松软易消化的食物，避免吃油腻的煎炸食物。

胃痛的拉筋拍打方

胃痛就是胃脘部位的疼痛，引起胃痛的因素多种多样，例如脾胃虚寒的患者，就会出现呕吐清水的情况，而因为外感引起的胃痛，可能会出现喜暖恶寒的情况，而肝胆不是引起的胃痛就多是胀痛，可能会伴有胁痛。所以说胃痛的原因是多方面的，治疗也需要根据胃痛的原因来确定。但是胃痛最主要的原因还是三个方面，饮食不当、情绪波动和疲劳过度。所以多注意这些方面有助于胃痛的治疗。

【具体方法】

（1）采取俯卧的姿势，操作者反复抓拍整个背部，按照从上至下的顺序，一次进行抓拍，持续5分钟。

（2）采用俯卧的姿势，操作的人依次拍打大椎、大杼、膏肓、神堂等穴位，每个穴位1分钟，有酸胀的感觉最佳。

（3）采用仰卧的姿势，用手拍打天枢、中脘各3分钟。用力要有深透感。

（4）保持全身放松，采用俯卧的姿势，操作者点按脾俞和胃俞这两个穴位，这是个调节胃痛的关键穴位，持续点压3分钟。

（5）采取端坐的姿势，全身放松，用中指叩击足三里和合谷穴。持续3分钟。

 养生百宝箱

胃痛一定要避免在饮食上对胃产生刺激，所以要避免食用辛辣刺激的食物，过冷、过酸、过烫等食物也禁止食用，在吃饭的时候一定要改正不良的饮食方式，不要暴饮暴食。最好能定时定量。

老年痴呆的拉筋拍打方

中老年人，经常活动手指关节刺激手掌有助于预防老年痴呆症的发生，原因是手和大脑关系密切。如能每天坚持做"手操"，改善手的血行，将有助于大脑血流通畅，既能健脑又可以预防老年痴呆的发生。

【具体方法】

（1）将小指向内折弯，再向后拔，做屈伸运动10次。

（2）用拇指及食指抓住小指基部正中，揉捏10次。

（3）将小指按压在桌面上，用手反复对其加以刺激。

（4）双手十指交叉用力相握，然后突然猛力拉开。

（5）刺激手掌中央（手心），每次捏掐20次。

（6）经常揉擦中指尖端，每次3分钟。

 养生百宝箱

老年痴呆是可以积极预防的一种疾病，一定要注意在日常生活中多进行体力和脑力的锻炼，增强身体对疾病的抵抗能力。

第三章 e时代文明病的拉筋拍打方

肌筋膜疼痛综合征的拉筋拍打方

肌筋膜疼痛综合征的患者包括许多长时间使用电脑的电脑族、久坐办公室的上班族，长时间处于压力、紧张状态的各个行业的人，这些人都很容易肌肉紧绷，没法放松下来，时间久了之后，肌肉就会僵硬，最后引发严重的疼痛。

肌筋膜疼痛综合征群产生的原因很多：外伤、训练过度、神经病变、生活习惯、日常生活的姿势(包括生物力学)、身体结构是否异常(例如脊椎侧弯、两腿不一样长)，以及生活上的压力，睡眠不佳，心理因素（焦虑、沮丧）等，都有可能形成痛点和反射疼痛区。许多人有腰酸背痛、手脚发麻、颈部疼痛、肩膀疼痛等毛病，也有人上医院做检查却找不出任何原因。

【具体方法】

（1）采用俯卧的姿势，全身放松，操作的人用双手的拇指点按两侧的风池穴和大椎穴，每个穴位30次，要做到力度深透。

（2）采用俯卧的位置，全身保持放松，操作者手握空掌，用虚掌拍打天宗穴和曲池穴。

（3）还是采用俯卧的姿势，由操作者用虚掌拍打环跳穴、委中穴和承山穴。每个穴位30次。

（4）采用端坐的姿势，用拇指点按百会穴30次，然后点按后溪穴30次。

 养生百宝箱

肌筋膜疼痛综合征是非常常见的一种疾病，基本上每个人都可能患这个综合征，所以应当平时的时候就加以注意，尤其是长时间坐办公室，整天对着电脑的上班族更应引起注意。否则等到肌筋膜疼痛综合征引起其他的严重症状的时候就更加不好治了。

鼠标手的拉筋拍打方

很多人都不知道鼠标手究竟是怎样得的，即便是每天用电脑鼠标，为什么有人能得，但是有人没有得病。其实鼠标手并不难理解。

腕管是由腕横韧带与腕骨沟共同围成的纤维性隧道，保护着手腕的正中神经。一般手腕在正常情况下活动不会妨碍正中神经。但当你在操作电脑时，由于键盘和鼠标有一定的高度，手腕就必须背屈一定角度，这时腕部长时间处于压迫状态，压迫了腕管中的正中神经，使神经传导被阻断，同时血液供应受阻，从而造成手掌的感觉与运动发生障碍，下述的症状就会发生。

（1）手掌、手指、手腕、前臂和手肘僵直、酸痛，出现不适。

（2）断断续续的，手指和手掌发麻、刺痛，有些病人大拇指、食指和中指麻得较厉害。

（3）握力和手部各部位协同工作能力降低。

（4）伸展拇指时不自如且有疼痛感，严重时手指和手部都虚弱无力。

（5）发麻的感觉在睡眠中和刚睡醒时较多发生，疼痛的情形在晚上会变得更严重，有时甚至会影响睡眠。

（6）疼痛可以延到胳膊、上背、肩部和脖子。

患者会感觉到手部刺痛，无力，不能握拳和抓小物体，随着症状加重，可能会发展到不能开车和穿衣。手部肌肉变白，手部功能发生不可逆损伤。严重的可能会出现永久性手部残疾。此外，患者可能会出现反射性交感神经营养失调，其结果是患者不得不放弃与计算机有关的活动。

【具体方法】

（1）拍打双手，从肩部开始向下逐步拍打，将整个手臂的肌肉和组织都拍打开了，让深层的血液循环起来。双手交替进行，反复拍打 5 次。

（2）用手指点按腕周和肘部的穴位，例如神门、内关、合谷、曲池等穴位，每个穴位 1 分钟。

（3）双手同时按压颈部，从风池穴的下方，向双肩的方向进行推按，保持一定的速度和力度，让手指的力量到达肌肉的下方。在双肩的尽头，用手指抓拍数次，将肩部的血脉活动开来。

 养生百宝箱

> 经常坐办公室的白领们对于鼠标手并不陌生，尤其是与电脑有密切接触的人群，更应该注意防止出现鼠标手。实际上每天在电脑前的时间不宜过长，持续一段时间后就应该离开一下，进行适当的调整，再结合拍打的动作，鼠标手就轻松解决了。

忧郁症的拉筋拍打方

现代人由于生活、工作压力大，或者是由于平时感情比较细腻，心里总有太多的压力无法释放，日积月累，就会导致心情抑郁，对什么事情都提不起兴趣，闷闷不乐，郁郁寡欢，甚至会总想哭泣流眼泪，觉得自己心里有天大的委屈，严重的还会无法正常工作和生活。这样的人，很容易被误认为有"抑郁症"，但是相信谁也不愿意被扣上这样的帽子，而且其中很大一部分人并不是抑郁症，通过中医治疗，是完全可以恢复正常的。

实际上忧郁症的最重要问题就是调整好心态，只要能有好的心情，保持平稳的心态，任何一个人都不会成为忧郁症的患者。

【具体方法】

坐在地上，将小腿屈起，尽量抬高，然后在小腿的外侧进行敲打，尽量使整个腿部都发生震动，如果小腿的肌肉过于紧绷，可以握拳进行敲打，尽量用拍打的动作让肌肉和血脉都加强循环。

自我用手掌形成空掌，然后在头部后侧开始轻轻地拍打，慢慢向下进深，一直延伸到颈部，然后向两肩拍打，可以适当增加力量，使整个颈部的肌肉得到放松，这样能深度缓解忧郁的心情。

做适当的跳跃动作，幅度需要很小，跳跃的同时拍打双腿，让全身都运动起来，跳跃可以是原地的跳跃，也可以向前向后跳跃。

 养生百宝箱

解决忧郁症的关键之处就在于自我的心理调节，配合各种外部的调理，才能把忧郁症的问题调整到正确的位置。所以只要积极向上的进行一些调理，就不会感到看什么都没有心情。另外饮食也是忧郁症必须要把握的一个问题，营养均衡了，心情也会舒畅，因为很多心情的因素都被看作是维生素等营养物质的缺失。

焦虑症的拉筋拍打方

焦虑症又称焦虑性神经症，又分慢性焦虑症和急性焦虑症，以焦虑为主要的临床表现，常伴有头晕、胸闷、心悸、呼吸困难、口干、尿频、尿急、出汗、震颤和运动性不安等症，其实焦虑并非由实际威胁所引起，或其紧张惊恐程度与现实情况很不相称。所以被叫作焦虑症。

现代生活压力大，工作紧张，竞争的迫切需求使得很多人都会有焦虑的心情。那么适当的预防，对于调整整个人的状态，更好地参与到工作和生活当中去，也成了一个必要的过程。

【具体方法】

（1）按压位于手腕内侧正对小指皱褶处的神门穴位，可能对焦虑所致的睡眠障碍有益。紧压拇指和食指间部位1分钟。然后重复另一只手进行。

（2）按压间使穴位，有助于镇静和减少忧虑。将拇指放在你的手腕内侧，距皱褶2指宽的前臂两骨中间处。紧压1分钟，重复3～5次，然后重复另一臂。

（3）保持站立的姿势，身体自然向前倾，双脚自然分开，保持与肩同宽，然后屈腿，抬起一条腿，用手拍打腿的内侧和外侧，然后将腿抖一抖，再交换双腿。每次进行3分钟。

（4）采取站立的姿势，先抬起左腿，保持膝关节与臀部同高，膝关节向内侧弯曲，用对侧的手去拍打大腿，膝关节向外侧弯曲，用同侧的手拍打大腿，反复进行20次。

（5）采取站立的姿势，将双臂伸直，抬腿，让对侧手于脚相接触，如果实在无法触及的话，

也要尽量地去接触。然后交替进行，每次做20次。

 养生百宝箱

> 经常焦虑的人很难放松心情，但这种情绪又必须释放开。此时适当的饮食就显得极重要。由焦虑引起的疾病，通常源自营养不足，因为此时身体无法正常地处理营养素。
>
> 多休息及睡眠充足是减轻焦虑的一剂良方。这可能不易办到，因为紧张常使人难以入眠。但睡眠愈少，情绪将愈紧绷，更有可能发病，因为此时免疫系统已变弱。所以有心情焦虑的时候一定要保证睡眠和饮食，这样会让你迅速调整好心情。

亚健康的拉筋拍打方

亚健康早就已经被大家所熟知了，究竟亚健康都有些什么样的表现呢？一般来讲会有以下的表现：

（1）功能性改变，而不是器质性病变。

（2）体征改变，但现有医学技术不能发现病理改变。

（3）生命质量差，长期处于低健康水平。

（4）慢性疾病伴随的病变部位之外的不健康体征。

亚健康是否发展为严重器质性病变具有不确定性。但是，亚健康本身就是需要解决的问题。根据调查发现，处于亚健康状态的患者年龄多在18～45岁之间，其中城市白领，尤其是女性占多数。这个年龄段的人因为面临高考升学、商务应酬、企业经营、人际交往、职位竞争等社会活动，长期处于紧张的环境压力中，如果不能科学地自我调适和自我保护，就容易进入亚健康状态。

纠正亚健康其实就在拍拍打打中，只要随时随地进行这些保健的活动，就能使亚健康远离自己。

【具体方法】

（1）将双脚打开，可以微微劈腿，用右手拉住右脚尖，用左手拍打左侧的后腰部位，相对于肾脏的位置，大约持续2分钟后交替操作。如果无法够到脚尖的话，可以微微屈膝，只要将全身都伸展开就可以达到很好的效果。

（2）将双脚打开，可以微微叉开腿，用右手拉住右脚尖，用左手拍打腿部内侧的部位，大约持续2分钟，交替进行。位于大腿内侧的部位是肾经循行的部位，拍打这个部位能起到补气血的作用，会让身体内部的血液变得充足。

（3）旋转拍打：双脚自然站立，与肩同宽，然后做甩打的动作。掌心拍打后背和腰部，对应肾脏的位置进行重点的拍打。注意旋转的速度不要太快，否则会引起头部的不适。

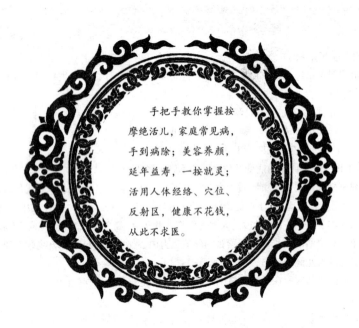

手把手教你掌握按摩绝活儿，家庭常见病，手到病除；美容养颜，延年益寿，一按就灵；活用人体经络、穴位、反射区，健康不花钱，从此不求医。